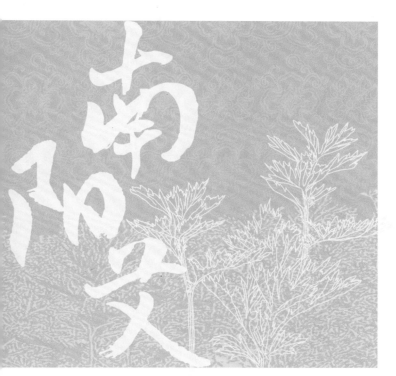

南阳艾

的研究开发与应用

王一飞 任哲 张炜◎主编

暨南大学出版社
JINAN UNIVERSITY PRESS

中国·广州

图书在版编目（CIP）数据

南阳艾的研究开发与应用/王一飞，任哲，张炜主编. —广州：暨南大学出版社，2023.1
ISBN 978 – 7 – 5668 – 3474 – 4

Ⅰ.①南…　Ⅱ.①王…②任…③张…　Ⅲ.①艾—研究　Ⅳ.①R282.71

中国版本图书馆 CIP 数据核字（2022）第 146079 号

南阳艾的研究开发与应用
NANYANG'AI DE YANJIU KAIFA YU YINGYONG
主　编：王一飞　任　哲　张　炜

出 版 人：张晋升
策　　划：黄圣英
责任编辑：雷晓琪　林　琼
责任校对：刘舜怡　黄晓佳　林玉翠
责任印制：周一丹　郑玉婷

出版发行：暨南大学出版社（511443）
电　　话：总编室（8620）37332601
　　　　　营销部（8620）37332680　37332681　37332682　37332683
传　　真：（8620）37332660（办公室）　37332684（营销部）
网　　址：http://www.jnupress.com
排　　版：广州尚文数码科技有限公司
印　　刷：广州市快美印务有限公司
开　　本：787mm×1092mm　1/16
印　　张：18.5
字　　数：303 千
版　　次：2023 年 1 月第 1 版
印　　次：2023 年 1 月第 1 次
定　　价：95.00 元

（暨大版图书如有印装质量问题，请与出版社总编室联系调换）

序 一

南阳，古称"宛""南都""帝乡"，位于豫西南部，因地处伏牛山以南、汉水以北而得名。南阳"枕伏牛而蹬江汉，襟三山而带群湖"，钟灵毓秀，人杰地灵。唐代著名诗人李白的《南都行》，道尽了南阳的山水之美、人文之美和风物之美。

八百里伏牛山孕育了南阳丰富的自然资源和璀璨的历史文明：以医圣张仲景为代表的"南阳四圣"扬名中外，至今仍闪烁着智慧的光芒；南阳盛产天然中药材达 2 436 种，道地名优药材 30 余种，有"天然药库"之称，"南阳艾"是其中一颗耀眼的明珠。

艾草又称"医草""仙草""冰台"，为南阳优势资源，其保健治病应用更是历史悠久。医圣张仲景《伤寒杂病论》中有 26 处方剂用到南阳艾草（宛艾）；医圣曾言"治病之要术，无过艾灸"，艾草作为灸法主体材料更是历代医学家长期临床实践的选择，南阳南召地区至今仍保留着"冰台取火"的祭祀传统。

2021 年 5 月，习近平总书记在南阳参观医圣祠，调研了南阳艾草产业发展情况，他强调要做好中医药学的守正创新、传承发展，注重用现代科学解读中医药学原理。总书记为未来中医药的发展指明了方向。

王一飞教授团队深耕艾草研究 10 余年，在充分调研古今文献基础上，运用现代科学技术对南阳、汤阴、岭南、蕲春等地艾草开展了全面、系统的实验研究，开发出系列艾草健康产品，并将南阳艾草研究成果集结成《南阳艾的研究开发与应用》一书。

该书全面论述了南阳艾的历史文化传承，现代化种植、管理、加工及系统性药理药效研究，艾草的传统应用、现代产品开发与应用及艾草新产品标准的制定等，用现代科学方法解读艾草产业发展、科技创新之路。该书的出版对于南阳打造"世界艾乡"，实现南阳艾草产业科学化、规模化、规范化发展，助力乡村全面振兴具有一定的指导意义；对于全国艾草产业转型升级、促进中国传统药材的科学发展和国际中医药文化交流也有一定的借鉴作用。

任玉岭

2022 年 4 月 15 日

作者系国务院原资深参事，第九、第十届全国政协常委，国家教育咨询委员会委员，联合国开发计划署可持续发展首席顾问。

序 二

暨南大学王一飞教授发来他的又一力作《南阳艾的研究开发与应用》书稿，嘱余为之写序。余先看其书名，兴趣便油然而生，盖因余从事中医内科心血管病临床治疗四十余年，深知艾之为药，在治病、养生、保健以及日常生活的多个方面，均发挥着重要作用，且其显著疗效为广大百姓所熟知并高度认同。该书以"南阳艾"命名，而余与王一飞教授又同为南阳人，对其这本专为南阳艾撰写的著作，感触之深，非他人所能比，故带着极大兴趣，一口气读完全书，更为书中对南阳艾草研究内容之丰富、全面、系统而心生敬佩，故乐为之序。

南阳地处中原腹地，环三山而临江汉，又称南阳盆地，四季分明，气候宜人，自古以来，物华天宝，人杰地灵，还是医圣张仲景的故乡。南阳有很多享誉海内外的道地中药材，南阳艾草便为其中之一。南阳艾草资源丰富，发展迅猛，已经形成种植、加工、生产、销售的巨大产业链，为中医药健康产业做出了应有的贡献。2021年，国家主席习近平还专门到南阳视察艾草产业，对于南阳艾草产业的发展将起到巨大的推动作用。

王一飞教授从事艾草研究数十年而不辍，尽管其教学科研工作繁忙，仍多次前往南阳实地考察，研究南阳艾草，并有许多艾草研究的专利和产品问世，此书就是其对艾草多年研究的结晶之一。书中详细介绍了南阳艾草的特点、真伪鉴别、种植、采收、加工炮制、有效成分、药理作用、制剂方法，以及艾草的传统民间应用、饮食文化和药用价值，列举了大量适用艾草治疗的疾病，尤其介绍了在新冠肺炎疫情中应用艾草抗疫防疫的临床应用，显示了艾草在驱疫、防疫、治疫方面所具有的重大价值。其内容之丰富、研究之深入，可称为一部南阳艾草的百科全书，值得从事中医医疗、养生保健、健康产业的专业人员，以及广大群众认真阅读和参考应用。

愿南阳艾草药香益远，惠济苍生，利在百姓，功在天下。

王清海

壬寅年季春于广州

作者系广东省第二中医院主任中医师、教授，享受国务院特殊津贴专家，全国优秀中医临床人才，第四、五批全国老中医药专家学术经验继承工作指导老师，国家自然科学基金项目和国家科学技术进步奖评审专家。

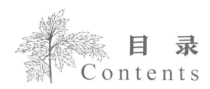

目 录
Contents

绪　论

南都信佳丽，武阙横西关。

白水真人居，万商罗鄽阛。

高楼对紫陌，甲第连青山。

此地多英豪，邈然不可攀。

陶朱与五羖，名播天壤间。

丽华秀玉色，汉女娇朱颜。

清歌遏流云，艳舞有馀闲。

遨游盛宛洛，冠盖随风还。

走马红阳城，呼鹰白河湾。

谁识卧龙客，长吟愁鬓斑。

1 200多年前，唐代著名诗人李白这首《南都行》，让人们领略到南阳的山水之美、人文之美和风物之美，传诵至今。

南阳，古称"宛"，位于豫西南部，因地处伏牛山以南、汉水以北而得名。因东汉光武帝刘秀起兵南阳，且"从龙诸臣，半出南阳"，光武帝建立东汉王朝定都洛阳后，南阳成为陪都，因此南阳又有"南都""帝乡"之称。

南阳有5 000年文明史，2 700年建城史。司马迁《史记》记载："南阳，夏人之居也。夏人政尚忠朴，犹有先王之遗风。"南阳在夏代为豫州地，商代为南乡地，西周时属荆州，称"南土"，为申、吕、息、曾、应、邓、蓼、许等诸侯国封地。春秋时期，周王室衰微，楚国趁势北进，灭申、吕、邓等诸侯国并在此设置"宛邑"。公元前298年，秦攻楚取宛，前272年在此正式设立南阳郡（为全国三十六郡之一），郡治宛城。汉承秦制仍设南阳郡，唐、宋设唐、邓二州，元、明、清及民国初设南阳府，新中国成立后设南阳专区，1994年正式设立南阳地级市。

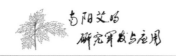

第一节　地灵人杰传千古

南阳自古"割周楚之丰壤，跨荆豫而为疆""枕伏牛而蹬江汉，襟三山而带群湖"，北枕伏牛，东扶桐柏，西依秦岭，南邻汉江，秦岭、伏牛山、桐柏山、大巴山环绕相拱，长江、淮河、黄河三大水系蜿蜒交织，自然景观南秀北雄，人文历史悠久厚重，孕育了丰富的自然资源和璀璨的历史文明。

 丰富的自然资源

南阳位于北纬 32°17′~33°48′、东经 110°58′~113°49′，三面环山，地势呈阶梯状，以河流为骨架，构成向南开口与江汉平原相连接的马蹄形盆地，因此又称南阳盆地。境内山地、丘陵、平原相间，河流、湖泊、塘堰密布，山势层峦叠嶂、巍峨挺拔，水系纵横交错、碧波万顷，主要山脉有伏牛山、桐柏山，主要河流丹江、唐河、白河、淮河、甘江河、西赵河等分属长江、淮河、黄河三大水系。八百里伏牛山为秦岭南支余脉，是黄河、淮河、长江三大水系的分水岭及南北气候的分界线，同时构成了盆地的天然屏障。

南阳地处秦岭—淮河南北地理分界线，属典型的季风型大陆性半湿润气候，年平均气温 15℃，四季分明，阳光充足，雨量充沛，物产植被丰茂，气候和植被兼具南北方两个区域特点，自然风景秀丽，有"国家粮仓""中原绿肺""京城水缸"之誉。

独特的地理位置和气候条件孕育了南阳丰富的自然资源。南阳聚宝藏珍，矿产资源丰富，已发现各类矿床 516 处，矿产 84 种。天然碱、银、蓝晶石、红柱石、硅线石、金红石储量居全国首位，蓝石棉储量为全国第二，铜、石墨储量居河南省第一位，石油、金储量居河南省第二位。南阳桐柏县天然碱矿规模居亚洲第一位、世界第二位，为中国天然碱之都。南阳城北独山盛产的独山玉是中国四大名玉（新疆"和田玉"、西安"蓝田玉"、南阳"独山玉"、鞍山"岫玉"）之一，有"东方翡翠"之称。

南阳境内有国家和省级森林公园 15 个，国家和省级自然保护区 6 处，伏

牛山和宝天曼自然保护区分别被联合国教科文组织评为"世界地质公园"和
"世界人与自然生物圈保护区"。境内动植物资源丰富，已发现有脊椎动物
476 种，其中哺乳类 62 种，国家级、省级重点保护动物有金钱豹、艾叶豹、
麝、豹猫、飞鼠、水獭、青羊、密狗等；鸟类 271 种，国家一类保护鸟类 8
种，国家二类保护鸟类 41 种，河南省重点保护鸟类 20 种；爬行类 31 种，活
蛇是南阳市一大特产；两栖类 45 种，大鲵、虎纹蛙为国家级重点保护动物；
鱼类 67 种。木本植物有 95 科 242 属 1 058 种和变种，在全市自然保护区中生
存有珍稀植物 116 种，其中国家一级保护植物 21 种（银杏、红豆杉、南方红
豆杉等）、国家二级保护植物 17 种（大果青杆、连香树、香果树等）、河南省
重点保护植物 75 种。南阳是全国中药材主产区之一，盛产天然中药材达2 436
种，其中道地名优药材 30 余种，有"天然药库"之称。中药材种植品种 79
个，2020 年底种植面积达 185 万亩。"山茱萸、辛夷、裕丹参、桐桔梗、南阳
艾、夏枯草、金银花、唐栀子"被确定为新的八大宛药，名扬全国。南阳是
全国著名的山茱萸之乡、辛夷之乡、艾草之乡。

厚重的人文历史

南阳北接汝洛，南襟荆襄，西出武关，东临江淮，自古为豫鄂川陕商旅
要冲和兵家必争之地，经济、文化、社会等南北交融、东西贯通，人文底蕴
深厚，既是楚文化的发祥地，又是汉文化的鼎盛地，也是盘古文化的源头。

南阳南召县云阳镇"南召猿人"古人类遗址表明，早在五六十万年前，
"南召猿人"就在白河上游繁衍生息，南阳是中华民族重要发祥地之一。

禹夏时期南阳是夏人统治中心，商周时期居南北交流要冲。因灭商有功，
周王室封楚部落首领鬻熊于南阳丹淅流域，始都丹阳（今南阳淅川一带），后
迁都于郢（江陵，今湖北荆州市）。战国时期史书《世本》记载："楚鬻熊居
丹阳，武王徙郢。"《史记·天官书》亦载："楚子鬻熊始封丹阳。"楚国以丹
阳为起点，开辟江南，北进中原，创造出灿烂的文明，成就了楚国及其国君
位列春秋五霸、战国七雄的伟绩。在淅川发现的楚国墓葬群发掘的大量礼器、
乐器、酒器、食器、水器、车马器等文物，如云纹铜禁、王子午鼎、王孙诰
编钟、龙耳方壶、青铜神兽、石排箫等，显示出楚文化的神秘和丰厚的底蕴。

秦汉时期，"迁不轨之民于南阳"，商人和手工业者云集南阳，促进了当地经济的发展，"商遍天下，富冠海内"，使南阳成为当时全国六大都会之一。公元 25 年，光武帝刘秀建立东汉王朝，定都洛阳，开辟了"光武中兴"的鼎盛时期。南阳作为陪都、"帝乡"，工商业发展空前繁荣，经济、天文、医学、建筑、文学等都独领风骚，南阳汉代墓群出土的汉画像石、汉画像砖、陶狗等，是当时汉代政治、经济、文化、社会生活的生动写照，被誉为"绣像的汉代史"。

悠久的历史留下了许多珍贵的遗存；灿烂的文化造就了无数杰出英才。南阳现有国家级重点文物保护单位 20 余处，省市级重点文物保护单位 750 余处，首批国家珍藏古籍 7 部，珍藏文物 10 万余件；国家级非物质文化遗产 11 项，省市级非物质文化遗产 180 项，仅载入史册的古代名人就有 800 多人，以"南阳四圣"为代表的南阳先贤为人类历史留下了宝贵的文化遗产。南阳成为国务院公布的第二批国家历史文化名城。"南阳四圣"包括：

1. 商圣——范蠡

范蠡（前 536—前 448），字少伯，楚国宛（今南阳）人，春秋末期政治家、军事家、谋略家和商人。

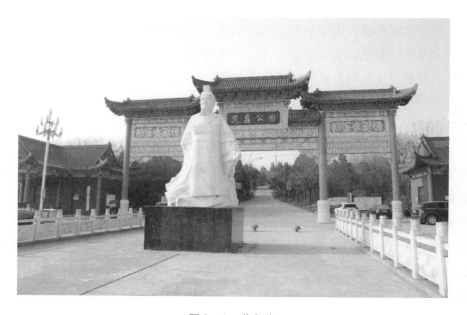

图 0-1　范蠡像

范蠡自幼家贫，但勤奋好学，天文地理、文韬武略无不涉猎，为楚国名士，与楚宛令文种相交深厚，二人因不满楚国政治黑暗，遂同入越国，共辅越王。公元前494年吴越争霸，吴王夫差大破越军。越王勾践谓范蠡曰："以不听子故至于此，为之奈何？"范蠡对曰："持满者与天，定倾者与人，节事者与地。卑辞厚礼以遗之，不许，而身与之市。"勾践曰："诺。"乃令大夫种行成于吴。公元前493年，勾践、范蠡君臣入吴为奴三年。公元前490年，勾践、范蠡君臣离吴返越，范蠡辅佐勾践卧薪尝胆，励精图治，建议勾践"劝农桑，务积谷，不乱民功，不逆天时"，富国强民，同时积极备战，"审备慎守，以待不虞，备设守固，必可应难"。经过十余年努力，越国终于转弱为强。公元前473年，越灭吴，夫差自杀。公元前468年，越王实现春秋霸业，范蠡即功成身退，泛舟五湖。范蠡自齐遗大夫种书曰："蜚鸟尽，良弓藏；狡兔死，走狗烹。越王为人长颈鸟喙，可与共患难，不可与共乐。子何不去？"种见书，称病不朝。人或谗种且作乱，越王乃赐种剑曰："子教寡人伐吴七术，寡人用其三而败吴，其四在子，子为我从先王试之。"种遂自杀。

范蠡浮海出齐，变姓名，三迁至陶丘，操计然之术（根据时节、气候、民情、风俗等，人弃我取、人取我予，顺其自然、待机而动）以治产，没出几年，经商积资又成巨富，自谓陶朱公。其贵出贱取、薄利多销的商业思想，"农末俱利""平粜齐物"的经济主张，对现代经济建设也具有积极的现实意义，被后世尊为"商圣"。

范蠡忍辱负重的坚定信念、锲而不舍的奋斗精神、富国强民的治国思想、功成身退的高尚情操，为中华民族留下了一笔宝贵的精神财富。

2. 科圣——张衡

张衡（78—139），字平子，汉南阳郡西鄂县（今南阳卧龙区石桥镇）人，中国历史上伟大的科学家、文学家和发明家，被后世尊为"科圣"。

张衡出身官宦世家，自幼聪慧好学，十六岁游学陕洛，入太学，自学《五经》，贯通《六艺》，喜诗词歌赋，亦对算学、天文、地理和机械制造等多有研究。张衡年轻时举孝廉而不授，直至公元100年才应南阳太守鲍德之邀任南阳主簿。111年公车特征入京，先拜郎中，再迁太史令。136年外任河间相，3年后又拜尚书，139年卒，终年62岁。

张衡是一位百科全书式的人物。在天文学方面，他创造了世界上第一台演示恒星和太阳周日运行的仪器——漏水转浑天仪，并著有《浑天仪图注》和《灵宪》两部天文学巨著，全面系统地阐述了浑天学说理论体系，揭示了行星运动规律和月食成因；在地震学方面，发明了世界上第一台测定地震及其方位的仪器——候风地动仪，被世界公认为测震学创始人；在数学方面，著述《算罔论》，比欧洲早1 300多年计算出圆周率的值在3.146 6与3.162 2之间；在机械方面，研制出记里鼓车、指南车、独飞木雕、瑞轮蓂荚等令人惊叹的奇巧装置；文学方面，撰写了《二京赋》和《南都赋》。

张衡作为中国历史上著名的科学家，其在多学科、多领域取得的成就是人类历史的瑰宝。为纪念张衡，南阳石桥镇建有张衡纪念馆，国际天文学联合会将月球上的一座环形山和太阳系中编号为1802的小行星分别命名为"张衡山"和"张衡星"，国际小行星组织也将编号为9092的小行星正式命名为"南阳星"。郭沫若为张衡墓题写碑文："如此全面发展之人物，在世界史中亦所罕见。万祀千龄，令人景仰。"

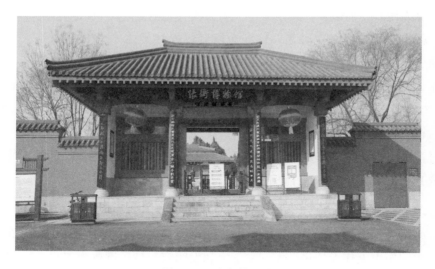

图0-2　张衡博物馆

3. 医圣——张仲景

张仲景（150—219），名机，字仲景，东汉末年南阳郡涅阳（今属南阳邓州市）人，中国古代伟大的医学家，被后人尊为"医圣"。

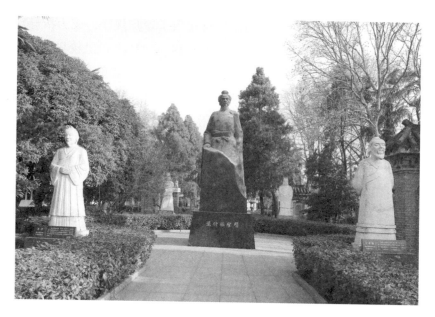

图 0 - 3　张仲景像

张仲景出生于一个没落的官宦之家，其父是读书人，在朝为官，这使其有机会接触众多典籍。张仲景自幼聪颖好学，博览全书，尤酷爱医学。161年，张仲景拜同郡医生张伯祖为师学习医术，尽得其传。汉灵帝时举孝廉，后官至长沙太守。

张仲景所处的东汉末年，战火连绵，瘟疫流行，民不聊生，"生灵涂炭，横尸遍野"。张仲景同族200余人，自建安元年（196），不到十年，有三分之二的人因患疫症死亡，其中死于伤寒的十分之七。面对瘟疫的肆虐，张仲景内心悲愤。在长沙任太守期间，他在料理政事之余，毅然打破官府禁忌，"坐堂行医"，在大堂之上为百姓诊治，至今中医看病仍称为"坐堂"。为控制瘟疫流行，根治伤寒病，张仲景辞官归隐，专注于医学，"勤求古训，博采众方"，在继承古典医籍理论基础上，广泛借鉴其他医家的治疗方法，并结合个人临床诊断经验，研究治疗伤寒杂病的方法。205年，张仲景开始着手撰写《伤寒杂病论》，210年终于完成了这部划时代的临床医学名著。后世将该书整理为《伤寒论》和《金匮要略》两本书。

《伤寒杂病论》集秦汉以来医药理论之大成，是我国医学史上影响最大的古典医著之一，也是我国第一部临床治疗学方面的专著，它发展并确立了中医辨证论治的基本法则，为中医临床各科找出了诊疗规律，成为指导后世医家临床实践的基本准绳。书中对治则、方药和剂型制法亦记载甚详，奠定了理、法、方、药的理论基础。明末清初著名医家喻嘉言称之为"众法之宗，群方之祖，医门之圣书"，清代医家张志聪说过："不明四书者不可以为儒，不明本论（《伤寒论》）者不可以为医。"《伤寒杂病论》成为后世从医者人人必读的重要医籍，医林后学奉张仲景为"医中之圣""万世医宗"。《伤寒杂病论》熔理法方药于一炉，开辨证论治之先河，形成了独特的中国医学思想体系，不仅对中医学发展起到巨大推动作用，而且对朝鲜、越南、印度尼西亚、新加坡、蒙古及欧美等国的医学发展产生了深远影响，《伤寒论》至今仍被日本人当作汉医的经典。

美国华盛顿大学医学教授包德默曾感慨地说："爱因斯坦创立了相对论，但张仲景早在 1 800 年前就已把相对论的原理运用到实践中去，张仲景是我们人类的骄傲。"1993 年，英国伦敦维尔康医史研究所把张仲景列入 29 位世界医史伟人名单，加以弘扬和纪念。南阳医圣祠是张仲景墓、祠所在地，是供奉、纪念张仲景的场所。每年张仲景诞辰，世界各地从事中医药文化产业的专家、学者、企业家及广大民众都齐聚医圣祠举行张仲景诞辰祭祀活动，"医圣张仲景祭祀"已被列为河南省非物质文化遗产。

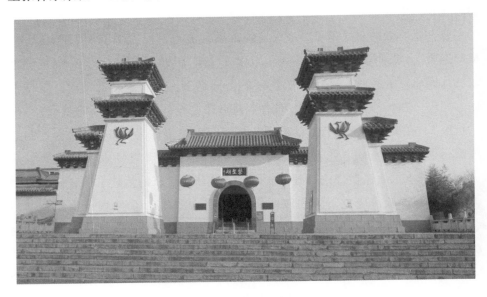

图 0-4　医圣祠

4. 智圣——诸葛亮

诸葛亮（181—234），字孔明，琅琊阳都（今山东沂南县）人，中国古代杰出的政治家、军事家、文学家、发明家，被后人尊为"智圣"。

诸葛亮出身于琅琊望族，幼年失去父母，与弟弟诸葛均一起随叔父诸葛玄居于南阳郡叶县。197 年，诸葛玄死后，诸葛亮携弟妹躬耕于南阳城西卧龙岗，"晴耕雨读，乐于耕锄，好为《梁甫吟》，常自比管仲、乐毅"，人们尊之为"卧龙先生"。诸葛亮在《出师表》中写道："臣本布衣，躬耕于南阳。"

207 年，徐庶走马荐诸葛，刘备"三顾茅庐"请诸葛亮出山，隆中决策定下三分天下之计，联吴抗曹，赤壁大捷，夺荆州、取益州、入汉中。221 年，刘备在成都建立蜀汉政权。诸葛亮辅后主，定西南，七擒孟获；屯田战备，六出祁山。234 年诸葛亮病逝于五丈原，"鞠躬尽瘁、死而后已"。

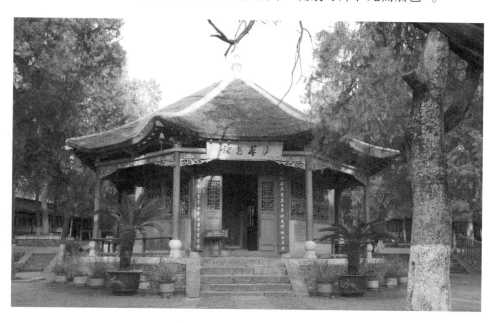

图 0-5　诸葛草庐

诸葛亮集智、勇、忠、信于一身，陈寿《三国志》云："诸葛亮之为相国也，抚百姓，示仪轨，约官职，从权制，开诚心，布公道。尽忠益时者，虽仇必赏；犯法怠慢者，虽亲必罚；服罪输情者，虽重必释；游辞巧饰者，虽轻必戮。善无微而不赏，恶无纤而不贬。庶事精练，物理其本，循名责实，

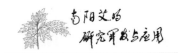

虚伪不齿。终于邦域之内，咸畏而爱之，刑政虽峻而无怨者，以其用心平而劝戒明也。可谓识治之良才，管、萧之亚匹矣。"杜甫《蜀相》诗："三顾频烦天下计，两朝开济老臣心。出师未捷身先死，长使英雄泪满襟。"

诸葛之精神为万世所敬仰，后人为其立庙纪念。南阳武侯祠始建于魏晋时期，至唐代名震全国，李白、刘禹锡等诗文中均有记载。1138 年，南宋抗金名将岳飞过南阳拜谒武侯祠，读《出师表》，触景生情，挥涕走笔，书写了诸葛亮前后两篇《出师表》，为我国书法艺术宝库留下光辉篇章。南阳武侯祠岳飞手书《出师表》碑刻，为"南阳三宝"（玉雕、烙画、《出师表》碑刻）之一。

"南阳四圣"千古流芳。除此之外，南阳历史名人还有那垂钓渭水的姜子牙，著《六韬》，从俗简礼，唯才是举，兴周灭商，封营丘而建齐国，被尊为"太公望""师尚父""百家宗师"；春秋名相百里奚，"谋无不当，举必有功""功名藏于府库，德行施于后世"；西汉法学家张释之，"守法不阿意""天下无冤民"；东汉名臣左雄，"忠公之节"，除旧鼎新，首创考试选官制；南朝史学家范晔，熔铸史料"成一家之言"，终成历史名著《后汉书》；东汉光武帝刘秀及其开国辅臣"云台二十八将"、唐代名将张巡、边塞诗人岑参、古史大家徐旭生、考古学家郭宝钧、哲学大师冯友兰、建筑学家杨廷宝、一代名将彭雪枫等，他们的故事和传说，在南阳这片热土上永远流传。楚风汉韵今犹在，古圣先贤照汗青。

第二节　医圣故里艾草香

南阳这块古老土地钟灵毓秀，八百里伏牛山孕育了丰富的天材地宝，素有"天然药库"之称。作为医圣故里，中医药在南阳蓬勃发展，仲景学术思想得到深入研究和继承发扬，高品质药材为南阳中医药的发展提供了坚实的物质基础，南阳"山茱萸、辛夷、裕丹参、桐桔梗、南阳艾、夏枯草、金银花、唐栀子"八大名药享誉国际，南阳艾草保健治病应用更是历史悠久。张仲景《伤寒论》中有六个处方用到南阳艾草（宛艾），《金匮要略》中用艾方剂二十多个。艾草作为灸法主体材料更是历代医学家长期临床实践的选择。

艾草（*Artemisia argyi* Levl. et Vant），又名艾蒿、医草、灸草等，为菊科多年生草本植物，药食兼用。艾草在我国具有 3 000 多年的应用历史，是最为悠久、用途广泛的民俗药材之一。艾草最早出现在《诗经》中："彼采艾兮，一日不见，如三岁兮"。最早记录艾草药用价值的典籍是梁代陶弘景的《名医别录》："一名冰台，一名医草。生田野。三月三日采，曝干。"中医学认为艾草辛、苦、温，归肝脾肾经，具有温经止血、散寒止痛、调经安胎的作用，为中医妇科常用药物。艾草作为灸法的主体材料，是历代医学家历经多次临床实践的选择。现代医学研究也证明艾草具有抗菌、抗病毒、平喘镇咳、祛痰止血及抗凝血、镇静、抗过敏、护肝利胆等作用。

艾草应用历史久远，其名在本草典籍中的记载也繁多各异。李时珍《本草纲目》有"此草可乂疾，久而弥善，故字从乂，而名艾"。《博物志》："削冰令圆，举而向日，以艾承其影，则得火。"故艾又名"冰台"（《尔雅》亦载）。艾草的其他本草名称还有艾蒿（《尔雅》郭璞注）、医草（《名医别录》）、灸草（《埤雅》）、蕲艾（《蕲艾传》）、家艾（《医林纂要》）、艾蓬、香艾（《中药大辞典》）、五月艾（福建、广东、四川）等。艾草作为药物被正式记载始于南朝梁《名医别录》，而其本草学描述和记录始见于宋代苏颂的《本草图经》。历代本草关于艾草的描述见表 0 - 1。

表 0 - 1 本草典籍中关于艾草物种的描述

典籍（朝代）	物种描述
《神农本草经》（东汉）	（白蒿）到处皆有，以水生萎蒿最好，辛香而美
《名医别录》（梁）	一名冰台，一名医草。生田野。三月三日采，曝干
《新修本草》（唐）	艾草，此蒿叶粗于青蒿，从初生至枯，白于众蒿，欲似细艾
《食疗本草》（唐）	此蒿（艾）前诸草生，其叶生捋醋淹之为菹，甚益人
《本草图经》（宋）	艾叶，旧不著所出州土，但云生田野。今处处有之，以复道者为佳，云此种灸病尤胜，初春布地生苗，茎类蒿，而叶背白，以苗短者为佳。三月三日、五月五日采叶曝干，经陈久方可用
《证类本草》（宋）	一名冰台，一名医草。生田野。三月三日采，曝干

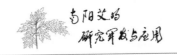

（续上表）

典籍（朝代）	物种描述
《开宝本草》（宋）	别本注云，（艾草）叶似艾叶，上有白毛，粗涩，俗呼为蓬蒿
《蕲艾传》（明）	产于山阳，采以端午，治病灸疾，功非小补
《本草纲目》（明）	艾叶，《本草》不着土产，但云生田野，宋时以汤阴、复道者为佳，四明者图形，……自成化以来，则以蕲州者为胜，用充方物，天下重之，谓之蕲艾。相传他处艾灸酒坛不能透，蕲艾一灸则直透彻，为异也
《本草乘雅半偈》（明）	蕲州贡艾叶，叶九尖，长盈五七寸，厚约一分许，岂唯力胜，堪称美艾。生山谷田野间，蕲州者最贵，四明者亦佳。春时宿根再发，布地生苗，如蒿作丛，茎直上，高四五尺，叶四布，具五尖九尖者胜，桠上复有小尖，面青背白，八月叶间复出穗，结花结实，累累盈枝，中有细子，霜后始枯，箸草类也
《植物名实图考》（清）	野艾蒿生田野中。苗叶类艾而细，不多花叉。叶有艾香，味苦……按此蒿与大蓬蒿相类，而茎叶白似艾

　　南阳的盆地地形地貌和气候十分适合艾草生长，各县区均有艾草种植基地，其中桐柏、淅川、南召等县区的种植面积较大，建立有大规模的艾草种植基地。桐柏县位于豫南桐柏山腹地，地跨长江、淮河两大流域，是千里淮河发源地，也是南阳艾的主要发源地之一。桐柏县的气候属于典型的南北气候过渡带（北亚热带向温热带过渡区），气温适宜，降水丰富，年均降水量1 097.8mm，6—9月份降水量占全年总降水量的70%左右。区域内以半干旱浅山、丘陵地形为主，有"七山二水一分田"之说。桐柏地区的气候和土壤条件非常适合野生艾的生长，因此桐柏县的野生艾资源丰富，拥有野生艾自然保护区。近年来，艾草人工种植面积逐年增加，据统计全县2019年艾草种植面积近10万亩。

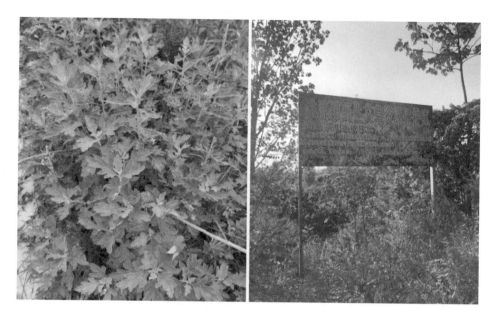

图 0-6 桐柏野生艾草资源保护区（张炜提供）

中国科学院华南植物园张炜团队对桐柏野生艾草的基因组进行了测序和进化分析。采用 Illumina 二代测序和 k-mer 分析桐柏野生艾的基因组由 32 条染色体组成，属于典型的异源多倍体，且是黄花蒿的近缘物种。研究结果还显示桐柏野生艾的基因组中鉴定出蛋白质编码基因 139 245 个，其中 134 956 个基因（约占基因总数的 96.92%）被成功进行功能注释。张炜团队还发现艾草基因组中 4 858 个基因家族是艾草特有，并且次生代谢物合成相关基因数目占多数。桐柏野生艾基因组信息已上传至美国国家生物技术信息中心（National Center for Biotechnology Information，NCBI）建立的 DNA 序列数据库 GenBank，并获取检索序列号 JAIQIM000000000 和 SAMN20447770。

南阳艾草资源丰富，有艾草品种 48 个，野生艾草年产总量约 12 万吨，艾草种植面积 23 万亩，2025 年将达到 30 万亩。艾草种植加工企业 1 500 多家，并实现了从手工制作向全自动化加工的跨越。除艾绒、艾炷、艾条等传统艾草制品外，还开发出药、食、日用等系列产品数百种，远销日本、韩国、东南亚、欧洲等几十个国家，年产值破百亿元，产品销售占据全国市场 70%以上，艾草原材料占据全国市场 85%以上。南阳已成为全国最大的艾草种植、加工、供销产业基地。

第一章　艾草种类和种植

　　艾草生命力强，对生长环境适应性强，因此在我国的分布很广，除了极干旱和高寒地区外，几乎遍及全国。蒙古、朝鲜、日本等亚洲国家也有艾草的变种和人工栽培。日本的艾草栽培品种，其模式标本采自中国华北。由于艾草生长特性以及悠久的使用历史，艾草品种繁多，且古今记载资料对艾草的名称也很多。本章我们主要介绍艾草的本草学品类及种植，让大家对艾草的本草学有个系统的了解。

第一节　艾草本草学记述

　　在历史上，艾草有冰台、白蒿、医草、灸草、黄草、家艾、香艾、白艾等二十几种别名，记录在各大医学典籍中。《说文解字》一书对艾草的释义为"艾，冰台也。从艸，乂声"。"冰台"可见于《诗经·尔雅》，西晋《博物志》中详细解释这一名字由来："削冰令圆，举而向日，以艾承其影，则得火，故名冰台。"古人将冰削成凸透镜，把太阳光聚集到艾绒上引起火苗。这是继钻木取火后又一种很重要的取火方式，而艾草得益于其燃点相对较低、可燃性好的特性，成为古代的引火物。在古代针灸作为治病防病的一种重要的方式，艾火自然也成为其上选。《黄帝明堂灸经》"用火法"一章载有"古来用火灸病，忌八般木火，切宜避之……有火珠耀日，以艾承之，遂得火出，此火灸病为良，凡人卒难备矣"。而"灸草"之名最早见于《埤雅》一书。梁代的《名医别录》中则记述了艾草另一别名"医草"，北宋赵令畤《侯鲭录》中也对此有所引述。经过反复探索，明代李时珍在《本草纲目》中总结："艾，医家用灸百病，故曰灸草。""黄草"亦源自此。而其他别名"北艾"

"海艾"等则与艾草的产地相结合。特别的是传统中医认为艾草性味苦、辛、温，而《本草求原》一书却给出了其另一别名"甜艾"。

在我国现存最早、为中药学理论体系奠基之作的医学典籍《黄帝内经》中，艾草以"白蒿"之名记载在内。《素问·汤液醪醴论》中也记载有一些疾病需要药物内服，"针艾"外治才能痊愈。目前可见最早的方书《五十二病方》中亦记载有艾的内服外用灸法（胶艾汤和柏叶汤、以艾裹艾灸）。主流观点认为艾草最早以"白蒿"之名见于《神农本草经》，其本草考证最早见于晋代郭璞对于《尔雅》所载"艾，冰台"的辑注。南京医学院曹元宇教授在进行本草考证后对《神农本草经》辑注时亦认为白蒿即为艾叶。而梅全喜教授经考察《诗经》《离骚》《五十二病方》等医学典籍发现对于艾草的记述既有"白蒿"又有"艾叶"，所以梅教授考证后提出一个观点：秦汉以前白蒿与艾是两种不同植物；秦汉以后，白蒿因药用价值不及艾大，且二者外观形态相近，因此逐渐与艾混用了，甚至艾的使用更多。

东汉时期著名医学家张仲景的《伤寒论》中记载了两个艾叶汤剂：暖宫止血功效的胶艾汤和主下血、衄血功效的柏叶汤。东晋葛洪的《肘后备急方》中则分别记述了艾叶、生艾、干艾、艾灰的六个处方。梁代陶弘景的《名医别录》将艾叶作为药物正式收录。该书不仅包含《神农本草经》的365种药物，又新增了365种药物，并从性味、有毒无毒、功效主治、产地、采收方式等方面对艾叶的使用方法及药性理论有了全面的论述："艾叶，味苦，微温，无毒。主灸百病，可作煎，止下痢，吐血，下部䘌疮，妇人漏血，利阴气，生肌肉，辟风寒，使人有子。一名冰台，一名医草，生田野。三月三日采，暴干。作煎，勿令见风。又，艾，生寒熟热，主下血，衄血、脓血痢，水煮及丸散任用。"

唐代苏敬等编著的《新修本草》中记述"艾草，此蒿叶粗于青蒿，从初生至枯，白于众蒿，欲似细艾者"，这是较早从外观上将艾草和其他蒿类做出区分的记载资料。孟诜的《食疗本草》最早介绍了艾草的食疗应用，食用"春月"所采嫩艾所制菜食、馄饨可"止冷痢"。宋代《本草图经》中最早描述了艾叶植物形态及药材道地学说："茎类蒿，而叶背白"，记述了其生长环境、采摘及简单炮制方法，且附有"明州艾叶"图，为后世艾的本草考证、艾草品种鉴别提供了中药依据。《开宝本草·草部上品之上卷》也记载有"白蒿"的主治功效及生长采摘时节，并在小注中提及"别本注云：叶似艾叶，

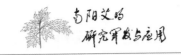

上有白毛，粗涩，俗呼为蓬蒿"。

　　明代《本草纲目》《本草乘雅半偈》《蕲艾传》《本草品汇精要》《本草蒙筌》中对艾草的物种描述则更为全面，均详细记述了艾草道地的变迁、外观形态、生长环境及采摘时节。其中李言闻、李时珍父子的记述最为详尽，李言闻所著《蕲艾传》中盛赞艾叶"治病灸疾，功非小补"，且父子二人对家乡所产蕲艾甚为推崇，如李时珍在《本草纲目》中提到"相传他处艾灸酒坛不能透，蕲艾一灸则直透彻"，后世多以此观点进行转载，因此蕲艾声名远扬，备受推崇。清代《植物名实图考》《本草备要》《本草述钩元》《本草从新》等本草学专著均对艾叶有所记载。其中《植物名实图考》中附有两个不同生长状态的艾草图，这是最早直观呈现艾草形态的资料。

　　十七世纪末期，受当时西方主流观点的影响，《国药提要》《中国药学大辞典》《东亚植物学文献目录》等专著中多以 *Artemisia vulgaris* L. 及其变种作为药用艾。而后专家经过对蒿属植物的全面考察，最终将艾草的学名定为"艾"，拉丁文名 *Artemisia argyi* Levl. et Vant，自1977年版起各版《中国药典》也将其作为正品艾草收载。

第二节　艾草生药学研究

　　艾草作为我国常用传统中药之一，其生命力旺盛，对环境要求较低，分布广，几乎遍布全国，由于气候、地理和种植方式等原因，艾草的变种也很多。历代本草医药典籍中对艾草的记载别名众多，各地药用植物来源杂乱。在《中国植物志》中对艾草的别名和种类做了一个概述："本种植物早在《神农本草经》中已有记述，称'白蒿'（一部分），历代古本草书记述的'白蒿'或'白艾'，其陆生种的大部分植物实际上是包括了本种及其近缘种，如宽叶山蒿 *A. stolonif era*（Maxim.）Komar、湘赣艾 *A. gilvescens* Miq.、野艾蒿 *A. lavandulaefolia* DC.、南艾蒿 *A. verlotorum* Lamotte、白叶蒿 *A. leucophylla*（Turcz. ex Bess.）C. B. Clarke、蒙古蒿 *A. mongolica*（Fisch. ex Bess.）Nakai、红足蒿 *A. rubripes* Nakai、五月艾 *A. indico* Willd.、魁蒿 *A. princeps* Pamp. 及歧茎蒿 *A. igniaria* Maxim. 等多种'复合种'的名称。"

蒿属植物概述

根据近代植物分类学，艾草属于被子植物中第一大科——菊科蒿属植物。蒿属（*Artemisia* L.）植物资源丰富，生长地域广阔，在全球有300多种，仅我国就有200多种。蒿属植物多为草本，少数为半灌木或小灌木；具有根状茎，常具有营养枝；茎直立，有明显纵棱；植株的茎、枝、叶及总苞片常被绵毛或被柔毛、腺毛，少数植物无毛或部分部位无毛。其叶互生，为羽状分裂或不分裂，少数近掌状分裂，叶缘或裂片边缘有裂齿或锯齿，稀全缘；叶柄常有假托叶。头状花序小，具短梗或无梗，基部常有小苞叶，在茎或分枝上排成穗状花序或总状花序或复头状花序，少数在茎上再组成圆锥花序；总苞片2~4层，覆瓦状排列，外、中层总苞片多为草质，背面常有绿色中肋，边缘膜质，内层总苞片半膜质或膜质，或总苞片全为膜质且无绿色中肋；花序托半球形或圆锥形，具托毛或无托毛；瘦果小，卵形或倒卵形，无冠毛，少数具不对称的冠状突起，果壁外具明显或不明显的纵纹，无毛，稀微被疏毛。种子1枚。本属植物的花粉粒椭圆形或扁球形，具3孔沟，外壁3层明显或稍明显，表面有细刺状或颗粒状纹饰；其染色体多数种 $n=9$，$2n=18$，少数种 $2n=36$，54，稀 $2n=34$，90。

蒿属植物根据植物花柱的长短和是否可以孕育将其粗略分为两个亚属：龙蒿亚属和蒿亚属。而各地中药本草用于艾的药用植物多是蒿亚属中的艾组植物，少数艾草代用品为艾蒿组植物。蒿亚属艾组植物在我国共有56种，10个变种，东北地区有17种（1个变种）隶属于16个系，遍及全国湿润和半湿润地区，世界范围内则多分布于北半球各国及非洲东部，其组模式种为北艾 *A. vulgaris* Linn.。艾蒿组植物植株外形及头状花序等特征仍较接近莳萝蒿组，其与莳萝蒿组的区别在于花序托无托毛；与蒿属其他各组的区别主要集中于头状花序的形状、花的数量、叶的小裂片形状。艾蒿组种类多，特征分化大，分布广。植物分类学专家考察后认为艾蒿组在演化关系上是一活跃的组，蒿属其他组的原始种类很可能是从艾蒿组的原始类群进一步分化、衍生而来。艾组和艾蒿组植物大部分均为多年生草本，少数呈半灌木状。茎、枝、叶及总苞片被毛。有研究表明，蒿属植物叶的结构在各组之间的差异较为明显，艾蒿组和艾组植物叶的类型主要有异面叶和等面叶之分，从解剖学角度对两组植物进行分析，发现艾蒿组75%为等面叶型，艾组异面叶的比例为94%。

蒿属植物有浓烈的挥发性香气，其植物精油含量在0.3%~1.3%，多数为0.5%。两个亚属间挥发性成分主要类别也极具区分度。蒿亚属植物的精油中主要为单萜和倍半萜类化合物，而龙蒿亚属除牡蒿系外精油中多为含氧倍半萜类化合物和芳香族化合物。从主要挥发性成分类别来看，蒿亚属中莳萝蒿组、艾蒿组和艾组植物多含单萜类化合物，腺毛蒿组多为单萜类和倍半萜类化合物，白苞蒿组则多含倍半萜类化合物；而龙蒿亚属中龙蒿组和牡蒿组的主要成分均为倍半萜类化合物和芳香族化合物。成分及含量的差异，也使得蒿属植物功效各有不同；而主要成分和外观形态的相似，使得蒿属植物存在药用代替品，如在民间不同地区分别将萎蒿、奇蒿、矮蒿等记载为"艾（家艾）代用品""入药作艾使用""茵陈代用品"。

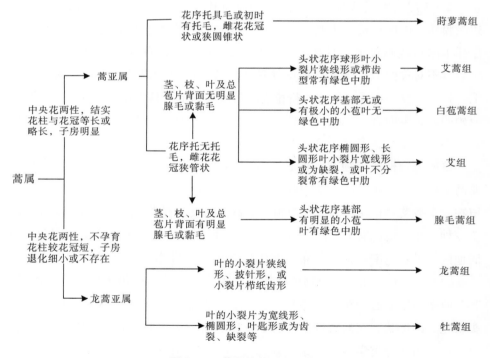

图1-1 蒿属植物种系分类

国内学者通过对东北地区以及内蒙古部分地区蒿属艾组12种植物的染色体进行生物学标志物研究，分析发现其染色体基数有所不同，并将其分为 $x =$ 8、9、17、25 等。研究发现柳叶蒿、宽叶山蒿、林艾蒿、高岭蒿等染色体基数为 9，而这些植物主要分布于山区，生长在森林、灌木等荫蔽度较高的地方。基数为 8、6 的大部分艾组植物则主要生长于草原和山区，其中有 5 个种共性为居群，常生长在环境比较干燥或光照较为充分的地段。研究推断蒿属植物的野外生长分布与其染色体基数可能有所关联。这一方法为蒿属中形态相近、容易混淆的植物鉴别提供了一种参考，并对蒿属植物的演化及近缘属的分类学问题提供了研究方向。

 ## 艾草的植物形态

近代早期国内外植物分类学曾将北艾 *Artemisia vulgaris* L. 及其变种 *Artemisia vulgaris* L. var. *indica* Maxim. 作为艾的正品基原。日本石户谷勉在《中国北部之药草》中记载艾叶是当时汉药中交易量最大的中药材。根据勃烈特秀那特之报告，该原植物为 *A. vulgaris* var. *indica*（《勃氏中国植物志》第三卷第 147页）；《岩崎正本草图谱》第十卷中记述了日本本草学者也将 *Artemisia vulgaris* L. 诸品种作为药用艾。《泰西本草名疏》中则将北艾与印度蒿（现为五月艾）*Artemisia indica* Willd. 并列为艾的正品来源。然而 *Artemisia vulgaris* L. 原产地为欧洲，在我国的分布较少。针对艾草正品基源，我国专家学者也进行了考证和确定，自 1977 年版始，历版《中国药典》中收载的中药艾叶均为菊科植物艾 *Artemisia argyi* Levl. et Vant. 的干燥叶，而湖北蕲春县栽培的蕲艾 *Artemisia argyi* Levl. et Vant. cv. qiai 为艾的栽培变种，亦为艾叶之正品。

正品艾（*Artemisia argyi* Levl. et Vant.）植株具有浓烈香气，多年生草本或略成半灌木状。主根明显，略粗长，侧根多。常有横卧地下根状茎及营养枝。茎单生或少数，有明显纵棱，褐色或灰黄褐色，基部稍木质化，上部草质，并有少数短的分枝；茎、枝均被灰色蛛丝状柔毛。叶厚纸质，上面被灰白色短柔毛，并有白色腺点与小凹点，背面密被灰白色蛛丝状密绒毛；基生叶具长柄，花期萎谢；茎下部叶近圆形或宽卵形，羽状深裂，每侧具裂片 2 ~ 3 枚，裂片椭圆形或倒卵状长椭圆形，每裂片有 2 ~ 3 枚小裂齿，干后背面主、侧脉多为深褐色或锈色；中部叶卵形、三角状卵形或近菱形，一（至二）回羽状深裂至半裂，每侧裂片 2 ~ 3 枚，裂片卵形、卵状披针形或披针形，不再分裂或每侧有 1 ~ 2 枚缺齿，叶基部宽楔形渐狭成短柄，叶脉明显，在背面凸起，干时锈色，基部通常无假托叶或极小的假托叶；上部叶与苞片叶羽状半裂、浅裂或 3 深裂或 3 浅裂，或不分裂，而为椭圆形、长椭圆状披针形、披针形或线状披针形。头状花序椭圆形，直径 2.5~3（~3.5）毫米，无梗或近无梗，每数枚至 10 余枚在分枝上排成小型的穗状花序或复穗状花序，并在茎上通常再组成狭窄、尖塔形的圆锥花序，花后头状花序下倾；总苞片 3~4层，覆瓦状排列，外层总苞片小，草质，卵形或狭卵形，背面密被灰白色蛛丝状绵毛，边缘膜质，中层总苞片较外层长，长卵形，背面被蛛丝状绵毛，内层总苞片质薄，背面近无毛；花序托小；雌花 6~10 朵，花冠狭管状，檐部具 2 裂齿，紫色，花柱细长，伸出花冠外甚长，先端 2 叉；两性花 8~12朵，花冠管状或高脚杯状，外面有腺点，檐部紫色，花药狭线形，先端附属物尖，长三角形，基部有不明显的小尖头，花柱与花冠近等长或略长于花冠，先端 2 叉，花后向外弯曲，叉端截形，并有睫毛。瘦果长卵形或长圆形。花果期 7—10 月。

由于艾草在我国分布广，药用资源丰富，且蒿属植物外观差异较小，各地有多种蒿属植物混作艾药用。我国蒿属植物分类学家林有润在"第六届全国药史本草学术会议"上发表的《中国蒿属本草药的分类及其药性与用途》中介绍了蒿属植物作"艾"药用的植物多达 20 多种。整理相关文献资料，汇总艾及艾代用植物信息（见表 1-1）。

近年来艾草人工栽培技术和规模快速发展，各地区人工栽培的艾叶品种杂多，且相关品种鉴别研究相对较少，多以外观形态加以区分。如陈昌婕等采用统计学分析分类，汇集全国 59 个地区 100 份艾种质资源，通过对比农艺性状及叶片表型性状差异，为研究艾种质资源和优质品种选育提供了科学依据。李超等在研究艾叶中矿物元素和主要成分差异分析时，也采用不同表型对收集样本进行区分。

表1-1 全国艾及艾代用品

植物学名	外观形态			国内分布及应用
	茎	叶	花、果实	
艾 Artemisia. argyi Lévl. et Van.	茎有少数短分枝，被灰色蛛丝状柔毛	叶上面被灰白色柔毛，兼有白色腺点与小凹点；背面密被白色蛛丝状绒毛。基生叶具长柄；茎下部叶近圆形或宽卵形，羽状深裂，每侧裂片2～3枚，裂片有2～3小裂齿，干后下面主，侧脉常深褐或锈色，叶柄长0.5～0.8cm，中部叶卵形或近菱形，长5～8cm，一（二）回羽状深裂或半裂，每侧裂片2～3（4）枚，裂片、裂齿卵形或披针形，宽2～3，叶柄长0.2～0.5cm；部叶与苞片羽状半裂、浅裂，3深裂或不裂	头状花序椭圆形，径2.5～3（～3.5）mm，呈穗状花序或复穗状花序；呈尖塔形窄圆锥花序；总苞片背面密被灰白色蛛丝状绵毛，边缘膜质；雌花6～10朵，两性花8～12朵，椭部紫色；瘦果长卵圆形或长圆形；花果期7～10月	分布广，除极干旱与高寒地区外，几乎遍及全国。全草入药，有温经、去湿、散寒、止血、消炎、平喘、止咳、安胎、抗过敏等作用
朝鲜艾 A. gracilis Pamp. argyi var.		与原变种区别：本变种茎中部叶宽卵形，第一回羽状深裂、近羽状全裂，中裂片又多3裂		分布区与用途同原变种。内蒙古、山东作"艾叶"用
宽叶山蒿 A. (Maxim.) Komar. stolonifera	茎中部或上部为头状花序的短分枝，高达1.2m，茎、枝初被灰白色丝状薄毛	叶上面具小凹点及白色腺点，初微被丝状柔毛；背面密被灰白色蛛丝状绒毛，不裂，茎下部叶与营养枝叶倒卵形，羽状裂，有锯齿；中部叶椭圆形或倒卵形，渐狭成柄，上部叶卵形，疏生粗齿或全缘，无柄；苞片椭圆形或披针形，全缘	头状花序多数，在短分枝上密集排成穗状花序，在茎上组成窄圆锥花序；总苞片背面深褐色，被蛛丝状绒毛；雌花10～12朵，两性花12～15朵；瘦果窄卵圆形，稍扁花果期7-11月	黑龙江、吉林、辽宁、内蒙古、河北、山西、山东、江苏、安徽、浙江、湖北等省区。部分产地以其叶作"艾叶"使用

(续上表)

植物学名	外观形态			国内分布及应用
	茎	叶	花、果实	
北艾 A. vulgaris L.	茎少数或单生,有高达1.6m;茎、枝分枝,茎、枝微被柔毛。茎有纵棱,紫褐色	叶上面初疏被蛛丝状薄毛;背面密被灰白色蛛丝状绒毛或全裂,具短柄,每侧裂片(3)4~5,小裂片披针形,羽状深裂或全裂,裂片披针形,边缘常有裂齿,中轴具窄翅,基部裂片假托叶状,半抱茎,无叶柄,上部叶羽状深裂,苞片披针形,裂片3深裂或不裂	头状花序长圆形,基部有小苞片,在小枝上排成密穗状花序,在茎上组成圆锥花序;总苞片背面密被蛛丝状柔毛,紫色;两性花8~20朵;花冠及檐部紫红色;瘦果倒卵圆形或卵圆形;花果期8—10月	陕西(秦岭)、甘肃(西部)、青海、新疆、四川(西部)、陕西(秦岭太白山)及青海分布在中高海拔的地区。新疆民间作"艾"(家艾)的代用品
五月艾 A. indica Willd	茎单生或少数,分枝多,具棱;茎、枝初被微柔毛,后脱落被柔毛至无毛	叶上面及总苞片初被绒毛后脱落至无毛;背面密被灰白色蛛丝状绒毛,基生叶与茎下部叶卵形,一回羽状深裂,裂片椭圆形,上半部裂片大,二回为裂齿,中轴有时有窄翅,叶柄短,中部叶卵形,一或二回羽状深裂,每侧裂片3(4)枚,裂片呈披针线形,不裂或有1~2裂齿,苞片近无叶柄,假托叶小;上部叶小,苞片披针叶3全裂或不裂	头状花序直立或斜展,卵圆形,具短梗及小苞片,在分枝排成复总状花序,在茎上组成开展或中等开展的圆锥花序;总苞片背面初微被灰白色绒毛,两性花4~8朵;雌花8~12朵;檐部紫色;瘦果长圆形或倒卵圆形;花果期8—10月	除西北干旱与高寒地区以外,其他省份均产。广东、贵州、河北、山西等地以其作"艾"入药,亦作"茵陈"代用品。嫩苗作菜蔬或随制酱菜

（续上表）

植物学名	外观形态			国内分布及应用
	茎	叶	花、果实	
魁蒿 A. princeps Pamp.	茎、枝初被蛛丝状薄毛；根状茎褐色；偶有营养枝	叶上面无毛；背面密被灰白色丝状绒毛；下部叶卵形，而后羽状浅裂，一至二回羽状深裂，每侧有2枚长裂片，羽状深裂或半裂，每侧裂片2～3枚，裂片披针形或椭圆形，中裂片较侧裂片大，侧裂片中基部裂片较侧裂片大，不裂或裂每侧具1～2疏裂齿，基部有小假托叶，每侧裂片1～2枚；上部叶羽状深裂或半裂，苞片叶3深裂或不裂	头状花序长圆形或长卵圆形，排成穗状花序或总状花序，在茎上组成中等展开圆锥花序；总苞片背面绿色，微被蛛丝状毛；花果期7—11月	分布于北部、东部、西部及西南部；各地多作"艾"代用品
野艾蒿 A. lavandulifolia Candolle	茎成小丛，稀单生，茎、分枝被灰白色蛛丝状柔毛	叶纸质，叶上面具密集白色腺点及小凹点，叶背面除中脉外密被灰白色蛛丝状绵毛；基生叶与茎下部叶宽卵形，二回羽状全裂或深裂，每裂片叶柄长；中部叶卵形，一二回羽状深裂，具2～3披针形，侧裂片2～3枚，裂片长卵形，边缘反卷，基部有羽状形小裂片或深裂齿，上部叶有小托叶，分裂小假托叶；苞片叶3全裂或不裂	头状花序，椭圆形，排成密穗状花序，在茎上组成圆锥花序；总苞片背面密被灰白或疏灰黄色蛛丝状柔毛；雌花4～9朵，两性花10～20朵，花冠檐部紫红色；瘦果长卵形或倒卵圆形；花果期8—10月	广布于全国各省区，多生于低或中海拔地区。各地多作"艾"代用品

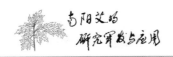
（续上表）

植物学名	外观形态			国内分布及应用
	茎	叶	花、果实	
南艾蒿 A. verlotorum Lamotte	根状茎短，常具匍匐茎；茎、枝初时微被柔毛，后脱落无毛	叶纸质，叶上面近无毛，有白色腺点及小凹点；背面除叶脉外密被灰白色绵毛；基生叶与茎下部叶全裂，具柄；中部叶卵形或宽卵形，一至二回羽状全裂，每侧裂片3～4枚，裂片披针形，稀线形，不裂或偶有数齿浅裂裂齿，叶柄短或近无柄；上部叶3～5全裂或深裂，苞片叶不裂	头状花序椭圆形或长圆形，排成穗状花序，在茎上组成圆锥花序；总苞片背面初时微被蛛丝状柔毛；雌花3～6朵，两性花8～18朵，花冠檐部紫红色；瘦果倒卵圆形或长圆形，稍扁；花果期7—10月	广布于全国各省区。产地部分地区作"艾"入药
湘赣艾 A. gilvescens Miq.	根状茎粗短，稀少；茎单生，上半部有分枝；茎、枝密被灰褐色绵毛	叶厚纸质，叶上面密被白色腺点，疏被绵毛或近无毛，叶背面密被蛛丝状绵毛；下部叶卵形，羽状浅裂或深裂，稀5裂，中央裂片披针形，两侧裂片深裂；中部叶长圆形，3深裂，稀5裂，中央裂片椭圆状披针形，全缘或中裂片上部叶有1～2粗齿，椭圆状披针形，叶基部楔形，无假托叶；上部叶椭圆形或倒卵圆形，不分裂，先端钝尖，边缘稍反卷	头状花序长圆球形，排成总状或穗状花序，在茎上组成开展圆锥花序；总苞片背面被灰白色绵丝状绵毛雌花5～8朵，两性花7～13朵；瘦果椭圆形或倒卵圆形；花果期8—10月	产于江西、湖北、湖南、四川等省区。民间以其叶混作"艾叶"入药

（续上表）

植物学名	外观形态			国内分布及应用
	茎	叶	花、果实	
灰苞蒿 A. roxburghiana Bess.	茎分枝多；茎、枝被灰白色蛛丝状薄柔毛	叶上面初被微柔毛；背面密被灰白色蛛丝状绒毛；下部叶卵圆形或长卵形，二回羽状深裂或全裂；中部叶卵形，二回羽状全裂，裂片2~4枚，裂片椭圆形，两侧中部裂片多为羽状全裂或深裂，每侧具1~3枚披针形小裂片或裂为深裂齿，小裂片中轴具窄翅，叶基部渐窄成柄，叶柄较长，基部有半抱茎小假托叶；上部叶、一二回羽状全裂或不裂，苞片叶3~5全裂或不裂	头状花序多数，卵圆形，少数为长圆形，基部常有小苞叶，排成穗状总状花序，在茎上组成圆锥花序；总苞片背面被灰白色蛛丝状绒毛雌花5~7朵，两性花10~20朵，檐部反卷、紫或黄色；瘦果倒卵圆形或长圆形；花果期8~10月	产于陕西（南部）、甘肃（南部）、青海、湖北（西部）、四川（西部）、云南、贵州、西藏
云南蒿 A. yunnanensis J. F. Jeffrey ex Diels	茎常丛生，高达90cm，分枝多；茎、枝初被灰白色绢质丝状毛，后茎下部分毛部脱落	叶上面疏被灰白色柔毛及稀疏白色腺点；背面被白色蛛丝状绒毛或羽状全裂或深裂，第一回全裂，每侧裂片2~3枚，第二回深裂，每侧具2枚小裂片，小裂片长卵形、中部叶卵形或楔形，基部被长绒毛；中部叶羽状深裂，一至二回羽状裂，每侧具1~2枚小裂片，基部楔形，羽状裂，每侧裂片3~5深裂；上部叶3~5深裂，宽楔形；苞片叶3深裂或不分裂	头状花序多数，长圆形，具卵形小苞叶，在分枝顶端上单生或2~3集生，呈穗状的总状花序，在茎上组成开展的圆锥花序；总苞片背面密被灰白色蛛丝状柔毛，中部褐色；雌花7~13朵；两性花8~15朵；瘦果卵圆形或倒卵圆形；花果期8~11月	产于青海（南部）、四川（西部）及云南（西北部）

植物学名	外观形态			国内分布及应用
	茎	叶	花、果实	
秦岭蒿 A. qinlingensis Ling ex Y. R. Ling	茎单生或少数，初被灰黄或灰白色蛛丝状绵毛，分枝多，密被蛛丝状绵毛	叶厚纸质，叶上面疏被蛛丝状绵毛与稀疏白色腺点；背面密被灰白色蛛丝状绵毛；基生叶与茎下部叶长，中部叶椭圆形，二回羽状分裂，一回全裂或深裂，每侧裂片4～6枚，羽状深裂，侧具小裂片3～5枚呈缺齿状，基部常有2对栉齿状半抱茎假托叶；上部叶与苞片叶羽状深裂，一至二回羽状深裂或3～5深裂或不裂	头状花序近卵圆形，小苞片线状披针形，下垂，通常10～20个，在小枝上排成穗状花序，在茎上组成多级分枝圆锥花序；总苞片背面初密被蛛丝状绵毛，花10～15朵，两性花15～25朵；瘦果倒卵圆形；花果期7～10月	为秦岭山区特有种，产于河南（西南部）、陕西（南部）、甘肃（东部）。秦岭当地入药，作"艾"的代用品
小球花蒿 A. moorcroftiana Wall. ex DC.	茎少数或单生，枝初被灰白或淡灰黄色短柔毛	叶上面微被绒毛；背面密被白或灰黄色绒毛；茎下部叶长圆形、卵形或椭圆形，宽2～3cm，二三回羽状全裂或深裂，每侧裂片（4）5～6，小裂片披针形或线状披针形长1～3cm，中轴具窄翅，中部具小假托叶；中部叶卵形，二回羽状分裂，每侧裂片（4）5～6，二回有小裂齿，每侧裂片或3～5全裂，一回近全裂；上部叶羽状3～5全裂或不裂，苞片叶3全裂或不裂	头状花序球形或半球形，有线形小苞叶，排成穗状花序，在茎上组成窄长圆锥花序，总苞片背面绿色，被灰白或淡灰黄色柔毛；雌花15～20朵，两性花30～35朵；瘦果长圆形或长圆状倒卵圆形；花果期7～10月	产于甘肃、宁夏、青海、四川（西部）、云南（西北部）及西藏等省区，在西藏高山地区常与针茅属（Stipa Linn.）植物共同组成小区域植物群落的建群种或优势种，作"艾"的代用品

（续上表）

植物学名	外观形态			国内分布及应用
	茎	叶	花、果实	
白叶蒿 A. leucophylla (Turcz. ex Bess.) C. B. Clarke	茎、枝微被蛛丝状柔毛；茎常成少数，或单生，丛，有纵棱	叶薄纸质，叶上面被蛛丝状绒毛，兼疏生白色腺点；背面密被灰白色蛛丝状绒毛或全裂，茎下部叶长卵形，一至二回羽状深裂或全裂，每侧裂片3～4枚，裂片宽菱形，羽状分裂，每侧具裂片1～3裂或浅裂齿，小裂片两侧偶有小锯齿；中部与苞片羽状偶具裂片2～4枚，裂片呈披针形，无柄；苞片叶3～5全裂或不裂	头状花序宽卵圆形或长圆形，基部常有小苞片，数枚成簇或排成穗状花序，在茎上半部组成稍密集的窄圆锥花序；总苞片背面绿或带紫红色，被蛛丝状毛，雌花5～8朵，两性花6～13朵，椭圆形及花冠上部红褐色；瘦果倒卵圆形；花果期7—10月	产于东北、华北、西北、西南各地。入药，作"艾"（家艾）的代用品
蒙古蒿 A. mongolica (Fisch. ex Bess.) Nakai	茎少数或单生，分枝多，茎、枝初密被灰白色蛛丝状柔毛	叶上面初被蛛丝状柔毛；背面密被灰白色蛛丝状绒毛，一回全裂，下部叶宽卵形或羽状深裂，一回羽状深裂或深裂齿，每侧裂片2～3枚，羽状中部叶卵形，叶柄长，一至二回羽状分裂，一回全裂，每侧裂片2～3枚，羽状深裂，稀深裂，裂片椭圆状披针形，裂片3裂，小裂片披针形，叶基部渐窄成短柄；上部叶与苞片叶卵形，羽状全裂，无裂齿或1～3浅裂齿	头状花序多数，椭圆形，小苞叶线形，排成穗状花序，在茎上组成中等开展圆锥花序，总苞片背面密被灰白色蛛丝状毛；雌花5～10朵，两性花8～15朵，椭圆形倒卵圆形；瘦果长圆状倒卵圆形；花果期8—10月	广布于我国北部、东北及东部各省区。全草入药，内蒙古等地作"艾"入药

（续上表）

植物学名	外观形态			国内分布及应用
	茎	叶	花、果实	
辽东蒿 A. verbenacea (Komar.) Kitag.	茎上部具短小分枝；茎、枝初被灰白色蛛丝状短绒毛	叶上面初被灰白色蛛丝状绒毛及稀疏白色腺点；背面密被灰白色蛛丝状绵毛，长 1.5～6cm，一至二回羽状深裂，卵圆形，每侧裂片 2～3（4），裂片椭圆形，稀全裂，先端具 2～3 浅裂齿，叶柄长 1～2cm；中部叶宽卵形一回全裂，每侧裂片 3（4），小裂片长椭圆形，叶柄长 1～2cm，两侧常有短小裂齿或裂片，基部具假托叶；上部叶羽状全裂，苞片叶 3～5 全裂	头状花序长圆形，有小苞叶，排成穗状花序，在茎上常组成圆锥花序；总苞片背面密被灰白色蛛丝状绵毛；雌花 5～8 朵，两性花 8～20 朵；瘦果长圆形或倒卵状椭圆形；花果期 8—10 月	产于东北、华北、西北及四川、云南等省区。少数地区入药。作"艾"（家艾）的代用品
红足蒿 A. rubripes Nakai	茎、枝初微被柔毛	叶上面近无毛；背面除中脉外密被灰白色蛛丝状绒毛；营养枝叶与茎下部叶近圆形，二回羽状全裂或深裂，具短柄，中部叶卵形，二回羽状分裂，一回全裂，每侧裂片 3～4 枚，羽状深裂或全裂，每侧具 2～3 小裂片；上部叶或羽状浅裂，基部常有小型假托叶；椭圆形，羽状全裂，每侧裂片 2～3 枚；苞片叶小，3～5 全裂或不裂	头状花序卵圆形，具小苞叶，排成密穗状花序，在茎上组成圆锥花序总苞片背面初被少量蛛丝状柔毛，后无毛，两性花 12～14 朵，椭圆形，雌花 9～10 朵，两性花 12～14 朵；瘦果黄色；稍扁；花果期 8—10 月	产于东北、华北及东部等地。入药作"艾"的代用品

（续上表）

植物学名	外观形态			国内分布及应用
	茎	叶	花、果实	
歧茎蒿 A. igniaria Maxim.	茎少数或单生，多分枝，茎、枝初被灰白色绵毛	叶上面初被灰白色绵毛；背面密被灰白色绵毛；茎下部宽卵形，一至二回羽状深裂，具短柄；中部叶卵形，一至二回羽状分裂，一回全裂，每侧具2~3裂片，裂片椭圆形，基部渐狭成柄，基部常有细小假托叶，上部叶3深裂或不裂	头状花序长卵圆形，小苞叶线状披针形，排成总状花序，并在茎上组成圆锥花序；总苞片背面微被灰白色蛛丝状绵毛；雌花5~8朵，两性花7~14朵；瘦果长圆形；花果期8~11月	多分布于华北、东北等地。产地部分地区以其叶作"艾"入药
东方蒿 A. orientali-hengduangensis Y. Ling & Y. R. Ling	根状茎稍粗壮，木质，常具多枚基生叶；叶柄残基；茎单一或少数，具细纵棱，淡紫褐色；茎、枝初时被灰白色短绵毛，后稍稀疏	叶上面深绿色，疏被短柔毛；背面密被灰黄色蛛丝状厚绒毛，背脉上为长柔毛；茎下部叶与中部叶长圆形，一至二回羽状分裂，第一回全裂，每侧裂片4~5枚；叶的中、上部裂片较长，基部裂片渐短，裂片椭圆形，每裂片再羽状深裂或深裂半裂，每侧具1~2枚椭圆形的小裂片，小裂片先端锐尖，下部叶的叶柄基部有小型假托叶；中部叶羽状深裂或深裂，裂片椭圆形先端锐尖，叶柄有狭翅，边缘有裂片1~2枚小裂片，中轴常有狭翅；上部叶与苞片叶3~7深裂，裂片细小成假托叶状，叶近无柄，基部裂片线状披针形，无裂齿或具1~2枚浅细齿	头状花序宽卵形或长，无梗，基部有小苞叶，在茎端细短的分枝上排成密穗状花序，并在茎上组成狭窄的圆锥花序；总苞片3~4层，外层总苞片短小，中层总苞片卵形；背面密被蛛丝状绵毛，内层总苞片长卵形，背面毛略少，边缘宽膜质，雌花5~9朵，两性花8~15朵，花冠管状，檐部背面通常被短柔毛，花药线形；瘦果长圆形或长圆状倒卵形；花果期7~9月	产于四川及云南两省西部；生于海拔2300~3200米地区。缅甸（北部）也有。全草入药

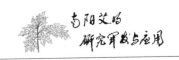

（续上表）

植物学名	外观形态		花、果实	国内分布及应用
	茎	叶		
矮蒿 A. lancea Van	茎常成丛；中部以上有分枝；茎、枝初微被蛛丝状微柔毛	叶上面初微被蛛丝状柔毛及白色腺点和小凹点，背面密被灰白或灰黄色蛛丝状毛；基生叶与茎下部叶卵圆形，二回羽状全裂，每侧裂片3～4枚，中部裂片羽状深裂，小裂片线状披针形；中部叶长卵形，一二回羽状全裂，稀深裂，每侧裂片2～3枚，裂片线状披针形，边外卷，基部1对裂片假托叶状；上部叶与苞片叶5或3全裂或不裂	头状花序多数，卵圆形，无梗，排成穗状花序，在茎上端组成圆锥花序；总苞片背面初被微柔毛；雌花1～3朵，两性花2～5朵，花冠檐部紫红色；瘦果长圆形；花果期8—10月	广布于我国各省区。民间作"艾"（家艾）与"茵陈"的代用品
狭裂白蒿 A. kanashiroi Kitam.	本种与矮蒿的区别：茎单生或少数；总苞片背面密被厚蛛丝状绒毛，小裂片先端钝	叶全缘或具稀疏裂齿；叶上面被短柔毛，背面密被厚蛛丝状绒毛		多分布于华北、西北等省区。少数地区作"艾叶"用
柳叶蒿 A. integrifolia L.	茎单生，稀少数，中上部有分枝；茎、枝被蛛丝状薄毛	叶全缘或具稀疏裂齿，上面初被灰白色密绒毛；基生叶与茎下部叶卵形，有少数深裂齿或锐锯齿，每侧锐尖，中部叶椭圆形，先端锐尖，基部楔形，常有小假托叶，上部叶披针形，全缘，稀有数枚不明显小齿缘	头状花序多数，椭圆形，有披针形小苞叶，排成密穗状花序，在茎上部组成窄圆锥花序；总苞片疏被灰白色蛛丝状柔毛；雌花10～15朵，两性花20～30朵；花果期8—10月	分布于东北北部，北部。东北部地区以其混充艾叶入药

（续上表）

植物学名	外观形态			国内分布及应用
	茎	叶	花、果实	
蒌蒿 A. selengensis Turcz. ex Bess.	有匍匐地下茎。茎初时绿褐色，后为紫红色，有明显纵棱，有明显无毛，下部常半木质化，上部有分枝	叶上面无毛或近无毛；背面密被灰白色蛛丝状平贴绵毛；茎下部叶，掌状或指状3～5裂或不裂的叶，裂片线状披针形，无假托叶；中部叶缘有锯齿或裂片，基部楔形，渐窄成柄状；上部叶与苞片叶状或3枚指状深裂或不裂	头状花序多数，长圆形，在分枝上排成密穗状花序，在茎上组成狭长圆锥状花序；苞片背面初被疏被灰白色蛛丝状绵毛；雌花8～12朵，两性花10～15朵；瘦果卵圆形；花果期7～10月	分布于全国多个省区。全草入药作"艾"的代用品；四川民间作"刘寄奴"（奇蒿）的代用品。嫩茎及叶作菜蔬或腌制酱菜
葛蒿 A. keiskeana Miq.	茎、枝初被疏丝状绒毛	叶不裂，上面初被微柔毛，背面被疏被柔毛；基生叶，茎生叶，中上部具数枚叶宽楔形，渐窄成柄，无假托叶；中部叶倒卵形，中部以上具数枚疏流锯齿，齿端尖，基部楔形，全缘或上半部有数枚小齿	头状花序近球形，排成总状花序，在茎上组成圆锥花序；总苞片背面无毛，雌花6～10朵，两性花13～18朵；瘦果卵状椭圆形，稍扁；花果期8～11月	产于黑龙江、吉林、辽宁、河北、山东。全草入药
阴地蒿 A. sylvatica Maxim.	茎、枝初微被柔毛，后脱落	叶薄纸质，上面初被柔毛，少数有白色腺点；背面被灰白色蛛丝状薄绒毛或近无毛茎下部叶具长柄，长卵形，一至二回羽状深裂；中部叶具柄，长卵形，裂片倒圆形，深裂，有少量锯齿或近全裂，基部有小假托叶；上部叶有短柄，羽状深裂或近全裂，中裂片，偶有1～2枚小锯齿；苞叶3～5枚深裂或不裂	头状花序近球形，具短梗及细小、线形小苞叶，下垂，在茎上常组成疏散、开展，具多级分枝的圆锥花序；总苞片初被微被蛛丝毛，雌花4～7朵，两性花8～14朵；瘦果窄卵圆形或倒卵圆形；花果期8～10月	分布于全国多个省区。入药作"艾"的代用品

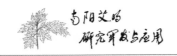

（续上表）

植物学名	外观形态			国内分布及应用
	茎	叶	花、果实	
暗绿蒿 *A. atrovirens* Hand.-Mazz.	茎初被绵柔毛及腺毛	叶上面初被丝状柔毛、腺毛、白色腺点，后柔毛渐脱落；背面初除叶脉外密被灰白色绵毛与腺毛，后绵毛稀疏，腺毛宿存，叶脉具腺毛；茎下部叶宽卵形，一至二回羽状深裂，中裂片最长，少数叶不裂；中部叶卵形，一回羽状深裂，每侧裂片2~3枚，裂片椭圆形，具1~2浅裂齿，基部下延在叶轴或叶柄成窄翅，无假托叶；上部叶片一回羽状深裂或不裂	头状花序长圆形，有小苞叶，下垂，偏向一侧，排成穗状花序，在茎上组成开展圆锥花序；总苞片初被微毛；雌花3~6朵，两性花5~8朵，瘦果圆倒卵圆形；花果期8~10月	分布于全国多个省区。入药作"艾"代用品，亦作茵陈代用品
多花蒿 *A. myriantha* Wall. ex Bess.	茎、枝密被黏质腺毛及稀少柔毛	叶上面密被腺毛，初疏被柔毛，后柔毛脱落，背面除脉外初被灰白色蛛丝状薄绵毛及稀疏腺毛，后绵毛脱落，脉凸起，密被腺毛；茎下部叶与营养枝叶卵形，一回羽状深裂；中部叶椭圆形或椭圆形，一至二回羽状深裂或一回近全裂，每侧裂片4~6枚，裂片椭圆形，二回羽状深裂或浅裂，小裂片2~3枚，小裂片椭圆状披针形，有时有1~2小裂齿，中轴成翅状，叶柄两侧偶有小裂片，基部具半抱茎假托叶；上部叶羽状深裂	头状花序长卵圆形，基部有披针形小苞叶，排成穗状花序、总状花序及复总状花序，具多分枝圆锥花序，在茎上组成开展，总苞片初微被蛛丝状柔毛；雌花3~5朵，两性花4~6朵，瘦果倒卵圆形或长圆形；花果期8~11月	产于青海、四川、云南、贵州及西藏。云南民间入药

（续上表）

植物学名	外观形态		花、果实	国内分布及应用
	茎	叶		
江南艾 A. montana Pamp.	有匍匐根状茎，初时有灰色短柔毛，后脱落	叶上面初被蛛丝状薄毛，后脱落；背面被灰色绒毛，羽状深裂，每侧裂片2~3枚，裂片呈披针形，全缘或偶有1~2个锯齿；上部叶及苞片成披针形或线形，渐狭成叶柄	多数为总状花序，在主分枝茎上组成圆锥花序，外层苞片被绒丝状雌花4~6朵，两性花8~14朵；瘦果倒卵圆形	主要分布于安徽、湖南、江西省区。部分地区作"艾"代用品
中南蒿 A. simulans Pamp.	茎少数或单一，茎枝，小枝疏被粘质腺毛及柔毛，后渐脱落	叶上面被粘质腺毛或近无毛；背面被蛛丝状绒毛与疏腺毛；茎下部叶花时凋谢，一或二回羽状全裂，每裂片2~4枚，裂片线形，叶柄长3~5mm，具假托叶；上部叶与苞片3~5深裂或不裂	头状花序椭圆形，在分枝的小枝排成密穗状花序，在茎上组成开展、大型圆锥花序；外，中层总苞片被蛛丝状绒毛；雌花3~5朵，两性花8~15朵；瘦果倒卵圆形；花果期8~11月	产于江西、安徽、浙江、福建、广西、湖南、广东、云南等省。部分地区作"艾"代用品
侧蒿 A. deversa Diels	茎单生，稀少数，幼时疏被柔毛	叶上面初疏被腺状柔毛，背面初疏被蛛丝状柔毛；中部叶宽卵形，羽状深裂或半裂，裂片浅裂，常有数枚缺齿及密生锯齿，叶基部渐狭成短叶柄；上部叶指状3深裂，少数为2深裂或裂片不裂或偶有1~2裂片；苗片叶	头状花序长圆形或椭圆形，无小苞叶，数枚至10余枚排成穗状花序，在分枝上复穗状排列，在茎上组成圆锥花序；总苞片无毛，雌花3~5朵，两性花4~9朵；瘦果长圆形或倒卵圆形；花果期8~10月	秦岭与大巴山地区特有种。主产于陕西、甘肃、湖北、四川。少数地区作"艾叶"用

三 艾草的鉴别

艾草在我国分布广，不同地理环境的艾草性状和药用效果都有很大的差异。在我国药典上正品艾草为菊科植物艾（*Artemisia argyi* Levl. et Vent），但是市场上存在很多艾叶及其制品的类似品或者混淆品，比如将同属植物魁蒿、山地蒿等作为艾草入药，如 2016 年第 17 版的《日本药局方》、2013 年版的《韩国草药典》将魁蒿作为艾草在当地使用。如何鉴定艾草及其制品的真伪优劣对艾草的应用同样至关重要。

中药材常用的鉴别方式有性状鉴别、显微鉴别、理化鉴别以及生化鉴别等。随着现代检测设备和技术的发展，越来越多更为精准的鉴别技术如液质联用技术、透射电镜技术、基因组测序技术等用于中药材质量鉴别中。在艾草种源确认、药用艾叶质量优劣鉴定上，以上的鉴别方法都有使用和报道，使用最多的方法是性状鉴别和显微鉴别联合使用。由于现在艾草种植规模的迅速发展，艾草种源信息一直很受关注重视。

在艾草的使用历史衍生过程中，根据道地属性和古代名医名著历史资料的记载，出现四大名艾［蕲春蕲艾、汤阴北艾、祁国（今保定地区）祁艾、四明（今宁波地区）海艾］。在古时是没有现在这样的研究条件对艾草的性状特征、种源信息、显微结构等进行研究的，所以对于历史四大名艾的优劣真伪都没有进行显微结构的深入研究和种源信息的区别。现在有规模的艾草种植主要是蕲春蕲艾、南阳宛艾（南阳艾）、汤阴北艾、广东红艾等。不同地域艾草品种相差很远，因此在艾草种植和艾草制品企业，想要选择优良的艾草品种，艾叶、艾绒及其他艾草制品的质量优劣鉴定十分重要。性状和显微鉴别是简单易行且不可或缺的经典四大中药材鉴别方法的重要组成部分，在艾草的种源信息鉴定、艾草及其制品尤其艾绒质量优劣鉴定上也应用得最多。

显微鉴别技术是利用光学系统或者电子光学系统设备观察肉眼不能分辨的微小物体形态结构及其特征的技术。通俗讲就是利用显微镜对药材及其成方制剂组成药味的组织、细胞或胞内含物等特征进行鉴别，以此来鉴别药方组成和药材真伪。这种方法主要用于性状或理化鉴别不容易识别的药材，如多来源药材、破碎或粉末药材以及粉末药材制成的成方制剂等。

赵博宇、李曦凝、丁爱华、武娟等通过性状和显微鉴别研究了河南地区种植艾品种、正品艾和野生艾、艾绒及其伪劣品的特点和优劣分析。研究的结果证明艾草因为产地不同，形态上的差异也很大，借助显微镜、透射电镜等技术观察叶形大小、叶片细胞大小、艾叶细胞内油滴、表面绒毛、叶片纤维含量等特点总结出不同地区艾叶的共性和区别。赵博宇等通过对河南9个地区的艾草样品进行了性状显微鉴别，总结得出：艾叶大小由南向北越来越小、艾草上下表皮的表皮细胞大多呈不规则形，但是上表皮腺毛较少，下表皮腺毛数量较多（见表1-2）。显微观察河南不同地区的艾草以南阳艾草品质最好，主要表现在南阳产区的艾草较其他地区油细胞数量多，挥发性成分含量高；艾叶细胞表面艾绒密集且长度长，艾叶纤维含量低，出绒率高。武娟等人分析了不同品质的艾绒粉末显微特征，结果显示优质艾绒在显微镜下主要呈现为相互缠结的T形非腺毛，少见或稀见细小叶肉组织碎块、导管等结构。

除了显微和性状鉴别外，理化鉴别也是常用的鉴别方法。理化鉴别是利用物理或化学的方法，对药材及其制剂中所含的主要成分或有效成分进行定性和定量分析，以此来鉴定药材真伪优劣。适用于外部性状或显微特性较相似而难以鉴别的生药，或是同名异物的混乱品种的鉴别。常用的理化方法有：显微化学反应、微量升华、荧光分析、物理常数测定、分光光度法、色谱法等。艾草的主要成分是挥发性物质，这类物质和特征性成分含量也是鉴别艾草品质的一种方法。在我国的2020版《中国药典》第一部、艾叶国际标准ISO20759-2017中都采用了理化鉴别的方法，采用薄层色谱和气相色谱检测技术对艾叶挥发油、桉油精以及总黄酮进行含量测定，保障艾叶的质量要求。

除了上述常用的三种鉴别方法，现代先进的检测技术如生物鉴别也被用在艾草鉴别上。刘美子等通过对9种常见的蒿属药用植物进行DNA序列鉴定，结果显示核糖体DNA第二内部转录间隔区（ITS2）序列可以作为鉴定蒿属药用植物的潜在DNA条形码。梅全喜、陈士林等收集了辽宁、河北、河南、安徽、浙江、江苏、湖北、江苏、广西、广东等由北向南17个地区包含药材样本、基原植物样本、复核样本和对照药材的艾叶样本60份，基于ITS2序列以及psbA-trnH序列，从分子水平对艾叶及其近缘种的15个蒿属植物进行鉴定分析，结果显示ITS2序列适合鉴定艾叶及其近缘种或混伪品，是鉴定艾叶的理想DNA条形码。基于同样的技术原理，Lee等采用RAPD（Random Amplified Polymorphic DNA）技术和SCAR（Sequence Characterized Amplified

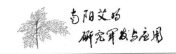

Region）技术鉴别区分韩艾叶（艾、魁蒿）及其混淆品（茵陈蒿、白莲蒿、牡蒿、菴藺）。

随着艾草产业的快速发展，野生艾远远不能满足市场的需求，种植艾越来越普遍。如何对艾草种植品种、野生艾及其变种进行种质资源鉴定和保护，保障药用艾草及其制品的质量，需要集中植物学家、中医药专家和企业各领域加深合作，开发及采用便捷、精准和先进的技术，促进艾草种植资源信息的梳理和规范，为艾草产业的发展做好基原基础保障。

表1-2 河南9个地区采集艾叶样品外观形态差异及显微对比

	南阳	驻马店	信阳	洛阳	开封	平顶山	三门峡	安阳	周口
叶长（cm）	5.1~10.3	5.5~7.1	5.2~12.1	5.5~11.7	6.1~14.7	6.5~10.7	4.3~7.9	5.7~10.9	6.2~12.1
叶宽（cm）	2.6~7.1	3.8~7.4	4.1~10.5	3.4~11.4	6.4~11.7	4.2~7.8	3.7~7.4	2.9~10.6	3.8~9.7
叶裂	一回羽状深裂或浅裂	一回羽状深裂	一回羽状深裂或浅裂	一至一回羽状深裂	一回羽状深裂或浅裂	近羽状全裂	近羽状全裂	一回状深裂	一回羽状深裂或浅裂
裂片数	4~7	5~7	4~8	4~12	5~9	5~7	5~9	8~10	5~8
裂片形状	近长卵形或卵状披针形	近楔形	近圆形或长椭圆形	近阔披针形	近长圆形或长椭圆形	近楔形	近长圆形或长椭圆形	长椭圆形或椭圆状披针形	近长圆形或长椭圆形
裂片边缘	有不规则粗锯齿	多全缘或有疏齿	有不规则粗齿	浅裂或有2~3齿裂	多全缘或有疏齿	1~2齿裂或全缘	多全缘或有疏齿	有疏齿或疏的齿	多全缘或有疏齿
叶腹面	绿色，密布白色腺点和小凹点	绿色，有极稀柔毛	绿棕色，有白色小腺点和柔毛	绿色，有稀柔毛	绿色，密布白色腺点和小凹点	绿棕色，有白色小腺点和柔毛	黄绿色，具稀柔毛	绿色，近无毛	绿棕色，有白色小腺点和柔毛
叶背面	密被绒毛呈灰白色	密被绒毛呈灰白色	密被绒毛呈灰白色	除叶脉外，被白色绒毛	密被绒毛呈灰白色	除叶脉外，密被灰白色绒毛	除叶脉外，密被灰白色蛛丝状绒毛	被灰白色蛛丝状薄绒毛，脉上毛少而稀疏	除叶脉外，密被灰白色蛛丝状绒毛
叶柄长（cm）	0.2~1.7	0.4~1.4	0.5~2.2	0.6~2.2	1.2~2.4	0.5~2.1	0.5~1.5	1.5~2.0	0.4~2.3
叶基	有1~2对假托叶	有1~2对假托叶	有1~2对假托叶	有2~3对条状裂片或假托叶	有1~2对假托叶	有1~2对假托叶	有1对假托叶	有2~3对假托叶	有1~2对假托叶

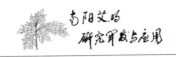

（续上表）

	南阳	驻马店	信阳	洛阳	开封	平顶山	三门峡	安阳	周口
质地	纸质，绵软	纸质	纸质，绵软	纸质	厚纸质	纸质，绵软	厚纸质或纸质	薄纸质或纸质	纸质
气味	清香	熏香	清香	微香	熏香	清香	清香	微香	微香
厚度（mm）	0.3	0.38	0.32	0.26	0.22	0.41	0.37	0.45	0.21
导管	12～15	7～9	8～11	8～10	6～8	12～14	8～10	6～7	5～7
表皮细胞	外突明显，外被角质层薄	外突明显，外被角质层较厚	近不外突，角质层较厚	外凸较浅，外角质层较厚	外突明显，外被角质层较厚	外突明显，外被角质层较厚	近不外突，角质层较厚	外突明显，外被角质层薄	外突明显，外被角质层较厚
维管束个数及排列	8～10，大小相间	3～4，大小相间	7～8，大小相间	7～8，大小相间	8～10，大小相间	3～4，大小相间	5，大小相间	5，大小相间	8～10，大小相间
纤维	少	稍多	稍少	多	稍多	少	少	稍多	少
晶体	多簇晶，偶有方晶	无簇晶，偶有棱晶	无簇晶较多	无簇晶，偶有棱晶	无簇晶，偶有角棱晶	无簇晶	方，棱晶较多	无簇晶较多	无簇晶，偶有角棱晶
上表皮 表皮细胞形状	不规则	不规则	不规则	不规则	不规则	不规则	近长方形	不规则	不规则
上表皮 腺毛	较多	较少	较少	偶见	较少	较多	偶见	偶见	较少
上表皮 非腺毛残基	偶见	较多	较多	偶见	较多	较多	偶见	偶见	较多
下表皮 表皮细胞形状	不规则	不规则	不规则	不规则	不规则	不规则	不规则	不规则	不规则
下表皮 腺毛	较多	多	较多	较多	较多	较多	较多	较多	较多
下表皮 非腺毛残基	较多	多	多	较多	多	偶见	偶见	多	多

资料来源：赵博宇，董诚明. 河南艾不同种质资源形态特征比较 [J]. 中医学报，2019，34（5）：1024－1029.

第三节　艾草产地变化过程

艾草的产地分布极广，除极干旱及极高寒地区外，几乎遍布全国，低海拔至中海拔地区的荒地、路旁、河边石滩及山坡、森林草原均可见其身影，并在局部形成植物群落的优势种。

艾草的产地记载最早见于《名医别录》，但其仅注明艾草生长于田野间，对于具体产地没有明确记述。宋代楼钥的《北行日录》中明确载明："乾道五年，过伏道望扁鹊墓前多生艾，功倍于他艾。"而《本草图经》中记述的宋代以前的医药典籍对于艾草的产地没有明确的著述，至宋时艾草已经遍及全国，但以"复道"（及"四明"）所出产的艾叶最佳，书中也随附了"明州艾叶"图。据专家考证"复道"应为现在河南汤阴县，而汤阴目前仍有"伏道"的地名，"明州""四明"则为今浙江宁波。

到了明代，以《本草纲目》《本草乘雅半偈》为代表的医药典籍中多推崇蕲州、明州两地的艾草，并认为蕲艾更佳。在《本草纲目》中记载："自成化以来，则以蕲州者为胜，用充方物，天下重之，谓之蕲艾。"首次定义了"蕲艾"之名，并将"四明"的艾草称为"海艾"。《本草乘雅半偈》中也载："蕲州贡艾叶，叶九尖，长盈五七寸，厚约一分许，岂唯力胜，堪称美艾。"此外，明代《本草品汇精要》（原名《御纂本草品汇精要》）和《外科正宗》中也都记录了明州海艾的药用，其中用以治疗血虚气亏的方剂"海艾汤"就收录在《外科正宗》卷四中。

由于医圣李时珍对蕲艾的推崇和传播，明代以后多数医家仍主要推崇蕲艾，《本草从新》和《本草备要》中记载："宋时重汤阴艾，自明成化以来则以蕲州艾为胜"。至清代《祁州志》及清宫医案中除了蕲艾还记载了今河北安国（"祁州"）所产艾草的使用，这是继汤阴伏道北艾、蕲春蕲艾和明州海艾后，第四个在古代医学典籍中出现的艾草产地记录。清代至 20 世纪初北方"祁艾"和"祁药"的声誉愈加广传。《中国道地药材》首次提出了"河北安国的祁艾与湖北蕲春的蕲艾道地特性有待比较"。《中药志》中则提及安徽嘉山县（今明光市）的艾叶产量居全国之首。由此可见，近代以来祁州、嘉山或临湘都有可能是当时艾叶的主要产地。

后来，由于西方医学引进我国，中医发展处于冷淡期，艾草产业更是由于时代环境的原因没有得到很好的发展。改革开放以来随着生活水平的提高，人们在日常生活中对养生保健逐渐重视，这促进了艾草产业的快速发展，艾草的主产地再次发生变化。随着种植行业的飞速发展，目前艾草产地主要集中在我国中部地区，如河南、湖北、河北三省，以汤阴北艾、南阳宛艾、蕲艾、安国祁艾为主，其中河南南阳和湖北蕲春是我国最大的两个艾草主产地。曾经从宋代至明代享誉全国的海艾并没有在当地得到很好的规模发展，梅全喜教授等人曾想要采集"明州"（浙江宁波）艾叶样品，但被告知目前宁波地区所用艾叶均为外地调入。但是近年来在四明山区，"海艾"多处于野生状态，为传承"海艾"文化，姜礼洋团队在四明山收集挖掘野生艾草，建立"海艾育苗基地"。

第四节　现代艾草种植

艾草环境适应性强，其对土壤要求不高，可生长于荒地、河边、山坡、路旁等地，在我国各省份均有分布。研究表明，不同地区、环境、气候季节艾草中的有效成分差异较大，品质情况也各有差异。人工种植艾草应以通透性好、土层深厚、有机质丰富的中性土壤为优选，种植环境应阳光充足，温暖湿润。艾草的规模化种植模式在我国已有多种体系标准，以地方标准和团体标准为主。现行较新艾草栽培（种植）技术规程的地方标准主要有：《DB36/T 1428—2021 艾草种植技术规程》《DB41/T 2049—2020 艾栽培技术规程》《DB4413/T 18—2020 艾草栽培技术规程》结合当地种植经验及文献资料，整理艾草种植技术如下：

一　选地

艾草极易繁衍生长，田地、丘陵、山坡、荒地均可选择为种植地。研究表明艾草种植土壤应选择中性土壤，酸性或碱性土壤有减产风险。通常艾草种植地应优先考虑是否具有气候温暖、阳光充足、排水畅通、有灌溉水等条件；考虑到艾草具有药用功能，且在部分季节部分地区作为食材，因此种植地区及附近应无扬尘、空气质量好、无居民生活废水、生活垃圾和工业"三废"污染。

 整地

根据种植地所处地形情况和土层结构特点，清理石块及杂草，适度掌握犁耙次数和深耕程度，使土质保持疏松。根据种植土质、保墒、前季作物等情况，进行适当晾晒，并结合整地施足经充分腐熟达到无公害化的土杂肥或化肥。开沟作厢待种，可根据地形选择适宜畦宽和畦类型，多采用低畦、高畦或垄。

 繁殖

目前艾草人工种植主要以根茎或分株进行无性繁殖，也可用种子繁殖。种子繁殖苗期约 2 年且出芽率较低；根茎繁殖成活率较高，苗期约 2 个月；分株繁殖无苗期且成活率高，更适合生产使用。

种子繁殖：艾草种子应选择 2～3 年植株所得瘦果。一般在地表开始解冻后的早春时节播种。播种方式主要有条播和撒播两种，由于条播是在播种前将种子与细小粉土进行充分混合，这对于种子小而轻的艾草而言，无疑是一种较好的播种方式。而撒播则是将种子直接均匀撒播于整个畦面，而后覆盖火灰土或细肥土。注意播种深度不宜过深而影响出苗率；播种时不能填土覆盖，应尽可能选择保湿保温且透气性强的光亮薄稻草层覆盖。

根茎繁殖：常在深秋进行种植，注意畦面要求中间高两边低，以免积水，造成病害。播种根状茎前要施足底肥，深耕与土壤充分拌匀，耕后即浇一次充足的底水。

分株繁殖：选取 5～10cm 高的艾草苗，可以春季种植也可秋季种植，种植时要考虑日照强度及早晚温差对根系生长的影响，通常以阴天或下雨前且晚间温度较高时种植成活率最高。栽后 2～3 天如果没有下雨，要滴水保墒。

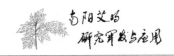

四 栽植密度

种植密度不易过高，采用撒播方法，播种量建议每（0.5 ~ 1.5）kg/667m²；采用分株繁殖时，应至少按株行距 30 ~ 40 cm 栽苗，常见 7.5 万 ~ 15 万株/hm²，每穴可种植 2 ~ 3 株。

五 田间管理

（1）中耕除草：定植后至封垄前，应每 10 ~ 15 天进行一次中耕除草。

（2）追肥：栽植成活后，苗高 30 cm 时施用尿素 90 kg/hm² 作提苗肥，阴雨天撒施，晴天叶面喷施。在 4 月上旬中耕除草 1 次，深度 15 cm。6 月中上旬艾草采收后翻晒园地，清理枯枝、过密的茎基和宿根，深度 15 cm。11 月上旬，施入农家肥、厩肥、饼肥等作为基肥。干旱季节，苗高 80 cm 以下叶面喷灌，苗高 80 cm 以上时全园漫灌。

（3）灌溉及排水：每次整地均需将畦面整成龟背状，增加排水通畅性；干旱时应及时浇水，保持土壤湿润。

六 病虫害防治

艾草的常见病虫害为锈病和枯斑病。

锈病：常见于 6—8 月阴雨绵绵，土壤过于湿润时。初期可在叶背上观察发现橙黄色粉状物，后期发病部位有黑色粉末状物，严重时叶片枯萎全株枯死。防治方法：加强田间管理，改善通风排水和透光条件，降低土壤湿度。发病初期可使用烯唑醇可湿性粉剂或嘧菌酯进行稀释后喷施。注意用药量及时间，应确保药材质量安全。

枯斑病：常见于 5—10 月。发病初期可以在叶片上观察到有散生的灰褐色小斑点，且有逐渐扩大趋势，形成圆形或卵圆形暗褐色病斑，斑点合和后会出现溃烂，致使茎秆破裂，整株死亡。防治方法：发现病株后及时拔出并烧毁，病穴用生石灰消毒，发病初期可用咪鲜胺乳油或苯醚甲环唑进行稀释后喷施。

第五节 艾草的采收与炮制

艾草的采收加工对艾草及其制品的质量有重要的影响。

 一 艾草的采收

艾草的采收时间十分重要，最早可见于《名医别录》"三月三日采，曝干"，唐代的《食疗本草》《新修本草》以及宋代《证类本草》亦有所记载，艾草的采收季节多为三月三日或春初，而宋代《本草图经》提出了艾草除三月三日外另一采收时间为"五月五日"。明代《本草乘雅半偈》《本草纲目》中均记载了艾草全年的生长情况，春季（二月）新的艾草通过宿根长出新苗，而后逐渐成丛，七八月份开始开花结果。《本草品汇精要》则记述"艾草春天出苗，在三月三日、五月五日进行采收"。《本草纲目》中提到在五月五日将艾草地上部分整株收割后曝晒至干，收取其叶，此法沿用至今。明代《东医宝鉴》和《本草蒙筌》则记述了端午节当天早上为艾草最佳采收时间。在现代文献中如《全国中草药汇编》《中国药典》《中药志》中均有对艾草采收时间的记载。目前艾草的主要采收方式是在艾草繁盛未开花的春夏二季，割取地上带有枝叶的茎秆，除去杂质和枯叶，阴干或置于太阳下曝晒至五六成干燥，而后扎成捆，再曝晒至完全干燥，使用打绞机将几小捆压成大捆，用草绳加牢，存放于阴凉干燥处。至秋冬季，艾草完全成熟结果时，再次将其收割，晒干后反复捶打，收集艾草的种子，供播种使用。

通常在端午节前后收割的地上部分晒干后为全艾。广东等地采收全艾后连同枝叶晒干入药，认为药效与艾叶相同，而内服使用的艾叶要求在端午前采收后晒干，带少许嫩梗即为艾叶。制作艾绒的艾叶多要求是立夏前后采摘，晒至半干，再进一步加工成艾绒。以蕲春为例，艾草多为每年采收两次，端午节采收第一轮，在9—10月艾草长出第二茬时进行第二轮采收。据《常见药草图说》记载，台湾地区与大陆不同，台湾为全年均可采收。

近年来，研究者也聚焦于采收时节与艾叶品质的关系。梅全喜等以艾叶的挥发油为主要指标，考察艾叶的最佳采收时间。结果显示4月至端午节前艾叶中挥发油含量逐渐升高，端午节前后若干天艾叶挥发油含量达最高峰，而后直至 8 月花期挥发油含量逐渐降低。此外，除了挥发油含量在不同时间具有显著变化之外，艾草的其他成分也会因采摘时间不同而有所变化。对艾草醇浸出物和乙酸乙酯提取物的检测发现，5—6 月份艾草提取物成分含量高且成分种类多，这也证实了古人在端午前后收割艾草的科学合理性。杨海荣等以黄酮为主要评价指标，考察河南洛宁县最佳艾叶采收时间，结果表明艾叶中总黄酮的含量在 8 月份达到最大值，之后开始缓慢下降。刘益红等以绿原酸为主要指标，采用 HPLC 法对比了 2—6 月艾叶中绿原酸的含量，发现绿原酸于 3 月份含量最高，之后呈下降趋势，6 月份含量最低，说明幼苗期艾叶中绿原酸含量较高。

 ## 艾草的炮制

艾叶的炮制一般可以分为净制、炮炙和制艾绒三大类。根据古籍与研究资料，与艾叶有关的炮制方法近 20 种，主要为净制去枝梗、拣净、揉去尘土、择净枝梗，取叶、去根、切制（捣令细）、细判、切、杵成茸、捣烂、打烂、揉碎、浸捣等。炮炙有熟艾、制炭烧作灰、熬制、醋制、米制研、药汁制、酒制酒炒和鲜品煎服宜鲜者。而炮炙的制作工艺则较为复杂，通常是将净选或切制后的药物，通过加热或灼烧或加入一定辅料进行拌炒。早在汉代《华氏中藏经》中就提出了艾叶"炒"的炮炙方法，而后唐代的《备急千金要方》中提出另一炮炙方法——"烧"。以后历代医药书籍中都记述有艾叶的各种炮炙方法。综合古代艾叶的炮炙方法，主要有炒、烧、熬、煮、焙。在炮炙法中还出现了加入醋、糯米、盐、酒、香附及硫黄作为辅料参与炮制，其中以醋制最为常用。现将部分医学典籍中艾草的炮炙方法总结如下（见表1－3）：

表1－3　医学典籍中艾草的炮炙方法

不加辅料炮炙		
炮炙方法	古籍文献	具体要求
炒法	汉·《华氏中藏经》	川芎、艾叶（各一两炒）
	宋·《太平惠民和剂局方》	焙干用或慢火炒使，恐难捣
	宋·《小儿卫生总微论方》	微炒
	宋·《女科百问》	炒焦取细末
	宋·《卫生家宝产科备要》	切，炒黄

（续上表）

炮炙方法	古籍文献	具体要求
烧法	唐·《备急千金要方》	烧做灰
	宋·《圣济总录》	烧黑灰
	元·《世医得效方》	火烧存性
熬法	唐·《千金翼方》	熬
焙法	清·《四库全书》	切焙黄

单一辅料炮炙

辅料	古籍文献	具体要求
醋	宋·《圣济总录》	醋煮一时辰，焙
		用米醋洒湿压一宿，以文武火焙干为末
	元·《活幼心书》	用醇醋浸经七日，于净锅内用火煮令醋尽，就炒干研为末
	明·《寿世保元》	揉烂醋浸炒
	明·《济阴纲目》	一两以醋半盏煮干
	清·《妇科玉尺》《女科要旨》	醋炒
糯米	宋·《太平惠民和剂局方》	先去枝梗，杵成绒以稀糯米粥拌匀焙干用
	明·《普济方》	糯米粥拌匀焙干为细末
		熟艾：研，糯米稀糊拌匀、炒干，乘热入碾末之
	清·《外科证治全生集》	陈艾用粉糊浆晒透，杵去粉并叶屑则成白绒，谓之熟艾
米泔	明·《宋氏女科撮要》	米醋（泔）浸七日，将米泔慢火煮半日，焙干为末
盐	元·《卫生宝鉴》	盐炒
	清·《女科切要》	盐水炒
酒	晋·《肘后备急方》	酒煮
	宋·《妇人大全良方》	以酒炒亦可

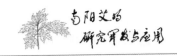

（续上表）

炮炙方法	古籍文献	具体要求
硫黄	宋·《本草衍义》	艾叶干捣，筛去青滓，取白。入石硫黄，为硫黄艾，灸家用。得米粉少许，可捣为末，入服食药。入硫黄别有法

两种或两种以上辅料合并炮炙		
辅料	古籍文献	具体要求
醋与糯米	宋·《太平惠民和剂局方》	醋炒糯米糊调或饼焙干为末
	宋·《产宝杂录》	洗净煮干，取出用米粉醋为稀糊捏作饼子，焙干为末
醋与面	宋·《类编朱氏集验医方》	醋调面成饼，甑上蒸熟焙干
酒与醋	清·《妇科玉尺》	半酒半醋炒
香附、醋与酒	明·《广嗣要语》	艾绵四两要洁净无尘梗者，用醋二大碗，同香附一处煮干，石臼内约杵三千下，以烂为度，捻如饼子，只钱样厚，用新瓦炭火焙干，捣为细末

近代艾叶炮制方法多为在继承前人的基础上，结合现代工艺方法略有创新，出现了砂炒艾叶炭、焖煅法制艾叶炭、先炒后焖法制艾叶炭、滚筒式炒药机炒醋艾炭等方法。根据需求的不同，为提高其疗效，艾叶的炮制方法也不尽相同。古代处方多以药名右下角处增加小字脚注的方法，注明不同的炮制要求，而现代则直接用处方用名表示。各处方用名及炮制方法及功效如下（见表1-4）：

表1-4　处方常见艾叶炮制方法及功用

处方用名	炮制方法	功用
艾叶（生艾叶、干艾叶）	去质、梗、灰屑，晒干入药作艾叶药材	多用来做汤剂
陈艾叶	放置2年以上的艾叶	多为灸用
全艾	将艾叶连茎割取	熏洗剂用之

（续上表）

处方用名	炮制方法	功用
艾尖	摘取艾枝顶端细小的嫩艾叶	制作艾茶
艾实	艾的果实	明目、壮腰膝、暖子宫
艾根	艾的根及根茎部分	祛风除湿
艾绒（熟艾）	晒干之净艾叶碾碎，拣去硬茎及叶柄，筛去灰屑，捣碎至如绵成絮	入药者功用与艾叶相仿，药力较优。制作艾条、艾炷等
炒艾叶	艾叶或艾绒放入锅内清炒至微焦入药者	炒制后性由温转热，温经散寒之力增强
醋艾叶	艾叶或艾绒用米醋喷炒或拌炒者	抑制燥性、收敛入肝、止痛
酒艾叶	艾叶用黄酒喷炒者	仅河南地区有此使用
蜜艾叶	艾叶用炼蜜拌炒至微黄者	仅河南少数地区有此使用
制艾叶	艾叶用盐、醋、姜、酒酿合液拌蒸者	广东、四川等少数地区有用，能增强逐寒、止痛、安胎的作用
艾叶灰	艾叶烧成的灰	古代有应用，止血、消炎
艾节灰系	艾茎烧成的灰	古代有应用，止血、消炎
艾汁系	艾叶绞榨出的液汁	用干艾叶加少许水捣成汁

关于艾叶炮制的现代研究主要集中于不同炮制工艺的对比及炮制后作用功效的研究。通过对比炮制前后有效成分及药理试验，探讨炮制机理，为合理加工炮制艾叶提供科学依据。蒋纪洋等人通过对比炮制得率、挥发油含量、鞣质含量差异、小鼠凝血效果四个方面，对生艾叶和经过炒焦、炒炭、醋炒炭、焖煅炭的不同艾叶炮制品进行评价，结果见表1-5。

表1-5　艾叶不同炮制品炮制得率、挥发油、鞣质含量及凝血作用比较

炮制方法	炮制得率（%）	挥发油含量（%）	鞣质含量（%）	平均凝血时间（min）			
				给药前	给药后	t 值	P 值
生艾叶	100	0.48	2.20	3.29	2.50	1.93	>0.05
炒焦	84.92	0.15	1.38	4.50	3.25	2.15	>0.05
炒炭	73.58	—	3.81	2.00	0.88	3.33	<0.05
醋炒炭	74.83	—	2.73	3.75	2.69	2.86	<0.05
焖煅炭	65.86	0.25	3.39	2.13	1.19	6.25	<0.01
蒸馏水				2.89	2.83	0.43	>0.05

资料来源：蒋纪洋，李同永，赵钦祥. 艾叶炮制研究初探［J］. 中药材，1987（2）：30－31.

实验结果表明不同炮制方法对艾叶挥发油影响较大，在各炮制品中焖煅炭艾的挥发油含量最高，这可能与炮制时焖煅所用密闭工艺有关。炒焦艾中鞣质含量最少，其他三种炭制品均相对生艾叶含量有所增加，推测可能与鞣质存在热破化损失有关。从凝血试验结果可知，艾叶制炭后有增强止血的作用，而焖煅炭艾止血作用最佳。张袁森等将艾叶中不同组分分离并通过传统炮制方法获得的6种组分：鞣酸、艾焦油、5-叔丁基连苯三酚、艾炭、艾灰、艾叶挥发油进行了体外凝血试验进行研究。研究发现，艾叶鞣酸具有最强的凝血作用，艾叶挥发油则具有活血的作用。艾叶燃烧后的艾焦油具有大量酚类物质，具有络合和止血凝血的作用。另外艾叶燃烧物的重组分和焦油中均含有5-叔丁基连苯三酚，其具有较强的凝血作用、抗氧化、抗菌功效。故中医临床应用艾作为止血剂使用时，采用炭制炮制工艺的主要原因在于将活血的挥发油除去。

张华等对生艾叶、炒炭、砂烫及煅炭艾进行了成品外观形态、浸出物、挥发油含量、凝血作用对比，结果表明砂烫的炮制过程药材受热均匀，叶片无灰化，性状鉴别最佳，成品收率高，水浸出物含量高，其止血作用与炒炭艾无明显差异，仅次于煅炭艾。且砂烫炮制过程中可以减少浓烟，较煅炭法炮制时间缩短，有较高经济效益，更适合于生产。

杨长江等采用小鼠断尾出血时间考察、耳肿胀评价等方法，观察醋艾叶、

醋艾炭、艾叶炭、煅艾炭对小鼠凝血时间、出血时间及实验性炎症的影响。实验结果表明，醋艾叶、生艾叶可以延长凝血时间，醋艾炭、艾叶炭、煅艾炭可以缩短凝血时间，生艾叶、醋艾叶、醋艾炭、煅艾炭均可显著性抑制实验性炎症。瞿燕等通过研究醋艾叶、醋艾炭对小鼠扭体反应的影响，发现醋艾炭对醋酸所致小鼠疼痛反应有抑制作用，醋艾炭高剂量组在给药 60 分钟后能明显提高小鼠热板痛阈值，实验证明艾叶经炒炭并醋制后具有一定的镇痛作用，与传统临床应用相符。覃文慧等考察了酒炙、醋炙广西五月艾中总黄酮含量及镇痛效果。结果表明酒炙艾中总黄酮的含量最高，较生品提高了 7.46%，醋炙提高了 6.60%，且醋炙组镇痛效率低于酒炙组，较生品分别提高了 27.11%、29.11%，推测经酒炙和醋炙后总黄酮易溶出，且不易溶于水的有效成分经炮制后增加了其亲水性，有利于有效成分溶出。

　　近年来，随着艾叶炮制方法的继承与发展，广东、四川等地出现四制艾叶，即以酒、姜、醋、盐混合共同炮制艾叶的炮制方法。目前四制艾叶可见于如更年舒片、健身安胎丸等成方制剂中。饮片炮制规范中认为经过四制后的艾叶能增强逐寒、止痛、安胎的作用。针对这一观点王丽霞等人采用 UPLC 对比了四制艾叶炮制前后的指纹图谱及主要成分含量变化情况。研究发现四制艾叶炮制前后指纹图谱中色谱峰数目无明显差异，但部分成分含量变化明显。异绿原酸 A、隐绿原酸、异绿原酸 C、新绿原酸或可作为区分四制艾叶炮制前后的差异成分。研究同时发现在炮制过程中新绿原酸和隐绿原酸会发生相互转化，四制后异绿原酸 A 可能存在向异绿原酸 C 的转化。这些转化可能与炮制过程中的醋制有关，还需进一步证实。四制艾叶成分含量与其药效变化之间的相关性还需进行探索。

　　艾叶经过炮制后的炮制品与生品药材在有效成分及药理作用方面具有很大差别。有研究表明炮制过程中工艺参数不同，其制品的成分及药效均有差异，因此我们在炮制时需要选择最佳炮制工艺，以提高炮制品的品质。加强艾叶炮制研究，明确炮制品中有效成分及成分变化情况，确定各炮制品的质量评价方法，对于提高炮制品质量，保证临床疗效十分重要。

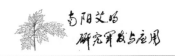

第二章 艾草成分分析和药理研究

艾草含有丰富的药效成分，从多个靶点、多种途径对机体内环境进行调理，增强机体抵御疾病的能力。传统用法常以研磨、水煮、熏蒸等方式来获得有效成分，随着提取分离技术和波谱学的发展，我们对艾草的活性成分有了更为深入的研究，特别是活性新化合物的发现，进一步丰富了艾草的药效组成。本章主要介绍艾草的主要活性成分以及药理研究现状。

第一节 艾草成分分析

艾草挥发油

艾草中的挥发油主要由单萜和倍半萜类化合物组成，是艾草的主要活性成分，通常呈墨绿、浅绿或棕黄色，具有特殊香味。艾草挥发油具有低极性、易挥发的特点，根据这些特征可采用合适的方法进行富集和提取。

1. 艾草挥发油的提取方法

（1）水蒸气蒸馏提取法。

作为提取挥发油的传统工艺，水蒸气蒸馏法广泛应用于各类植物挥发油的提取，具有低成本、易操作的优势。将艾草粉碎后与水充分浸泡，常压下进行加热，随着温度的升高，水蒸气不断溢出，挥发性成分与水实现共蒸馏，随水蒸气一并蒸发，经冷凝管冷却降温，导流至收集装置，油水分层后水流入蒸馏瓶重新加热蒸发。采用水蒸气蒸馏提取的艾草挥发油，通常呈深绿色，具有淡淡的香味。这种提取方法在工业生产上得到了广泛应用，但存在成分提取不完全、产物得率低、持续高温破坏活性成分等缺点。为了进一步提升艾草挥发油的品质，更有效的提取方法正逐渐替代水蒸气蒸馏提取法。

（2）有机溶剂提取法。

有机溶剂提取法通常采用石油醚、乙醚、氯仿、乙酸乙酯等低极性有机溶剂对植物进行浸泡，结合超声波发生器、蒸发回流装置或固相萃取装置，获得粗提物后，利用蒸馏或柱吸附层析技术，进一步获得挥发油类成分。溶剂提取法能获得较高的产物得率，但由于有机溶剂的加入，使得挥发油的品质下降，通常会影响到艾草的特殊香气，而且采用这种提取方式需要大量的有机溶剂，会对环境造成较大污染，在挥发油的工业生产中并未得到广泛应用。

（3）超临界二氧化碳萃取联合分子蒸馏提取法。

超临界提取技术是近年发展应用的一种新的萃取技术，具有萃取速度快、分离效率高、无污染、不破坏活性物质等优点。该提取方式是将二氧化碳流体在适宜的温度下增压，达到超临界流体状态，充分萃取植物细胞内活性成分，经解析釜减压后恢复为低压二氧化碳气体，溶解度急速降低，萃取物从中析出，气体重回储罐循环萃取。通过改变温度、压力、流量或添加夹带剂，可改变溶解度和萃取能力。将艾草萃取物进一步进行分子蒸馏，根据各物质沸点、分子量与分子行程不同进行分馏，得到艾草挥发油。这种方法得到的挥发油产率高，品质纯正，具有馥郁的香味。但是这种提取方法成本较高，提取周期长。

2. 艾草挥发油的成分

挥发油作为艾叶主要活性成分，包含醚类、醇类、单萜类、倍半萜类及其衍生物，也有少量的醛、酮、酚类化合物，含量较高的成分有桉油精、樟脑、石竹烯、樟脑萜、冰片等。艾草挥发油具有特殊香气，具有显著的平喘、镇咳、祛痰、抗菌、抗过敏等作用。艾草挥发油一直被视为评价其药材质量的标准，各成分含量受提取方法、产地、采收时间、陈化、存储条件等多种因素的影响。近年来，随着气相色谱—质谱（GC-MS）联用技术的普遍应用，对艾草挥发油的研究更加深入，很多成分不断被挖掘，目前已发现180余种挥发油成分。

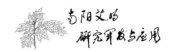

（1）艾草挥发油中单萜类成分。

表 2-1　南阳艾挥发油中单萜类主要成分

中文名称	化合物名称	CAS	分子式	分子量
左旋-α-蒎烯	(−)-α-Pinene	7785-26-4	$C_{10}H_{16}$	136.234
莰烯	Camphene	79-92-5	$C_{10}H_{16}$	136.234
α-萜品烯	α-Terpinene	99-86-5	$C_{10}H_{16}$	136.234
(4R)-柠檬烯	(4R)-Limonene	5989-27-5	$C_{10}H_{16}$	136.234
桉油精	1,8-Cineole	470-82-6	$C_{10}H_{18}O$	154.249
萜品油烯	Terpinolene	586-62-9	$C_{10}H_{16}$	136.234
5-甲基-2-(-甲基亚乙基）环己酮	p-Menth-4(8)-en-3-one	15932-80-6	$C_{10}H_{16}O$	152.233
樟脑	(R)-Camphor	464-49-3	$C_{10}H_{16}O$	152.233
龙脑	Borneol	507-70-0	$C_{10}H_{18}O$	154.249
(−)-4-萜品醇	(−)-Terpinen-4-ol	20126-76-5	$C_{10}H_{18}O$	154.249
松油醇	Terpineol	8000-41-7	$C_{10}H_{18}O$	154.249
4,6,6-三甲基二环[3.1.1]庚-3-烯-2-酮	(S)-(−)-Verbenone	1196-01-6	$C_{10}H_{14}O$	150.218
香芹醇	Carveol	99-48-9	$C_{10}H_{16}O$	152.233
右旋香芹酮	(+)-Carvone	2244-16-8	$C_{10}H_{14}O$	150.218
胡椒酮	Piperitone	89-81-6	$C_{10}H_{16}O$	152.233
4-(1-甲基乙烯基)-1-环己烯-1-甲醛	Perillyl aldehyde	2111-75-3	$C_{10}H_{14}O$	150.218
乙酸冰片酯	1,7,7-Trimethylbicyclo[2.2.1]heptan-2-ol acetate	76-49-3	$C_{12}H_{20}O_2$	196.286
假柠檬烯	1-Methylidene-4-prop-1-en-2-ylcyclohexane	499-97-8	$C_{10}H_{16}$	136.234

（续上表）

中文名称	化合物名称	CAS	分子式	分子量
2,3-脱氢-1,8-桉树脑	2,3- Dehydro -1,8-cineole	92760-25-3	$C_{10}H_{16}O$	152.233
山多酚	2,5- Dimethyl -3- vinyl -1, 4- hexadiene	2153-66-4	$C_{10}H_{16}$	136.234
异萜品油烯	3- Methyl -6- propan - 2-ylidenecyclohexene	586-63-0	$C_{10}H_{16}$	136.234
丁丙酮	(-)- α - thujone	546-80-5	$C_{10}H_{16}O$	152.233
(-)-反式-菊醇	(-)- Trans - chrysanthenol	38043-83-3	$C_{10}H_{16}O$	152.233
1-异丙基-4-甲基双环[3.1.0]己-4-醇	(1alpha,2alpha,5alpha) -2 - Methyl -5- (1methyleth- yl) bicyclo[3.1.0] hexan - 2- ol	17699-16-0	$C_{10}H_{18}O$	154.249
γ-萜品烯	γ - Terpinene	99-85-4	$C_{10}H_{16}$	136.234
蒿酮	3,3,6- Trimethylhepta -1, 5- dien -4- one	546-49-6	$C_{10}H_{16}O$	152.233
2,5-二甲基-3-乙烯基-1,4-己二烯	2,5- Dimethyl -3- vinyl -1, 4- hexadiene	2153-66-4	$C_{10}H_{16}$	136.234
侧柏酮	(-)- α - Thujone	546-80-5	$C_{10}H_{16}O$	152.233
菊酮	4,6,6- Trimethylbicyclo [3.1.1] hept -3- en - 7-one	473-06-3	$C_{10}H_{14}O$	150.218
(-)-反式-菊醇	(-)- Trans - chrysanthenol	38043-83-3	$C_{10}H_{16}O$	152.233
α-萜品醇	α - Terpineol	98-55-5	$C_{10}H_{18}O$	154.249

桉油精（Eucalyptol），又称1,8-桉树脑、桉叶素、桉树精，属单萜类化合物，无色液体，味辛冷，有与樟脑相似的气味，熔点1.5℃，沸点176℃～178℃，密度为（25℃）0.921～0.930g/cm³，折射率1.454～1.461，与乙醇、氯仿、乙醚及油可混溶，几乎不溶于水，分子式 $C_{10}H_{18}O$，分子量154.249。王宇卿等通过GC-MS研究宛艾、蕲艾、海艾及江西、山东和山西的艾草成分，结果表明大多数（79%）产地艾叶的桉油精含量分布在0.5～1.0mg/g，而南阳宛艾中的桉油精含量较其他产地的艾叶高，由总离子图得出成分数量也较其他产地艾草丰富，具有较高的品质。

龙脑（endo-Borneol），菊科植物艾叶是龙脑的植物资源之一，含油量0.54%，含龙脑量约占全油的7.00%。分子式 $C_{10}H_{18}O$，分子量154.249。右旋龙脑为叶状或六方形片状晶体；熔点208℃，沸点212℃，相对密度1.011，比旋光度+37.7（乙醇）；溶于乙醇、乙醚和苯。左旋龙脑为六方形片状晶体；熔点208.6℃，沸点210℃，相对密度1.1011；溶于乙醇、乙醚、丙酮和苯。消旋龙脑为叶片状晶体；熔点210.5℃，易升华，相对密度1.011；溶于乙醇、乙醚和苯。氧化时生成樟脑。龙脑可由樟脑在乙醇溶液中用金属钠还原；或由蒎烯在催化剂存在下用草酸酯化再经水解制得。龙脑广泛用于配制迷迭香、薰衣草型香精，并用于中药和中国墨中。

樟脑［(R)-Camphor］，是一种单萜类有机化合物，室温下为白色或透明的蜡状固体，可用于驱虫，皮下注射用于治疗呼吸与循环衰竭，剂量过大可引起惊厥。熔点178.8℃，沸点204℃，比重0.992（25℃）；比旋度41°～43°（25℃，1%乙醇）；能溶于乙醇、乙醚、氯仿等有机溶剂；分子式 $C_{10}H_{16}O$，分子量152.233。

柠檬烯（Limonene），别名苧烯，单萜类化合物，是一种天然的功能单萜，化学式 $C_{10}H_{16}$，分子量136.234，比重0.8400，折光率1.4730，不溶于水，能与乙醇混溶。在食品中作为香精香料添加剂被广泛使用，无色油状液体，有类似柠檬的香味。柠檬烯具有良好的镇咳、祛痰、抑菌作用，复方柠檬烯在临床上可用于利胆、溶石、促进消化液分泌和排出肠内积气。

萜品烯（Terpinene），是归类为萜烯的一组异构烃。它们都具有相同的分子式和碳骨架，但碳碳双键的位置不同。α-萜品烯已从豆蔻和马郁兰油以及其他天然来源中分离出来。β-萜品烯没有已知的天然来源，而是由柞树烯合成制备而成。γ-萜品烯和δ-萜品烯（也称为萜品油烯）是天然的，已从多种植物来源中分离出来。

α-萜品烯（α-Terpinene），为无色液体，具有柑橘和柠檬似香气，分子式 $C_{10}H_{16}$，分子量 136.234，密度 0.845g/cm³，沸点 174.1℃（760mmHg），折光率 1.478。

γ-萜品烯（γ-Terpinene），为无色至淡黄色液体，分子式 $C_{10}H_{16}$，分子量 136.234，密度 0.85，沸点 183℃（760mmHg），熔点 60℃～61℃，折光率 1.474。

萜品油烯（Terpinolene），又称δ-萜品烯，无色或淡琥珀色液体，有柠檬气味，分子式 $C_{10}H_{16}$，分子量 136.234，密度 0.861，沸点 184℃～185℃，折光率 1.489。

侧柏酮（Thujone），亦称α-守酮或崖柏酮，是一种单萜酮，以两种非对映异构形式天然存在：(-)-α-侧柏酮和(+)-β-侧柏酮，具有薄荷醇的气味，易溶于乙醇及其他有机溶剂，分子式 $C_{10}H_{16}O$，分子量 152.233，沸点 199℃～201℃，比重 0.910 9，折光率 1.449 0，比旋度 -19.94°。侧柏酮作用于大脑中的 GABA 和 5-HT3 受体，具有让人兴奋的作用，在许多国家和地区，食品或饮料产品中允许的侧柏酮含量受到管制。

香芹醇（Carveol），是一种天然不饱和单环单萜醇，以顺式香芹醇的形式存在。它是一种可溶于油但不溶于水的无色液体，具有类似于留兰香和香菜的气味和味道。因此，它被用作化妆品中的香料和食品工业中的风味添加剂。分子式 $C_{10}H_{16}O$，分子量 152.233，密度 0.957 8g/cm³（15℃），沸点 226℃～227℃，熔点 24℃～25℃，折光率 1.496。

辛烯醇（Octenol），又称蘑菇醇，是一种吸引蚊子等叮咬昆虫的化学物质。它包含在人类的呼吸和汗液中，人们一度认为驱虫剂避蚊胺是通过阻断昆虫的辛烯醇气味受体起作用。1-Octen-3-ol 是一种衍生自1-辛烯的仲醇。它以两种对映异构体的形式存在：(R)-(-)-1-octen-3-ol 和(S)-(+)-1-octen-3-ol。

（2）艾草挥发油的其他主要成分：倍半萜类成分（见表2-2）、酚类成分（见表2-3）和苯系类成分（见表2-4）。

表2-2　南阳艾挥发油中倍半萜类成分

中文名称	英文名称	CAS	分子式	分子量
β-石竹烯	(−)−β−caryophyllene	87−44−5	$C_{15}H_{24}$	204.35
α-石竹烯	α−Caryophyllene	6753−98−6	$C_{15}H_{24}$	204.35
石竹烯氧化物	Caryophyllene oxide	1139−30−6	$C_{15}H_{24}O$	220.35
大根香叶烯D	Germacrene D	23986−74−5	$C_{15}H_{24}$	204.35
[+]-表-双环倍半水芹烯	(+)−Epi−bicyclos-esquiphellandrene	54324−03−7	$C_{15}H_{24}$	204.35
α-古芸烯	α−Gurjunene	489−40−7	$C_{15}H_{24}$	204.35
α-杜松醇	α−Cadinol	481−34−5	$C_{15}H_{26}O$	222.37
(−)-α-雪松烯	(−)−α−Cedrene	469−61−4	$C_{15}H_{24}$	204.35
斯巴醇	Spathulenol	6750−60−3	$C_{15}H_{24}O$	220.35
长叶烯	Longifolene	475−20−7	$C_{15}H_{24}$	204.35
榄香醇	Elemol	639−99−6	$C_{15}H_{26}O$	222.37
顺-β-金合欢烯	Cis−β−Farnesene	28973−97−9	$C_{15}H_{24}$	204.35
β-榄香烯	β−Elemene	515−13−9	$C_{15}H_{24}$	204.35
橙花叔醇	Nerolido	7212−44−4	$C_{15}H_{26}O$	222.37
γ-榄香烯	γ−Elemene	33880−83−0	$C_{15}H_{24}$	204.35
桉叶-4(14),11-二烯	Eudesma −4(14)11−diene	58893−88−2	$C_{15}H_{24}$	204.35
喇叭茶醇	(+)−Ledol	5986−49−2	$C_{15}H_{26}O$	222.37

表2-3　南阳艾挥发油中酚类成分

中文名称	英文名称	CAS	分子式	分子量
新绿原酸	Neochlorogenic acid	342811−68−1	$C_{16}H_{18}O_9$	354.309
绿原酸	Chlorogenic acid	327−97−9	$C_{16}H_{18}O_9$	354.309
隐绿原酸	Cryptochlorogenic acid	87099−73−8	$C_{16}H_{18}O_9$	354.309

（续上表）

中文名称	英文名称	CAS	分子式	分子量
异绿原酸 A	3,4- di - O - caffeoylquinic acid	342811 - 69 - 2	$C_{27}H_{28}O_{12}$	544.504
异绿原酸 C	4,5- di - O - caffeoylquinic acid	57378 - 72 - 0	$C_{25}H_{24}O_{12}$	516.451
丁香酚	Eugenol	97 - 53 - 0	$C_{10}H_{12}O_2$	164.201

表 2-4　南阳艾挥发油中苯系类成分

中文名称	英文名称	CAS	分子式	分子量
间异丙基甲苯	p - cymene	99 - 87 - 6	$C_{10}H_{14}$	134.218
脱氢皂苷	2,4(10) - thujadiene	36262 - 09 - 6	$C_{10}H_{14}$	134.218
邻异丙基甲苯	1 - methyl - 2 - propan - 2 - ylbenzene	527 - 84 - 4	$C_{10}H_{14}$	134.218

3. 影响艾叶挥发油成分的主要因素

（1）不同产地不同品种艾叶挥发性成分的差别。

艾叶主要生长在亚洲国家，如中国、韩国、日本。艾草在中国的应用和演变历史中，南阳宛艾、蕲春蕲艾、汤阴北艾、宁波海艾、河北祁艾等最为著名。气候对艾叶的挥发性成分有很大的影响，上文分析了南阳宛艾挥发性成分，接下来将比较宛艾与其他产地艾叶挥发性成分的差异。不同产地艾叶挥发性成分的含量和种类虽有差别，但它们也有共性，如各地艾叶中含量明显较高且普遍含有的成分有桉油精、樟脑、龙脑、松油醇（包括 α-松油醇和顺式-β-松油醇）、侧柏酮、氧化石竹烯等。王宇卿等以桉油精、樟脑、龙脑为指标，采用气相色谱程序升温法评估 32 个来自不同产地的艾叶样品发现，宛艾中桉油精、樟脑的含量较高，河北安国艾叶龙脑含量较高。利用气相色谱-质谱联用技术研究宛艾及其他产地艾叶的化学成分发现，河南南阳、湖北蕲春、江西南昌 3 个产地的艾叶挥发性成分种类及含量普遍多于浙江宁波、山东临沂、山西忻州 3 个产地的艾叶。这 6 个产地的艾草挥发油相对百分含量普遍较高的共有化合物为桉油精、龙脑、(-)-4-萜品醇、松油醇、石竹烯、

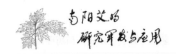

匙叶桉油烯醇、石竹烯氧化物，相对百分含量较高的非共有化合物为侧柏酮、樟脑、新臭根子草醇。

（2）不同采集期挥发油含量和化学成分的研究。

洪宗国等采用水蒸气蒸馏法提取了艾草挥发油，用气相色谱—质谱法对其化学成分进行了分析，从 5 月 19 日至 6 月 23 日分 6 次采摘，比较 6 种采集期不同的艾草挥发油的含量和化学成分。结果表明，采集时间不同的艾草挥发油含量存在明显差异，从 5 月 19 日至 6 月 2 日艾叶中挥发油含量在逐渐增加，之后至 6 月 23 日含量逐渐下降，6 月 2 日挥发油含量最高，达 0.953%，5 月 19 日含量最低，为 0.607%。通过比较艾草挥发油主要成分，如 1,8 - 桉叶油素、樟脑、龙脑、4 - 萜烯醇等发现，6 月 2 日采集的艾叶中的挥发油含量最高、品质最好，6 月上旬为艾叶的最佳采收期。

艾草各类物质的提取分析方法

1. 倍半萜

倍半萜是一类具有三个异戊二烯单元的萜类化合物，通常为 15 个碳原子，具有丰富的碳链骨架类型，是艾叶中种类最丰富的化合物之一。艾草中的倍半萜，按聚合形式分为倍半萜单体、倍半萜二聚体和倍半萜单萜聚合物，按骨架类型分为桉叶烷、没药烷、金合欢烷、吉玛烷和愈创木烷型倍半萜，按官能团种类又可分为醛、酮、醚、酯、酸、苷类。除了挥发油中含有的低沸程倍半萜外，大部分倍半萜不具有挥发性。倍半萜因其丰富的骨架类型和生物活性深受研究者青睐，近年来持续有新化合物被发现报道，具有进一步研究开发的潜力。

（1）倍半萜的提取分离方法。

青蒿素的提取发现是倍半萜类化合物伟大的研究成果，同时也为倍半萜类化合物的进一步研究提供了丰富的经验。倍半萜类化合物普遍具有低极性和高温不稳定性，也存在与卤原子、羟基、糖苷等连接的中高极性倍半萜。对倍半萜的提取通常用冷浸醇提法，获得醇提物后再依次用低、中、高极性的有机溶剂进行萃取，也可根据目标化合物的极性用相应有机溶剂直接进行提取。将粗提物经过反复的柱层析分离，以薄层色谱分析为指导，以 10% 硫酸－乙醇为显色液进行可视化处理，加热后显示出墨绿、紫、红等斑点，结合制备液相纯化得到倍半萜单体。液质联用技术可用于指导分离结构复杂的倍半萜聚合物。

（2）倍半萜成分。

成分研究显示，从艾草中分离鉴定的倍半萜类化合物已有 80 余种，以桉叶烷和愈创木烷型骨架类的化合物数量居多。活性研究显示倍半萜具有丰富的生物活性，尤以抗炎和抗肿瘤活性最为显著。不同结构部位的倍半萜表现出不同的活性特征，通过将一系列倍半萜类化合物进行构效分析发现，具有 α-亚甲基-γ内酯部位的倍半萜表现出更好的抗炎和抗肿瘤活性，骨架环上酯侧链的取代会进一步提高抗肿瘤活性。构效分析为倍半萜类化合物的修饰与合成提供了方向，对先导物进行结构修饰与改造以增强其活性和稳定性，为药物开发提供更大可能。近年来，倍半萜聚合物及新骨架倍半萜的发现，进一步拓展了倍半萜类化合物的结构类型，激发了探索倍半萜类活性新分子的研究热情。Lee 等研究发现了艾草中新的倍半萜二聚体化合物 Arteminolides B－D，它们是由两个愈创木烷倍半萜内酯通过 Diels－Alder 环加成反应生成，这种环加成反应是艾草中倍半萜二聚体的主要形成途径。Xue 等从艾草中首次提取鉴定出 ［4＋2］ Diels－Alder 类型的倍半萜二聚体化合物 Artemisians A－D，化合物 Artemisians B 能通过抑制细胞分裂中 G2/M 期而显著抑制人乳腺癌细胞的增殖。在另一项研究中，Xue 等同样鉴定出倍半萜二聚体新化合物 Artemisianins A－D，具有显著诱导人结肠癌细胞凋亡的活性。倍半萜二聚体的发现丰富了倍半萜类化合物的结构类型，同时也为后续研究开拓了更广阔的空间。

2. 三萜

三萜通常是以游离状态存在或与苷元连接形成皂苷，具有复杂的分子结构，是天然产物中一类较为重要的活性化合物，根据异戊二烯规则可看作由六个异戊二烯单元组成。近年来，艾叶中的三萜类化合物研究发现较少，已鉴定出来的三萜类化合物仅有 20 余种。

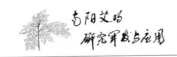

表2-5 艾叶中三萜类化合物主要成分

化合物名称	CAS	分子式	分子量
α-amyrin	638-95-9	$C_{30}H_{50}O$	426.72
β-amyrin	559-70-6	$C_{30}H_{50}O$	426.72
friedelin	559-74-0	$C_{30}H_{50}O$	426.72
α-amyrin acetate	863-76-3	$C_{32}H_{52}O_2$	468.75
β-amyrin acetate	1616-93-9	$C_{32}H_{52}O_2$	468.75
lupenone	1617-70-5	$C_{30}H_{48}O$	424.70
lupenyl acetate	1617-68-1	$C_{32}H_{52}O_2$	468.75
fernenone	6090-29-5	$C_{30}H_{48}O$	424.70
simiarenol	1615-94-7	$C_{30}H_{50}O$	426.72
glutinone	508-09-8	$C_{30}H_{48}O$	424.70
24-Methylenecycloartanone	1449-08-7	$C_{31}H_{50}O$	438.73
ursolic acid	77-52-1	$C_{30}H_{48}O_3$	456.70
cycloartenyl acetate	1259-10-5	$C_{32}H_{52}O_2$	468.75
Glut-5-en-3β-yl acetate	6426-44-4	$C_{32}H_{52}O_2$	468.75
cycloart-23-ene-3β,25-diol	14599-48-5	$C_{30}H_{50}O_2$	442.72
(23E)-9β,19-Cyclo-5α-lanost-23-ene-3β,25-diol 3-acetate	54482-56-3	$C_{32}H_{52}O_3$	484.75
Dammara-20,24-dien-3β-yl acetate	138663-96-4	$C_{32}H_{52}O_2$	468.75
3β-acetoxy-20-oxo-21-nordammaran-23-carboxylic acid methyl ester	2639221-24-0	$C_{29}H_{46}O_5$	474.67
3β-ace-toxy-17b-dammaranic acid	2639221-28-4	$C_{25}H_{40}O_4$	404.58

3. 黄酮类

黄酮是一类骨架中含有两个苯环通过C_3桥连接的化合物,依据C_3部分成环、取代、氧化差异,可将黄酮分为黄酮类、黄酮醇类、查耳醇、橙酮、异

60

黄酮、花青素及其二氢衍生物。艾草中含有丰富的黄酮类成分，主要以艾叶部位为主。目前研究已从艾叶中分离得到 50 多种黄酮类化合物，主要有黄酮、黄酮醇及其苷类、二氢黄酮、黄烷酮、查耳酮。

（1）艾草黄酮的提取方法。

艾草中黄酮的主要提取方法有溶剂提取法、超声波提取法、微波提取法、碱提酸沉法、酶辅助提取法和超临界提取法，在实际的提取中，通常会根据相似相溶原理选择合适的溶剂比例，以微波或超声波装置为辅助来破裂细胞壁，最大限度地将细胞内物质溶解于溶剂中，这种联合提取法从很大程度上提高了总黄酮的提取率。刘羽暄等采用单因素分析法探讨了艾草总黄酮的提取条件，在乙醇浓度为 50%，超声时间为 30min，料液比为 1∶19 时，提取率为 1.09%。在以微波辅助提取艾叶黄酮的工艺探究实验中，黄艳玲等研究了料液比、乙醇浓度、微波功率及时间和提取温度的单因素试验，并通过响应面法优化调整了工艺条件，在提取温度为 54℃、乙醇浓度为 39%、微波时间为 5min、微波功率 350W、料液比 1∶40 时，提取率为 8.805%。为了进一步探讨微波与超声波共用时的提取得率，黄艳玲等以响应面分析法优化了总黄酮的提取工艺，在微波功率为 338W、乙醇浓度为 60%、超声时间 16min 时，提取率提高至 18.9%。随着设备材料的进步，以提高产物得率为目的的加压提取、亚临界提取和超临界提取设备逐渐得到发展，推动了黄酮提取技术逐渐走向成熟。

（2）艾草黄酮的纯化方法。

从艾草中提取的总黄酮还需进一步纯化，才能得到较高纯度的总黄酮或单一的黄酮化合物。黄酮类化合物的纯化方法有柱层析色谱法、膜分离法、薄层色谱法、梯度萃取法、沉淀法等，其中柱层析色谱法和膜分离法是较为常见的黄酮纯化方法。膜分离法利用待分离组分体积大小和几何形态的差异，结合待分离物与膜的亲和性差异，使体积小于膜的微孔大小且与膜具有较好亲和性的成分能从膜的一侧渗透至另一侧，相反，体积较大且与膜的亲和性差的物质不能透过膜，从而实现纯化的目的。柱层析色谱法是分离纯化黄酮单体化合物的主要手段，利用不同填料的分离性能，通过反复的柱层析分离可得到黄酮单体化合物。大孔树脂 AB－8、聚酰胺和 Sephadex LH－20 凝胶是分离黄酮较好的柱填料，分离效果好且样品损耗小。硅胶填料与黄酮类化合

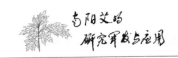

物具有较强的吸附性，需通过加压或 SPE 装置来降低样品损耗。分离得到的样品再进一步经过制备液相，得到纯度较高的黄酮单体化合物。

（3）艾草黄酮的分析方法。

黄酮常用的分析方法有光谱分析方法和色谱分析方法两类。其中光谱分析方法包括紫外分光光度法和荧光分光光度法，这两种光谱分析方法需引入金属阳离子与待测物质形成络合物，在特定波长测定吸收值来进行定量和定性分析。在艾草黄酮的分析中，亚硝酸钠—硝酸铝比色法是常用的方法，通常以芦丁为标品作标准曲线，对待测物进行定量分析。色谱分析方法有高效液相色谱法、薄层色谱法和超临界流体色谱法。黄酮化合物含有较强的共轭体系，具有较强的紫外吸收峰，通过高效液相能达到准确的定性定量分析。另外，也可利用薄层色谱法对黄酮化合物进行快速的定性分析，以 10% 硫酸乙醇溶液为显色液，加热后通常显示出黄色斑点。液相色谱与质谱联用，可以更为便捷、高效、准确地鉴定黄酮化合物。

（4）艾草中黄酮类主要成分（见表 2-6）。

表 2-6　艾草中黄酮类主要成分

中文名称	英文名称	CAS	分子式	分子量
芹菜素	Apigenin	520-36-5	$C_{15}H_{10}O_5$	270.237
山奈酚	Kaempferol	520-18-3	$C_{15}H_{10}O_6$	286.236
木犀草素	Luteolin	491-70-3	$C_{15}H_{10}O_6$	286.236
槲皮素	Quercetin	117-39-5	$C_{15}H_{10}O_7$	302.236
异泽兰黄素	Eupatilin	22368-21-4	$C_{18}H_{16}O_7$	344.315
棕矢车菊素	Jaceosidin	18085-97-7	$C_{17}H_{14}O_7$	330.289
蒙花苷	Linarin	480-36-4	$C_{28}H_{32}O_{14}$	592.545
矢车菊黄素	Centaureidin	17313-52-9	$C_{18}H_{16}O_8$	360.315
紫花牡荆素	Casticin	479-91-4	$C_{19}H_{18}O_8$	374.341

芹菜素（Apigenin），为淡黄色结晶固体，存在于许多植物中，是属于黄酮类的天然产物，是几种天然存在的糖苷的苷元。它曾用于羊毛染色。分子式 $C_{15}H_{10}O_5$，分子量 270.237；熔点为 345℃~350℃，折光率为 1.732，沸点 555.5℃（760mmHg）。

山奈酚（Kaempferol），是一种类黄酮，存在于多种植物和植物性食物中。山奈酚是一种黄色结晶固体，熔点为 276℃~278℃，微溶于水，易溶于热乙醇、醚和 DMSO。许多研究表明，服用山奈酚可以降低患各种癌症的风险，目前正在考虑将其作为一种可能的治疗癌症的方法。分子式 $C_{15}H_{10}O_6$，分子量 286.236，折光率 1.767，沸点 582.1℃（760mmHg）。

木犀草素（Luteolin），是一种类黄酮，为黄色晶体。分子式 $C_{15}H_{10}O_6$，分子量 286.236，熔点为 330℃，折光率为 1.767，沸点 616.1℃（760mmHg）。

槲皮素（Quercetin），是一种黄酮醇，为黄色至绿黄色结晶粉末，存在于许多水果、蔬菜、树叶和谷物中。它可以用作补充剂、饮料或食品的成分。分子式 $C_{15}H_{10}O_7$，分子量 302.236，熔点 314℃~317℃，折光率 1.767，沸点 642.4℃（760mmHg）。

异泽兰黄素（Eupatilin），是中药艾叶里面的一种重要的黄酮类活性成分，具有抗凝血的活性。分子式 $C_{18}H_{16}O_7$，分子量 344.315，折光率 1.627，沸点 583.6℃（760mmHg）。

棕矢车菊素（Jaceosidin），为中药艾叶和野马追里面含有的一种黄酮类活性成分。分子式 $C_{17}H_{14}O_7$，分子量 330.289，折光率 1.67，沸点 619℃（760mmHg）。

蒙花苷（Linarin），为白色粉末，是一种天然存在的黄酮糖苷，经鉴定具有潜在的镇静和抗惊厥特性。分子式 $C_{28}H_{32}O_{14}$，分子量 592.545，熔点 258℃~260℃，折光率 1.693，沸点 885.2℃（760mmHg）。

矢车菊黄素（Centaureidin），来源于菊科植物棕矢菊根，具有抗肿瘤的作用。分子式 $C_{18}H_{16}O_8$，分子量 360.315，折光率 1.639，沸点 649.9℃（760mmHg）。

紫花牡荆素（Casticin），是一种甲氧基化黄酮醇，在青蒿中发现的黄酮类化合物已被证明可以增强青蒿素的抗疟活性，但紫花牡荆素本身没有直接的抗疟作用。也有研究证明它具有抗有丝分裂活性。分子式 $C_{19}H_{18}O_8$，分子

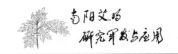

量 374.341，折光率 1.639，沸点 617.7℃（760mmHg）。

4. 苯丙素类

苯丙素类是一类苯环与直链碳连接具有 $C_6 - C_3$ 母核结构的化合物，包括苯丙素、香豆素、黄酮类、木脂素和木质素类。研究显示，从艾草中分离出的苯丙素类化合物约 28 个，主要有苯丙酸类、苯丙酸酯类、香豆素类、木脂素类。

苯丙酸类化合物包括咖啡酸、阿魏酸、绿原酸、隐绿原酸、新绿原酸、异绿原酸 A、异绿原酸 B、异绿原酸 C、邻香豆酸等。

咖啡酸（Caffeic acid），是一种有机酸，可以从不同的产品中分离出来，如茶、葡萄酒和咖啡。分子式为 $C_9H_8O_4$，分子量 182.15，微溶于冷水，易溶于热水和乙醇，可用于化妆品，具有广泛的抑菌活性和抗病毒活性。

阿魏酸（Trans - Ferulic acid），是阿魏、当归、川芎、升麻、酸枣仁等中药材中有效成分之一。阿魏酸有顺式、反式两种异构体，均为淡黄色固体。分子式为 $C_{10}H_{10}O_4$，分子量 194.184。

绿原酸是由咖啡酰奎尼酸和二咖啡酰奎尼酸组成，具有丰富的异构类型结构。其中，绿原酸（Chlorogenic acid）、隐绿原酸（Cryptochlorogenic acid）、新绿原酸（Neochlorogenic acid）分子式均为 $C_{16}H_{18}O_9$，分子量 354.309，具有抗菌、抗病毒的作用。异绿原酸 A（Isochlorogenic acid A）、异绿原酸 B（3,4-Dicaffeoylquinic acid）、异绿原酸 C（4,5- Dicaffeoylquinic acid）分子式均为 $C_{25}H_{24}O_{12}$，分子量 516.451，是一类具有多个酚羟基的化合物，对细胞内的氧化应激反应具有保护作用。

邻香豆酸（2 - Hydroxy Cinnamic acid），是一种羟基肉桂酸，是肉桂酸的羟基衍生物，分子式为 $C_9H_6O_2$，分子量 164.158，呈白色结晶固体，存在于黑香豆、蛇草鞭菊、野香荚兰、兰花等植物中，具有新鲜的干草香和香豆香。

苯丙酸酯类化合物包括 2 -羟基肉桂酸甲酯、咖啡酸甲酯、咖啡酸十八烷酯、咖啡酸二十二酯。咖啡酸甲酯（Methyl caffeate），分子式为 $C_{10}H_{10}O_4$，分子量 194.184，是羟基肉桂酸的酯，一种天然存在的酚类化合物，具有抗氧化和抗炎活性。

香豆素类化合物包括东莨菪内酯、伞形花内酯、瑞香素、异东莨菪素、异嗪皮啶、秦皮苷、七叶内酯、7-甲氧基香豆素。

东莨菪内酯（Scopoletin），分子式为 $C_{10}H_8O_4$，分子量 192.168，常用于制备化妆品、外用制剂和食品等。

伞形花内酯（Umbelliferone），分子式为 $C_9H_6O_3$，分子量 162.142，也称为 7-羟基香豆素、绣球花、脱脂胺和 β-伞形酮，是香豆素家族中广泛使用的天然产物，在热水中溶解度很小，但在乙醇中溶解度很高，具有抗氧化的特性。

瑞香素（7,8-Dihydroxycoumarin），分子式为 $C_9H_6O_4$，分子量 178.142，是一种天然香豆素衍生物，对肺损伤具有抗炎和保护特性。

异嗪皮啶（7-Hydroxy-6,8-dimethoxychromen-2-one），分子式为 $C_{11}H_{10}O_5$，分子量 222.194，可以从刺五加中提取分离，具有一定的抗疲劳、增强免疫力的作用。

秦皮苷（Fraxin），分子式为 $C_{16}H_{18}O_{10}$，分子量 370.308，是一种淡黄色针状结晶或片状结晶的化学物质。

七叶内酯（Esculetin），分子式为 $C_9H_6O_4$，分子量 178.142，是香豆素的衍生物。它是一种天然内酯。它以糖苷和咖啡酸结合物的形式存在于菊苣等许多药用植物中。常用于制备防晒霜等化妆品。

7-甲氧基香豆素（Herniarin），分子式为 $C_{10}H_8O_3$，分子量 176.169，是香豆素的甲氧基衍生物或伞形酮的甲基衍生物。

木脂素类化合物包括厚朴酚、开环异落叶松树脂酚。

厚朴酚（Honokiol），为棕褐色至白色精细粉末，分子式为 $C_{18}H_{18}O_2$，分子量 266.334，是从木兰属中分离出来的一种小分子多酚。厚朴酚在临床研究中显示出具有抗血管生成、抗炎和抗肿瘤的特性，并且没有明显的毒性。另外，厚朴酚已被证明可以抑制人类前列腺癌细胞的骨转移生长。

开环异落叶松树脂酚（Secoisolariciresinol），分子式为 $C_{20}H_{26}O_6$，分子量 362.417，是肠道菌转化木质素的中间产物。开环异落叶松树脂酚添加到功能食品中，能够使其更易于吸收，对人体更加有益，且开环异落叶松树脂酚具有较强的抗氧化性及预防乳腺癌、抑制糖尿病及减轻妇女绝经期症状等生理活性。

表2-7　艾草中主要苯丙素类成分

类别	中文名称	英文名称	CAS	分子式
苯丙酸	咖啡酸	Caffeic acid	77159-25-2	$C_9H_8O_4$
	阿魏酸	Trans-Ferulic acid	537-98-4	$C_{10}H_{10}O_4$
	绿原酸	Chlorogenic acid	327-97-9	$C_{16}H_{18}O_9$
	隐绿原酸	Cryptochlorogenic acid	87099-73-8	$C_{16}H_{18}O_9$
	新绿原酸	Neochlorogenic acid	342811-68-1	$C_{16}H_{18}O_9$
	异绿原酸A	Isochlorogenic acid A	2450-53-5	$C_{25}H_{24}O_{12}$
	异绿原酸B	3,4-Dicaffeoylquinic acid	89886-30-6	$C_{25}H_{24}O_{12}$
	异绿原酸C	4,5-Dicaffeoylquinic acid	89886-31-7	$C_{25}H_{24}O_{12}$
	邻香豆酸	2-Hydroxy Cinnamic acid	614-60-8	$C_9H_8O_3$
	3,4,5-三咖啡酸奎宁酸	3,4,5-Tricaffeoylquinic acid	86632-03-3	$C_{34}H_{30}O_{15}$
苯丙酸酯	2-羟基肉桂酸甲酯	Methyl 2-hydroxycinnamate	6236-69-7	$C_{10}H_{10}O_3$
	咖啡酸甲酯	Methyl caffeate	3843-74-1	$C_{10}H_{10}O_4$
	咖啡酸十八烷酯	Octadecyl caffeate	28593-93-3	$C_{32}H_{54}O_4$
	咖啡酸二十二酯	Docosyl 3-(3,4-dihydroxyphenyl) acrylate	50432-89-8	$C_{31}H_{52}O_4$
香豆素	东莨菪内酯	Scopoletin	92-61-5	$C_{10}H_8O_4$
	伞形花内酯	Umbelliferone	93-35-6	$C_9H_6O_3$
	瑞香素	7,8-Dihydroxycoumarin	486-35-1	$C_9H_6O_4$
	异东莨菪素	7-Hydroxy-8-methoxychromen-2-one	485-90-5	$C_{10}H_8O_4$
	异嗪皮啶	7-Hydroxy-6,8-dimethoxychromen-2-one	486-21-5	$C_{11}H_{10}O_5$

（续上表）

类别	中文名称	英文名称	CAS	分子式
香豆素	秦皮苷	Fraxin	524 - 30 - 1	$C_{16}H_{18}O_{10}$
	七叶内酯	Esculetin	305 - 01 - 1	$C_9H_6O_4$
	7 - 甲氧基香豆素	Herniarin	531 - 59 - 9	$C_{10}H_8O_3$
木脂素	厚朴酚	Honokiol	35354 - 74 - 6	$C_{18}H_{18}O_2$
	开环异落叶松树脂酚	Secoisolariciresinol	145265 - 02 - 7	$C_{20}H_{26}O_6$

5. 其他成分

（1）多糖类。

艾叶的化学成分多年来一直被挖掘与研究，但人们对于多糖的认识依然不够深入，主要因为艾草中的多糖常以多种聚合物的形式存在，结构复杂且难以纯化出单一成分。Bao 等从艾叶中分离得到一种水溶性多糖，是由 N - 乙酰基 - d - 葡萄糖胺、葡萄糖、甘露糖、鼠李糖、阿拉伯糖、木糖、核糖等构成，平均分子量是 5 169Da。Tseng 等从艾草中提取出具有抗肿瘤活性的多糖，成分研究显示这种多糖主要是由葡萄糖、半乳糖、阿拉伯糖、甘露糖和半乳糖醛酸组成。

艾叶多糖的传统提取方法有水提醇沉法、微波提取法、超声波提取法和碱提法，应用水解酶提取方法有复合酶提取法和高速酶切提取法。在对艾草提取多糖时，首先要将艾草预处理，包括挑选杂质、烘干、粉碎、过筛等一系列过程，来提高提取率，减少对原料的浪费，且外部人为可控条件对多糖的提取也有显著影响，包括合理的温度、料液比、提取时间、超声波功率、萃取介质等。吴桂花等采用响应面分析法优化了艾叶多糖的提取工艺，最终确定最优工艺条件为：浸泡 3h，提取 6.9h，水料比为 18 : 3，多糖提取率为 2.716%。赵蔡斌等采用单因素实验分析表明，微波辅助热水浸提艾叶多糖的最优工艺为料液比 1 : 20、浸提时间 20min、浸提温度 85℃、微波功率 400W。熊曼萍等通过正交实验综合单因素实验结果使艾叶多糖得率提高为 0.790%，超声时间、料液比和乙醇浓度对多糖得率均有影响，且影响效果依次增大，超声波酶提法比超声波提取法在提取艾叶多糖时，得率提高 56.75%。在探究艾叶多糖提取法的改进过程中，探究艾叶打粉粒径对提取得率的影响，研究发现随着艾叶打粉粒径减少，多糖在提取液中的溢出量增多，100 目时达到最大提取率。

（2）甾体类。

甾体是艾叶中的微量化合物，近年来的研究和报道较少，β-谷甾醇和豆甾醇在 1992 年首次被记载，后又陆续发现了胡萝卜苷。艾叶中的甾体种类和含量虽然少，但具有多种活性。任伟光等利用超高效液相色谱与串联四级杆飞行时间质谱仪联用技术（UPLCQ-TOF/MS），首次检测出艾叶乙酸乙酯提取物中的β-谷甾醇和黄酮类具有抑制 EGFR 激酶的活性。吴芳研究发现艾叶乙酸乙酯具有抗乙肝病毒的活性，为了明确发挥活性的物质，采用各种分离手段从艾草中提取出豆甾醇、三萜类、黄酮类和香豆素类等 12 种化合物，其中豆甾醇显示出较好的抗 HBV 活性。不仅如此，何树苗采用生物信息学技术发现艾叶中的β-谷甾醇和豆甾醇可通过多个信号通路发挥抗动脉粥样硬化的作用。

（3）无机元素。

艾叶中除了大量的黄酮类、酚酸类、萜类、挥发油等成分外，还富含多种无机物。聂利华等对潮汕产野艾蒿进行成分分析，发现艾叶中富含多种氨基酸，包含 7 种人体必需氨基酸，除此之外还具有丰富的矿物元素，如 Zn、Ca、Mg、Fe、Mn 等，其中 Ca 的含量为 15 600ug/g，Mg 的含量为 2 220ug/g。熊子文等采用微波消解-ICP-AES 测定了野艾蒿茎叶中主要的矿物质元素含量，其中 Ca 含量为 968.367mg/kg，Mg 含量为 323.62mg/kg。人体必需的微量元素含量也很丰富，其中 Fe 含量为 38.867mg/kg，Zn 含量为 10.887mg/kg。而一些重金属元素，如 Cd 和 As 等均在国家标准可控范围内，Pb、Cu 等重金属则未检出。靳然等采用电感耦合等离子质谱（ICP-MS）法对不同产地艾叶微量元素的含量进行比较发现，微量元素含量差别不大，K 元素的含量最高，其次是 Ca、Mg、Fe。董鹏鹏等对不同产地重金属 Pb、Cd、Hg、As、Cu 和 Se 元素的含量进行检测，结果表明，不同产地艾叶重金属和硒元素的含量差别较大，山西交城所产艾叶中硒元素的含量较高。

第二节 艾草的药理研究现状

传统药性理论认为艾叶具有温经止血、散寒止痛、外用祛湿止痒等功效。随着现代生物技术的不断进步，科研工作者们对艾草进行了系列深入的药理活性研究。现代药理研究显示，艾叶及其提取成分具有抗病毒、抗炎、抗菌、抗氧化、抗肿瘤、降血糖、免疫调节等多种药理活性，更真切地体现了"家有三年艾，郎中不用来"的寓意。

 艾草的抗病毒活性

病毒根据其核酸类型可分为 RNA 病毒和 DNA 病毒，研究显示艾叶中多种成分对 RNA 病毒和 DNA 病毒都具有抑制作用。

1. 艾叶对 RNA 病毒的防治作用

乙型肝炎病毒（HBV）是急慢性乙型肝炎、肝硬化和肝癌的重要诱因之一，抑制或灭活 HBV 病毒可以减少以上疾病的发生发展。赵志鸿团队在艾叶抗乙型肝炎病毒方面做了大量的研究，其结果显示艾叶乙酸乙酯提取物在体外呈剂量依赖性地减少 HepG2.2.15 细胞上清中乙肝表面抗原、E 抗原及 HBV DNA 的含量。后续研究中，从艾叶乙酸乙酯部位分离鉴定出 45 个新单体化合物，其中 3-甲氧基蓟黄素对表面抗原（HBs Ag）和 e 抗原（HBe Ag）都存在较为明显的抑制作用。此外，赵志鸿等发现艾草挥发油在体外呈剂量依赖性地抑制 HepG2.2.15 细胞中 HBs Ag 和 HBe Ag 的分泌，并抑制 HBV 的 DNA 复制，这些研究证实了艾草抗 HBV 的作用。

呼吸道合胞病毒（RSV）是在婴儿时期和儿童早期导致支气管炎和肺炎的主要原因，虽然病程较短，但严重时也足以致命。初步研究发现艾草挥发油在体外对 RSV 具有抑制作用。周燕辉发现在给予常规治疗的基础上仍然有发热、咳嗽及上呼吸道感染的患病儿童，辅助应用艾叶泡脚后，患病儿童的发热、咳嗽症状得到明显改善。而将艾叶制成熏香，不仅能够灭活流感病毒，还能预防流感病毒大流行。

2020 年新冠病毒的大肆流行，严重影响着人们的身体健康。在防治新冠肺炎中，一些传统的中草药效果显著，艾草作为运用较为悠久的中药材之一，在此次新冠肺炎疫情中再次凸显出了其重要作用。临床试验证明，艾灸不仅能够改善患者出现的咳嗽、乏力等症状，还能辅助预防和治疗新冠肺炎。此外，应用热敏灸还能够有效安抚新冠肺炎患者的心理以及减轻疾病早期身体上的不适。对于愈后仍"复阳"的患者，中药结合艾灸的应用不仅可以改善患者临床症状，还能促进核酸再次转阴。

2. 艾叶对 DNA 病毒的防治作用

人乳头状瘤病毒（HPV）是宫颈癌发生的主要危险因素。从艾叶中分离得到的 4'，5，7-三羟基-3'，6-二甲氧基黄酮通过抑制 HPV 癌蛋白 E6 和 p53 抑癌蛋白的结合，抑制 E7 肿瘤蛋白和 Rb 肿瘤抑制蛋白之间的结合从而发挥抗 HPV 的作用。跖疣是由 HPV 定向感染复层鳞状上皮引起的一种皮肤病，常见于足底。多次临床试验证实使用艾灸或者艾叶洗剂的确能显著提高对多发性跖疣的疗效。

多项临床研究显示，艾草挥发油可预防和治疗老年人带状疱疹后遗神经痛，其在减轻疼痛程度和改善睡眠质量等方面均有显著效果。在常规用药的基础上，辅助使用艾灸，可以加快带状疱疹急性期的皮损愈合，快速改善不适症状，有效缩短患者病程并减轻其疼痛程度。

艾叶的抗炎活性

炎症是机体应对损伤因子所发生的一种正常的自我保护性反应，由组织损伤或感染引起，其功能在于对抗体内的微生物和非我细胞等入侵者，并清除死亡或受损的宿主细胞，是由多种细胞、多种因子参与的复杂防御反应。现代药理研究显示，艾叶中含有多种抗炎活性成分，不管是艾叶中分离得到的混合物还是从艾叶中分离提取出的单体成分均具有较好的抗炎作用。艾叶中分离得到的混合物因其作用靶点多，可通过多种调控途径抑制炎症发生，其中以艾叶提取物及艾草挥发油研究较多。艾叶提取物能够有效缩短口腔溃疡愈合时间，显著降低血清肿瘤坏死因子（tumor necrosis factor - α，TNF - α）表达及提高溃疡局部病变组织增殖细胞核抗原（proliferating cell nuclear antigen，PCNA）表达水平，从而有效减轻局部炎症反应并促进组织修复。艾叶提取物能够降低哮喘动物炎性细胞计数、细胞因子，从而抑制卵清蛋白（OVA）引起的过敏性炎症反应。此外，艾叶可作为炎症性皮肤病的治疗剂，防止表皮增生和免疫细胞浸润，并降低炎症组织中干扰素（IFN－γ）、TNF－α和IL－6的产生。暨南大学生物医药基地研究发现，艾叶多糖可以被正常小鼠和炎症性肠病小鼠利用，改变炎症性肠病小鼠肠道菌群的结构，提高肠道益生菌的含量，发挥益生元的作用。艾草挥发油在体外可以通过抑制炎症介质（NO、PGE2和ROS）和细胞因子（TNF－α、IL－6、IL－8、IFN－β和MCP－1）的释放和表达，抑制炎症相关蛋白iNOS、COX-2的表达，发挥其抗炎作用。艾叶挥发油通过阻断NF－κB活性从而抑制NLRP3炎症小体激活，并可能通过抑制MAPKs活化而抑制MSU介导的炎症反应。艾草挥发油在体内下调JAK/STATs信号转导减轻TPA诱导的小鼠耳肿胀。此外，艾草挥发油可以降低变应性鼻炎大鼠血清中IL－4、IL－5和IgE含量，减轻鼻黏膜变应性炎症，并对急性炎症具有良好的抗炎作用。

艾草的研究历史悠久，随着天然药物化学的发展和青蒿素的发现，很多科研工作者将分离目标指向了艾草这种和青蒿同属的传统中草药，从中分离出大量的单体化合物，并进行了一系列活性研究。根据已有的报道，艾草的主要抗炎成分有单萜类、倍半萜类、黄酮类和酚酸类等。萜类化合物是艾草挥发油中的主要成分，艾草挥发油的体内外抗炎活性均较显著，研究者从艾叶中分离出新的倍半萜二聚体及倍半萜内酯，在体外实验中发现其在巨噬细胞中对脂多糖（LPS）诱导的一氧化氮（NO）产生具有明显抑制作用，并对小胶质细胞介导的神经炎症具有较强的抑制能力。从艾叶中提取的单体化合物在体外可以通过降低炎症介质的产生，降低ERK、JNK和c－Jun的磷酸化水平，通过抑制NF－κB的激活等发挥抗炎作用，在动物水平中验证其具有缓解胰腺炎、肺损伤、胃溃疡的作用。黄酮类化合物是艾草中另一类重要的抗炎活性成分，主要存在于艾叶部位。艾叶中的黄酮如异泽兰黄素和棕矢车菊素能有效调控相关酶的表达，以抑制炎症介质的产生，阻止炎症的进一步发生。艾叶中的酚酸类化合物也有良好的抗炎活性。Kim等提取韩国艾叶酚酸成分，分离纯化得到咖啡酰奎尼酸酯，发现其能抑制LPS诱导的细胞因子和炎症介质表达。3－咖啡酰奎尼酸、3,4-二咖啡酰奎尼酸、3,5-二咖啡酰奎尼

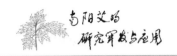

酸、4,5-二咖啡酰奎尼酸等几种绿原酸的异构体广泛存在于艾叶中。绿原酸具有较好的抗炎、抗氧化活性和较低的细胞毒性，能显著抑制 LPS 诱导的细胞炎症发生，减少炎症介质和细胞因子的产生。

 ### 艾叶的抗肿瘤活性

近年来关于艾叶抗肿瘤作用的报道从未间断。在对于艾叶提取物的研究报道中发现艾叶的甲醇提取物能够通过剂量依赖性来诱导产生细胞毒性，在对 HT-29 细胞的研究中发现艾叶的甲醇提取物能够诱导细胞凋亡，表现在凋亡体和 sub-G_1 期 DNA 的产生。此外还有研究发现甲醇提取物能够抑制 HaCaT 细胞的 15-PGDH，还能显著降低该细胞中 PG 转运体 mRNA 的表达。除甲醇提取物以外，艾叶的水提物和挥发油也有相应的抗肿瘤报道。研究者通过克隆形成实验发现，总水提物能有效抑制肝癌细胞的增殖，能使肝癌细胞发生萎缩，从而诱导细胞的凋亡。另有研究显示，艾草挥发油可通过抑制 DNA 合成阻滞肺癌细胞 A549 的细胞周期使其停滞于 S 期，从而诱导 A549 细胞发生凋亡，该作用在裸鼠成瘤实验中得到验证。

多糖是生物体中广泛存在的物质，是一类由醛糖或酮糖通过糖苷键连接而成的天然高分子多聚物，是生物体内重要的生物大分子，具有多种生物活性，在对艾叶多糖的研究中发现它能够通过剂量依赖性阻断 PDPN 和 CLEC-2 之间的相互作用，从而抑制 PDPN 和肿瘤细胞诱导的血小板聚集，且这一过程是不可逆转的。这说明艾叶多糖能够作为 PDPN-CLEC-2 相互作用的拮抗剂，这种作用可以预防肿瘤细胞转移。

在对艾叶的植物化学研究中，研究者分离得到了大量的倍半萜、黄酮等化合物，而进一步的活性研究中发现艾叶的倍半萜和黄酮具有良好的抗肿瘤活性，对 BGC-823、Bel-742、A549、AGS 等多种肿瘤细胞具有较为明显的抑制作用。其中对于棕矢车菊素的抗肿瘤作用研究最为深入，研究发现它不仅能够抑制人乳头瘤病毒和 P53 肿瘤抑制蛋白的癌蛋白 E6 之间的结合，还能抑制 E7 癌蛋白和 RB 肿瘤抑制蛋白之间的结合，并能抑制 HPV-16 携带宫颈癌细胞的功能，包括 SIHA 和 CASKI。还有研究发现，棕矢车菊素可以通过阻断人乳腺上皮细胞中的 ERK1/2 磷酸化，从而抑制佛波酯（TPA）诱导的人乳腺癌 MCF10A 细胞中 COX2 和 MMP9 的上调，进一步研究发现棕矢车菊素能够抑制 MCF10A 细胞的侵袭和迁移。在棕矢车菊素对膀胱癌的抑制作用研究中，它能以剂量和时间依赖性地降低 T24 细胞的存活率，且棕矢车菊素诱导凋亡作用与线粒体膜电位的耗散、Bax 的上调和 Bcl－2 的下调密切相关。早期的研究还发现棕矢车菊素能够浓度依赖性地抑制 CAOV－3、SKOV3、HeLa 和 PC3 等肿瘤细胞的增殖，而其主要机制涉及细胞线粒体膜电位变化。

 ## 艾草的抗菌及抗寄生虫活性

作为可食用性中药材之一，艾草的抗菌作用一直备受人们的关注。研究显示，艾草中存在大量对食源性有害细菌的生长具有不同程度抑制作用的成分，进一步研究发现，艾草中的活性成分可以通过破坏细菌膜达到抑制革兰氏阴性菌及革兰氏阳性菌的作用。通过幽门纸片扩散法和微生物生存分析，证实艾叶提取物对幽门螺杆菌具有明显的抑制作用，并且以小鼠为基础进行的研究发现，由吴茱萸、五味子、石榴和艾叶提取物组成的复合植物提取物，能够有效防止大肠杆菌引起的小鼠腹泻和死亡，其效果甚至与抗生素相当。科研工作者将艾叶烘干后切成小块，用燃烧法合成均一稳定的艾叶碳量子点，用于抗菌实验研究，结果显示其能够选择性杀灭大肠杆菌、铜绿假单胞菌、卡那霉素耐药菌、氨苄西林耐药菌和寻常变形杆菌等革兰氏阴性菌，且杀灭率高达 100%，但其对革兰氏阳性菌，如金黄色葡萄球菌和枯草芽孢杆菌则无显著的抑菌作用。当艾叶油被羟基磷灰石/聚三聚氰胺甲醛杂化壳包载制成微胶囊时，此胶囊对于金黄色葡萄球菌和大肠杆菌均具有较强的抑制作用，且该微胶囊的抗菌作用持续时间较长，在储存长达两个月后，对金黄色葡萄球菌和大肠杆菌的抑菌率仍高达 83%。由于具有合理的热稳定性、控释活性和长期抗菌活性等优点，这种载有艾叶油的微胶囊在纺织品、皮革、橡胶和涂料等领域具有广阔的应用前景。从艾叶中分离得到的杜松烷倍半萜烯，更是具有广谱的抗细菌和真菌活性，不仅对如大肠埃希氏杆菌、亲水气单胞菌、迟缓爱德华菌、藤黄微球菌、绿脓杆菌、鳗弧菌、哈维氏弧菌、副溶血性弧菌和创伤弧菌之类的细菌具有不同程度的抑制作用，还能对番茄早疫病菌、禾草离蠕孢等真菌发挥一定抑制作用。艾草来源广泛且易获得，艾草提取物

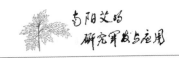

的抗菌效果显著，经过进一步的加工可以得到广泛运用。

寄生虫（parasite）是具有致病性的低等真核生物，可以改变寄主的行为，以使自身更好地生存繁殖，可作为病原体，也可作为媒介传播疾病，对人类的健康造成严重威胁。目前还没有针对它的特效药，只能通过防范措施减轻其危害。研究发现，艾叶对于多种寄生虫具有抑制和杀灭作用。艾叶不仅能有效抑制和杀灭人蠕形螨，其挥发油及其分离化合物还具有防治烟草甲虫的作用。艾叶的提取物具有抗阿米巴活性，并且对甘蓝蚜虫具有一定毒性，还具有驱除中间指环虫的效果。此外，艾叶中分离得到的成分3,5-二茶酰奎啉酸及其酯类衍生物已经被证实能够通过抑制蓝氏贾第虫亮氨酰tRNA合成酶以发挥抗蓝氏贾第虫的作用。

五 艾草的抗氧化活性

氧化应激是自由基在体内产生的负调控作用，被认为与衰老和各种慢性疾病密切相关。抗氧化剂可以减轻氧化应激造成的伤害，寻找天然、毒副作用小的抗氧化剂已成为世界各国科学家研究的热点。众所周知，植物黄酮类化合物具有明显的体内外抗氧化作用，研究表明，艾叶乙酸乙酯萃取物中含有大量的多酚类和黄酮类化合物，故其具有较好的清除DPPH、ABTS、超氧阴离子自由基和铁还原能力，及抑制氧化应激引起的超氧化物歧化酶（SOD）水平下降、氧化谷胱甘肽（GSH）比值和脂质过氧化（MDA）产生的升高，表现出较强的抗氧化能力，因此也体现出艾草是一种潜在的廉价天然抗氧化剂资源，可进行合理开发利用。艾草挥发油是艾草的另一主要有效成分，除了具有良好的抗炎活性外，也能降低B16细胞黑色素的生成，具有较强的抗氧化活性，缓解皮肤衰老。此外，艾叶通过抑制炎症反应和改善氧化应激来发挥乙醇诱导大鼠胃黏膜损伤的保护作用。

六 艾草的止咳平喘及抗过敏活性

艾草挥发油能明显缓解氯化钡引起的离体豚鼠气管平滑肌的痉挛，具有舒张支气管平滑肌的作用，将艾草挥发油制成气雾剂吸入给药，能明显延长豚鼠的引喘潜伏期，对组胺和乙酰胆碱诱发的豚鼠哮喘具有抑制作用，对支气管哮喘具有整体治疗作用。此外，艾草挥发油能明显减少支气管肺泡灌洗液中白细胞总数和嗜酸性粒细胞数，有良好的平喘作用。临床上，用文火炒干艾叶后，将艾叶放在患者胃脘部外敷，能明显缓解喘息、咳嗽症状，对哮喘型支气管炎有很好疗效。桉叶素、α-水芹烯、α-松油醇和α-萜品烯醇都是艾草挥发油中的有效成分。研究发现，这些成分均具有止咳、平喘、祛痰的作用。研究发现，α-萜品烯醇对组胺引起的豚鼠哮喘具有良好的保护作用，可以明显延长豚鼠哮喘潜伏期和咳嗽潜伏期，抑制枸橼酸引起的咳嗽反应，在豚鼠整体和离体实验中具有气道松弛作用，能升高气管平滑肌内环磷腺苷含量，并具有抗过敏及祛痰的作用。

过敏反应是指已产生免疫的机体在再次接受相同抗原刺激时所发生的组织损伤或功能紊乱的反应，在过敏反应发生过程中往往伴随着炎症反应及其他症状，严重者甚至发生休克。过敏性炎症的主要特征是嗜酸性粒细胞浸润和产生变应原特异性免疫球蛋白 E（IgE）。常见的过敏性疾病有过敏性哮喘、过敏性鼻炎及过敏性皮炎等。现代药理研究表明，艾叶提取物能够降低哮喘动物炎性细胞数量和细胞因子，显著降低 MMP-9 表达、抑制 Lck/yes 相关的新型酪氨酸激酶的磷酸化（Lyn）、脾酪氨酸激酶（Syk）、丝裂原活化蛋白激酶（MAPKs）、肌磷脂 3-激酶（PI3K）/Akt 和 IκBα，以发挥对过敏性炎症反应及过敏性皮炎的治疗作用。对已诱导产生过敏性鼻炎的大鼠进行热敏灸，发现大鼠血清中 IgE、IL-4 含量明显降低，表明鼻黏膜变应性炎症得到改善。临床上发现，与对照组比较，使用艾灸结合桂附黄和汤的过敏性痤疮患者的免疫功能、特禀体质均明显得到改善。

 七　艾草的免疫调节作用

机体受到外界感染后会激活自身免疫，免疫力过强或过弱都不利于机体健康，故机体需要自我免疫调节以达到免疫平衡。研究表明，给家兔饮用或喂服艾叶水提液，能促进家兔免疫器官及肠道的发育，升高家兔白细胞、中性粒细胞和免疫细胞的数量，显著提高动物机体免疫力，并促进机体对大肠杆菌（*E. coli*）和 LPS 的清除能力。因此，口服艾叶水提液，使得感染 *E. coli*

的家兔的存活率得到显著提高，家兔血清中总 IgG 和 IgA 的抗体水平也明显上升。在饲料中添加艾叶喂养家兔，可增加家兔小肠长度和绒毛高度/隐窝深度，调节其肠道免疫功能，减轻断奶后家兔腹泻率及腹泻指数，而且不影响断奶后家兔的生长，同时也能缓解 LPS 对肉仔鸡免疫应激所带来的肠黏膜损伤。免疫反应调节异常 Th 细胞和 T 抑制细胞（Ts）对自身反应性 B 细胞的调控作用十分重要，当 Ts 细胞功能过低或 Th 细胞功能过度时，则会产生过量的自身抗体造成过度免疫反应。研究发现，艾叶乙酸乙酯提取物能够以白细胞介素-2（IL-2）依赖性方式在体外抑制人原发性 T 淋巴细胞的增殖。艾叶乙酸乙酯提取物能够通过非细胞毒性的方式对 T 细胞的增殖及 T 细胞的功能产生抑制作用，其免疫调节作用是基于 T 细胞信号通过 NFAT 途径和 NF-κB 介导的非细胞毒性方式的特异性修饰和钙内流的非螯合抑制发挥作用，从而显示出其免疫抑制的潜力。此外，从艾草中分离出的多糖（以下简称艾叶多糖）能够增强刀豆球蛋白 A（ConA）诱导的 T 细胞增殖，还以剂量依赖的方式强烈促进 ConA 诱导的 IFN-γ 和 IL-的分泌，从而增强了免疫。近期研究显示，在饲料中添加艾叶黄酮或者直接加入艾叶粉可显著提高法氏囊指数，显著降低 LPS 引起的脾脏指数升高，提高饲养动物的免疫功能。肉鸡在食用了添加艾叶水提物的饲料后，与对照组比较，体内 IL-2 和 IgG 的含量明显较低，表明添加了艾叶水提物的饮食可以缓解肉鸡的免疫应激反应。

艾草的止血凝血活性

艾叶自古以来被人们认为具有温经止血的功效，艾叶经过炮制后，其辛散之药性大减，缓和了对肠胃的刺激性。现代药理学研究表明，艾叶主要通过抑制纤维蛋白系统、抑制血小板聚集、促进血液凝固发挥其止血功效。艾叶提取物如异戊酸冰片酯、紫花牡荆素、棕矢车菊素、伞形花内酯、丁香酚等，通过激活凝血因子Ⅻ（FXII）产生促凝活性，但艾叶提取物对脑缺血病人血浆整体表现出抗凝活性，同时可能通过调控纤溶酶原并抑制内源性凝血的下游底物参与活血过程。通过筛选一系列的中药发现，艾叶水提物通过阻断平足蛋白（PDPN）与 c 型凝集素样受体 2 的相互作用来选择性抑制 PDPN

诱导的血小板聚集。研究者采用大鼠急性血瘀模型，探讨艾草挥发油对血液流变学的影响，发现艾草挥发油减少冰乙酸诱导的腹腔毛细血管通透性，通过降低红细胞的聚集来发挥降低不同剪切速率的血液黏度的作用。胶艾汤出自《金匮要略·妇人妊娠病脉证并治第二十》，此方具有养血理冲任、调经止血之功，治疗妇人漏下淋漓不尽等下血证。研究者通过家兔在体子宫平滑肌收缩运动、大鼠凝血酶原时间与纤维蛋白溶解活性实验发现，胶艾汤具有较好的止血作用。临床上，国医大师熊继柏教授以胶艾汤加减治疗妇人下血证，疗效显著。此外，针对育龄期非妊娠女性异常子宫出血，在常规西药治疗基础上加入联合固冲汤和艾灸，其临床疗效较好且安全性较高。

九 艾草的其他活性

艾叶及其提取物除了以上活性外，还具有保肝、促孕等功效，研究者通过对肌肉注射艾叶多糖来研究对乙酰氨基酚在体内吸收曲线，推测艾叶多糖可能通过肝脏中己糖-磷酸通路来分解肝脏糖原，使得血糖浓度升高，从而增加肝脏中对乙酰氨基酚与葡糖醛酸、硫酸及半胱氨酸结合，提高肝脏细胞各种酶的活性和肝内还原性谷胱甘肽的数量，达到保肝的作用。另有研究显示，短期暴露于艾烟中可能对人类或小鼠的自主功能有正向调节作用。

十 艾草对各类疾病的预防及治疗作用

1. 皮肤相关疾病

皮肤是人体最大的器官，常见的皮肤问题有皮肤老化、皮肤溃疡、湿疹等。目前人们普遍认为紫外线损伤、环境污染、炎症以及衰老均能够引起皮肤老化。而衰老主要是由皮肤氧化造成的皮肤相关问题，迄今为止未有特效药可以完全解决皮肤老化问题。近期研究者在老龄鼠中试验发现，艾灸老龄鼠足三里在抗衰老方面具有显著效果。其机理主要是通过增加老龄鼠皮肤细胞中 VEGF、EGF、TGF-β、FGF 等生长因子的分泌，并且增加胶原蛋白和雌二醇的含量，抑制皮肤氧化应激，以达到缓解老龄鼠的皮肤衰老的目的。此外，艾灸衰老大鼠关元穴发现，与对照组比较，艾灸组大鼠血清及皮肤组织中丙二醛（MDA）、活性氧（ROS）、过氧化氢（H_2O_2）含量降低，而超氧化物歧化酶（SOD）和过氧化氢酶（CAT）活性、皮肤含水量及胶原蛋白含量显著升高，导致皮肤出现皱缩细纹等衰老症状最主要的酶 MMP-1 显著降低，维持真皮结构的关键酶 TIMP-1 显著升高，皮肤衰老得到较大改善和延缓。临床上，艾灸配合超声波使患者双侧面颊、眼周细纹及皮肤各项氧化应激指标均得到改善，达到一定的面部美容效果。

皮肤溃疡症是皮外科常见的一种疑难病。有研究显示，艾灸具有改善局部血液循环，活血化瘀，消瘀散结，消肿镇痛的功能，有助于促进溃疡面愈合。临床上艾灸联用外敷紫草油或者人参养荣汤加减用于治疗皮肤溃疡症均具有很好的疗效，更有疗程短、无疼痛等特点。同时，艾灸疗法还可安全高效地加速单纯顽固性皮肤溃疡的愈合。

湿疹又称为特应性皮炎，是一种常见的变态反应性皮肤病。因其发病较为复杂，目前无特效药。因含艾的洗剂具有安全性高、副作用小且疗效较优等优势，临床医生常用含艾的洗剂缓解湿疹的症状。例如艾苓湿疹洗剂对小儿湿疹就具有良好的治疗作用，而且复发率较低；藤椒艾洗剂用于治疗瘀积性皮炎湿疹疗效显著，能够快速缓解瘙痒及皮损症状。除了使用含艾的汤剂洗涤外，艾灸对湿疹的防治也具有良好的效果。临床上，医生常在西药常规治疗的基础上辅以艾灸，不仅可以加快湿疹患者的康复，减轻患者在治疗过程中的疼痛、瘙痒等症状，同时还能有效降低其复发率。

2. 糖尿病

糖尿病（diabetes mellitus，DM）是一种以血液葡萄糖水平慢性升高，发病后期并发症较多为特征的代谢性疾病，严重影响患者生存质量和生命安全。因 DM 治疗对药物具有很强的依赖性，故寻找高效低毒的天然活性降糖药一直是医学界努力的方向。近年来，经过不断探索研究，国内外科研工作者在自然界多种植物中提取分离出了多种降糖活性较好的混合物或者化合物。因艾草研究历史悠久，且容易获得，较多研究者对其降糖活性进行研究，发现从艾叶中提取分离出的多糖能够通过增加糖尿病小鼠的肝糖原、促进胰岛素分泌，达到调节血糖浓度的效果。艾叶多糖，艾叶水提物、乙醇提取物及乙酸乙酯提取物均表现出一定程度的降糖效果，其主要机理与调节和改善糖尿病小鼠的糖脂代谢有关。在评价艾灸治疗 2 型糖尿病患者症状的有效性中，结果显示，西药联合艾灸治疗后，患者血糖、尿糖、糖化血红蛋白 A_{1c}（HbA_{1c}）均得到良好控制。

3. 骨质疏松

骨质疏松症是一种与年龄相关的疾病，艾叶中提取分离得到的黄酮类化合物异泽兰黄素通过抑制 Akt、GSK3β、ERK 和 IκB 的快速磷酸化以及 c - Fos 和 NFATc1 蛋白的转录达到治疗骨质疏松症的作用。艾灸不仅可以通过影响血清雌二醇（E2）、骨钙素（BGP）含量及尿 Ca、肌酐的含量防治女性由于绝经所产生的骨质疏松，还能通过增强骨密度和股强度来缓解骨质疏松症的骨折。

4. 其他疾病

从艾叶中分离得到的化合物 4,5 -二咖啡因喹啉酸通过调节胰岛素降解酶改善高脂饮食诱导的认知功能障碍。小胶质细胞活化及其引起的神经炎症是包括局灶性脑缺血在内的神经疾病的典型病理特征。研究发现，艾叶中的异泽兰黄素能够减少缺血脑内 Iba1 免疫阳性细胞的数量，并诱导其在缺血核心由阿米巴样转变为分枝状，从而减少小胶质细胞激活达到保护抗局灶性脑缺血的神经的作用。饮食中添加艾叶提取物减少了家兔腹泻并调节其肠道免疫功能，而不会影响兔的生长性能。还有研究发现，艾叶水提物可在一定程度上缓解 LPS 对肉仔鸡免疫应激所带来的肠黏膜损伤。

艾叶作为一种在我国经久不衰的中草药，其药理药效不言而喻，从明代的《本草纲目》、清代的《本草求真》《本草从新》，再到现今的大量文献研究报道中，艾叶都留下了浓墨重彩的一笔。现代药理学的研究帮助我们了解其发挥作用的机理，有助于我们知其然亦知其所以然。因此，艾叶所具有的抗病毒、抗炎、抗菌、抗氧化、抗肿瘤、降血糖、免疫调节等多种药理活性在得到验证的同时，也需要研究者们做进一步的深入研究，以探索艾叶的具体作用机制，为艾叶以及艾叶制剂的临床转化提供理论支撑。此外，艾叶的植物化学研究也尚有大片空白等待着填补。随着研究的深入，这一传统中草药将继续在我国的医疗健康领域发光发热，也将有更多药理价值被研究者们发掘。在这些理论指导下，人们才能更加合理安全地使用艾草。

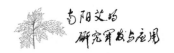

第三章　艾草的传统应用

艾草作为一种民俗药材已有 3 000 多年的历史，早在《诗经》中就有艾的记载："彼采艾兮，一日不见，如三岁兮。"据《荆楚岁时记》记载："五月五日……采艾以为人，悬门户上，以禳毒气。"唐代孟诜撰写的《食疗本草》是最早介绍艾叶食疗的典籍。《本草纲目》中所记载的用艾叶治病的单方及验方多达 52 个。《黄帝内经》第一次将艾草记载为灸疗的主要材料，在《灵枢·官能》明确指出"针所不为，灸之所宜""藏寒生满病，其治宜灸"。三国曹翕撰写了我国史上首部灸法专著《曹氏灸方》。民间也流传着"家有三年艾，郎中不用来""若要安，三里常不干""岁多病，则艾先生"等诸多与艾草相关的谚语。

艾草的应用历史和由此衍生出来的艾草民俗和典籍资料，形成了我国独特的艾草文化。艾草美食、艾灸、艾浴、艾香囊等流传至今，并延伸出很多新的艾草使用方式。

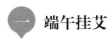

一　端午挂艾

在我国"端午插艾"的习俗可追溯到南北朝时期。晋代《风土志》记载："以艾为虎形，或剪彩为小虎，帖以艾叶，内人争相裁之。"宋代时人们会在端午挂天师符，且以艾草、大蒜诸物缚成骑虎天师像，用以驱邪辟毒。

唐代韩鄂《四时纂要》亦载："（端午）日采艾，收之治百病。"陈元靓《岁时广记》转引王沂公《端午帖子》云："钗头艾虎辟群邪，晓驾祥云七宝车。"《辽史》记载："五月重五日午时，采艾叶和绵著衣，七事以奉天子，北南臣僚各赐三事。"明代《山堂肆考·宫集》记载："端午以艾为虎形，或剪彩为虎，粘艾叶以戴之。"

　　端午挂艾的习俗自古传今，最初的用途是"以禳毒气""辟邪祛秽"。在古代人们发现艾绒是易燃物，因此将艾绒作为一种取火材料用于保存火种。当时人们经常受到疾病和瘟疫的攻击，一些村子暴发烈性传染疾病时，大部分百姓都患病而亡，但总有一些人能够安然度过。反复观察后，发现负责掌管火种的地方以及附近的人们都躲过了瘟疫。观察其不同之处，发现保存火种的家院墙上挂满了艾叶，又经过多次反复实践，终于确认了悬挂艾叶是可以免受"妖魔鬼怪邪气"（瘟疫）侵害的。这是人们对"艾叶辟邪"的最初认识。因此各地的人也在春夏之交时节采摘艾叶悬挂于自家屋墙门窗之上防治瘟疫，延续至今逐渐形成了在端午节悬艾叶、带艾虎、食艾糕、饮艾酒、熏艾烟、洗艾澡的多种艾草习俗。"艾叶辟邪"曾被视作迷信，而现在经过研究发现有一定的科学道理。用现代医学理论来解释，古人认为的"毒气邪气"其实是病毒和细菌。现代医学研究表明，艾叶中的活性成分对多种致病细菌及病毒有抑制或杀灭作用，用其进行空气消毒，可明显降低流行性感冒的发生率，同时对化脓性炎症、外伤及烧烫伤感染、皮癣、带状疱疹、上呼吸道感染等多种疾病有促进治疗作用，这表明艾叶确有预防疾病及保健康复作用。

 洗艾浴

　　艾草浴是药浴疗法的一种，战国时期士大夫们已盛行用兰草、艾叶等香料香药煎煮沐浴，以达到芳香爽身保健作用。艾草浴在民间也十分普遍，民间流传"端午洗艾澡，百病都赶跑"的谚语。洗艾水澡可以驱寒祛毒，治疗一些皮肤病、流行感冒、腰腿痛等疾病。

　　艾草浴的对象常见于妇女和儿童。梅全喜在《中国中医药报》介绍了艾草浴对女性及婴儿的好处。民间流传的顺口溜"端午的艾蒿水，祛走百病驱走鬼，年年洗上艾水澡，孩子健康不受累"就是源自端午洗艾澡。洗艾澡可

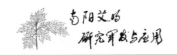

以爽肌肤、预防感冒鼻塞或感染其他疾病。妇女洗艾浴常用于调经、暖宫、安神。

除了洗艾澡，艾草足浴也是人们喜欢的一种养生方式。双足是人体重要的部分，"人之有脚，犹似树之有根，树枯根先竭，人老脚先衰"。《黄帝内经》载："阴脉集于足下，而聚于足心，谓经脉之行；三经皆起于足。"晋代《肘后备急方》最早记载了渍足法治疗一些急症，春秋《礼记》记载了中草药的熏、蒸、浸、泡疗法。药王孙思邈在《千金要方》中也有足浴外治法的记载。艾草温通血脉、驱逐寒湿的药效让其成为足浴疗法中用得最多的一种中草药。艾草足浴对风寒感冒、寒性胃痛、虚寒咳喘、原发性高血压、慢性低血压、失眠症具有很好的缓解或治疗作用。

用艾草洗浴可以取新鲜艾叶50g或者晒干的干艾叶25g，加水1 000mL煮开，过滤收集艾水，将艾水倒入澡盆中，加凉水适量调至适宜水温即可使用。在这里也介绍两个常用的艾草中药足浴保健方：

（1）取陈艾叶60g、紫苏叶60g、葱白60g，加清水1 500mL，煮沸5min，连渣倒脚盆中，足浴20～30min，最好至周身有微汗出时，旋即按摩腿足，避风片刻，每日1剂，浸洗1～2次。适用于风寒感冒。

（2）取陈艾叶50g、红花1g、生姜60g，加清水1 500mL，煮沸5min，连渣倒脚盆中，足浴20～30min，每日1剂，浸洗1～2次。适用于日常祛湿。

第二节　艾草饮食文化

古人食用艾及以艾为原材料的饮食历史非常悠久，唐《食疗本草》中记载："春初采，为干饼子，入生姜煎服，自泻痢。三月三日，可采作煎，甚治冷。若患冷气，取熟艾面裹作馄饨，可大如弹子许。"在民间新鲜艾草食用的方式主要有艾草茶、艾草酒、艾草青团、艾草糕点、艾草汤煲粥等。

 艾草茶

中国是茶的发源地，我国艾草文化最早可追溯到神农时代。孙健、李群认为："神农为农耕与医药之神，他是早期农耕和医药学形成的象征性存在。在战国或者秦代以后，茶是由药用时期发展为饮用时期。"唐代大医药学家陈藏器认为："茶为万病之药。"关于艾草茶饮的记载出现在很多古代书籍中，如《本草纲目》中："艾叶服之则走三阴而逐一切寒温，转肃杀之气为融和……"《名医别录》中："生寒熟热。主下血，衄血，脓血痢，水煮及丸散任用。"《药性论》中："长服止冷痢。又心腹恶气，取叶捣汁饮。"《图经本草》中："近世有单服艾者，或用蒸木瓜和丸，或作汤空腹饮，甚补虚羸。"

　　近代研究了艾草茶饮对一些疾病的治疗作用。在日本，将艾草提取物（含有咖啡酸、咖啡平宁酸等物质）用于减肥食品，促进体内类脂化合物代谢，达到减肥的作用。张汝明在《艾草健康法》书中介绍了艾草做茶饮治疗高血压、心脏病和神经痛的案例，结果显示饮用艾草茶可以预防高血压，改善狭心症、悸动等症状。在《常见病验证方研究参考资料》中介绍了以艾幼苗制艾草茶代茶频饮，用于治疗胃寒疼痛的症状，具有温经散寒止痛的作用。

艾草酒

　　汉代崔寔《四民月令》记载："（六月）可作曲……是月廿日，可捣择小麦，溲之；及至廿八日溲，寝卧之；至七月七日，当以作曲（凡寝卧之，十日；不能十日，六日、七日亦可）……七月四日，命治曲室，具簟、柸、槌，取净艾，七日，遂作曲。"就是利用干净的艾草覆盖曲料酿酒。《汉书》卷二四《食货志》记载鲁匡向王莽建议："请法古，令官作酒""杏仁，去皮尖，煮五水过，一斤。艾，三两。芝麻，去皮，炒熟为末，一升"。由上可知，古人在酿酒过程中就开始使用艾草了。这是因为艾叶中含有桉树脑、黄酮、维生素等成分，适量饮用艾草酒有健胃、增食欲、利尿等功效。

艾草食物

　　中医"药食同源"理论可追溯至五千多年前神农尝百草时期，我国古人很早就开始食用艾草，并讲求"鲜艾入膳、陈艾入药"。《食疗本草》记载："春月采嫩艾做菜食，或和面作馄饨如弹子，吞三五枚，治一切鬼恶气，长服

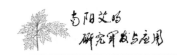

止冷痢。又以嫩艾作干饼子，用生姜煎服，止泻痢及产生泻血，甚妙。"《辽史·礼志六》和《契丹国志·岁时杂记》曾记述辽君端午大宴群臣时专门指定膳夫制作"艾糕"，作为宴席必备食品。如今，我国多地广泛食用艾草的传统依然保留着，特别是南方以艾叶为原料制作青团、糕点、主食、粥汤丸等。作为食材，通常是以春季的鲜嫩艾叶为主，其口感较好，具有增强免疫力、开胃健脾等功效。随着现代加工技术的发展，艾草食品形式也更加多样化，现在市场上有售艾叶挂面、艾叶饮料、艾叶饼干、艾草糍粑等。

第三节　艾草传统药用

艾草传统药用主要体现在两个方面：内服和外用，外用主要是艾灸、艾烟熏。我国古代众多医、药学著作对艾的药用价值、功效以及使用方法多有记载。

 艾叶入药

我国第一部中医理论名著《黄帝内经》中收载的几种药物中就包含了艾叶；著名医圣东汉张仲景《伤寒杂病论》及《金匮要略》记载有治经寒不调等症的"胶艾汤"和治疗吐血不止等症的"柏叶汤"，这两个方剂目前仍为中医临床常用的经典名方。李时珍在《本草纲目》中对前人论述"艾叶性寒"和"艾叶有毒"的观点进行了辨证，并附用艾叶治病的单方及验方52个，是收载艾叶附方最多的本草专著之一。我国古代内服艾叶治疗多科多种疾患的宝贵经验，为现代广泛地合理使用艾叶内服治疗疾病提供了宝贵的临床经验和科学依据。张仲景《金匮要略》中记载的两个方剂如下：

1. 胶艾汤

【来源】《金匮要略》卷下。

【异名】芎归胶艾汤（《金匮要略》卷下）、胶艾四物汤（《医学入门》卷八）。

【组成】芎䓖、阿胶、甘草各6g，艾叶、当归各9g，芍药12g，干地黄18g。

【用法】上七味，除阿胶外，以水 1L、清酒 600mL 合煮，取 600mL，去滓，入阿胶溶化，每服 200mL，日三服；不愈更作。

【功用】养血止血，调经安胎。

【主治】妇人冲任虚损，崩漏下血，月经过多，淋漓不止；产后或流产损伤冲任，下血不绝；或妊娠胞阻，胎漏下血，腹中疼痛。现用于功能性子宫出血、先兆流产、不全流产、产后子宫复旧不全等出血属于血虚者。

【方论】方中阿胶补血滋阴，安胎止血，艾叶温经止血，安胎止痛，共为君药；当归、芍药、地黄、芎䓖即后世之四物汤，养血和血，调补冲任，均为臣佐药；甘草健脾和中，配芍药缓急止痛，合阿胶善于止血。诸药配合，以养血止血为主，兼能调经安胎。

2. 柏叶汤

【来源】《金匮要略》卷中。

【组成】侧柏叶、干姜各三两，艾叶三把。

【用法】上三味，以水 5L，取马通汁 1L 合煮，取 1L，分两次温服。

【功用】温经止血。主治吐血不止，面色萎黄，舌淡，脉虚无力者。

【主治】临床主要用于治疗胃出血等病症。

【方解】柏叶汤中用君药侧柏叶苦寒清降、凉血止血，配以干姜、艾叶温经止血、温阳散寒，主要用于治疗虚寒咯血、吐血等症。临床应用以出血不止，伴面色萎黄、舌淡、脉虚无力为辨证要点。临床如见神疲乏力、气短等气虚证者，加党参、黄芪、白术；头晕目花、面色苍白等血虚证者，加当归、白芍、阿胶；呕血、咯血、便血剧烈者，加三七、阿胶、仙鹤草、旱莲草。凡阴虚内热、实火血热所引起的呕血、咯血、便血等出血证，不宜应用。本方药味较少，在应用时可根据各部位出血及其不同的辨证属性适当配合相应药物，以提高疗效。

柏叶汤方原为医圣张仲景为虚寒吐血而设，属温中止血方。临床上见有名中医蒲辅周等用本方以童便易马通汁治疗胃溃疡吐血不止的个案报道。临床也见于治疗慢性支气管炎、支气管扩张、肺结核等所引起的咯血，溃疡病、肝硬化等引起的呕血，溃疡病、慢性结肠炎等引起的便血，以及痔疮出血，妇女月经过多，另有柏叶汤煎洗治疗脚癣感染等病症。

艾灸

艾灸是艾草传统应用中最主要的一种。古代医家认为艾灸"透诸经而治百病"。宋人窦材《扁鹊心书》说："医之治病用灸，如煮菜需薪，今人不能治大病，良由不知针艾故也。世有百余种大病，不用灸艾、丹药，如何救得性命，劫得病回？"张仲景《伤寒杂病论》中的辨证施灸、艾灸禁忌，以及灸、药并用的理论和经验，不仅是艾灸在临床应用上的巨大进步，也为后代应用艾灸提供了宝贵的临床参考经验。葛洪《肘后备急方》首创隔物灸法，强调和倡导灸材的多样化。孙思邈《备急千金要方》中更是把灸法治病作为优秀医生的必备条件："若针而不灸，灸而不针，皆非良医也；针灸不药，药不针灸，尤非良医也。"李时珍《本草纲目》记载："凡用艾叶，须用陈久者，治令软细，谓之熟艾，若生艾，灸火则易伤人肌脉"；"可以取太阳真火，可以回垂绝元阳。服之则走三阴，而逐一切寒湿，转肃杀之气为融和。灸之则透诸经，而治百种病邪，起沉疴之人为康泰，其功亦大矣……老人丹田气弱，脐腹畏冷者，以熟艾入布袋兜其脐腹，妙不可言。寒湿脚气，亦宜以此夹入袜内。"说明古时医学家对灸材的要求也做了细致的研究。

艾灸功效可以概括为两类，具体如下：

1. 养生

古书记载有艾灸用于防病保健、强壮补虚、延年益寿，就是指我们现在所谓的养生保健。我国现存最早的考古医籍《马王堆汉墓帛书》提到灸法有强壮身体的作用。《备急千金要方·卷三十针灸下·杂病第七》指出"膏肓俞无所不治""此灸讫后，令人阳气康盛，当消息以自补养"。《黄帝内经》中"大风汗出，灸意喜穴"就是一种典型的保健灸法。宋代窦材的《扁鹊心书》中记载："人于无病时，常灸关元、气海、命门、中脘，虽未得长生，亦可保百余年寿矣。"他认为自古扶阳有三法："灼艾第一、丹药第二、附子第三""阳精若壮千年寿，阴气如强必毙伤"，说的就是扶阳能够延年益寿。现在人们也常艾灸关元、气海、足三里用于日常保健，可以调整和提高人体免疫机能，增强人的抗病能力。

2. 治病

东汉时期华佗擅长用灸法给患者治疗疾病，《三国志补注》记载："若当灸不过一两处，每处不过七八壮，病亦应除。"我国第一位女灸学家鲍姑，精通灸法，以艾线灸人身之赘瘤和赘疣疗效显著。在《鲍姑祠记》中记载："鲍姑用越岗天然之艾，以灸人身赘疣，一灼即消除无有，历年久而所惠多。"如今广州越秀山麓三元宫还设有鲍姑殿和她的塑像，并留有楹联"妙手回春虬隐山房传医术，就地取材红艾古井出奇方""仙迹在罗浮遗履燕翱传史话，医名播南海越岗井艾永留芳"。葛洪在《肘后备急方》中所录针灸医方 109 条，其中有 94 条为灸方。明代李梃《医学入门》："药之不及，针之不到，必须灸之"，说明灸法的重要作用。

艾灸治病主要体现在温经散寒、扶阳固脱、升阳举陷及拔毒泄热等作用。《灵枢·刺节真邪》篇记载："脉中之血，凝而留止，弗之火调，弗能取之。"《灵枢·禁服》亦载："陷下者，脉血结于中，血寒，故宜灸之。"通过热灸对经络穴位的温热性刺激，可以温经散寒，加强机体气血运行，达到治疗或者缓解疾病的作用。艾灸对血寒运行不畅，留滞凝涩引起的痹证、腹泻等疾病，效果甚为显著。《伤寒论》指出："少阴病吐利，手足逆冷……脉不至者，灸少阴七壮""下利，手足厥冷，烦躁，灸厥阴，无脉者，灸之"。说明凡出现呕吐、下利、手足厥冷，脉弱等阳气虚脱的重危患者，可用大艾炷重灸关元、神阙等穴，在临床上常用于中风脱症、急性腹痛吐泻、痢疾等急症的救治。《灵枢·经脉》篇记载："陷下则灸之"，是说气虚下陷，脏器下垂的病症可以多用艾灸疗法。《类经图翼》："洞泄寒中脱肛者，灸水分百壮。"艾灸不仅可以益气温阳，升阳举陷，安胎固经，还对卫阳不固、腠理疏松者，如脱肛、阴挺、久泄等病也有效果。《黄帝内经》最早记载了"热可用灸"，是指用艾灸治疗痈疽。《备急千金要方》进一步指出灸法对脏腑实热有宣泄的作用，"小肠热满，灸阴都，随年壮"，"肠痈屈两肘，正灸肘尖锐骨各百壮，则下脓血，即差""消渴，口干不可忍者，灸小肠俞百壮，横三间寸灸之"，说明了艾灸对热毒蕴结所致的痈疽及阴虚内热证的治疗作用。

三　艾烟熏

艾烟在古代临床中的应用早在《五十二病方》中就已有记载。艾烟熏主要应用在以下方面。

1. 熏蒸防疫

我国在几千年的疫病斗争中，逐渐形成了丰富的防疫经验。其中，运用艾草熏蒸在古代的防疫实践中被证明是非常有效的措施，这是古代医家和人民的独特创造。传统艾灸穴位可以增强机体抵抗疫病能力外，艾叶熏蒸在防疫应用中也发挥了极其重要的作用。早在春秋时期，《庄子》中就记载了"越人熏之艾"。晋朝《肘后备急方》中提到："断瘟疫病令不相染，密以艾灸病人床四角，各一壮，佳也。"隋唐时期，《千金要方》中亦载："凡入吴蜀地游宦，体上常须两三处灸之，勿令疮暂瘥，瘴疠温疟毒气不能著人也。"明清时《普济方》中也论述了用艾灸治疗时气瘴疫及霍乱。以上的医学典籍都证明了艾叶熏蒸可以发挥消毒防疫病的作用。直至今日，艾草熏蒸仍在临床作为空气消毒措施之一。在此次新冠肺炎疫情中，艾叶熏蒸空气消毒已经应用起来，如华中科技大学同济医学院附属同济医院中医科专家制订的《新型冠状病毒感染的肺炎中医诊疗方案及预防方案》中提到居家防护方法之一就是熏艾条。同时，胶州市里岔镇政府、卫生院、敬老院已运用艾条艾绒持续燃烧熏蒸消毒，郑州市中医院也采用了艾叶熏蒸用来预防新冠肺炎疫情中的交叉感染。

2. 燥湿杀虫止痒

《五十二病方》中记载"朐痒（肛门瘙痒）治之以柳蕈一捼、艾二……而燔其艾、蕈"，即以艾叶、柳蕈烧之，熏治朐痒；《肘后备急方》中记载："烧艾于管中熏之，令烟入下部，中少雄黄杂妙"，以艾叶和雄黄为主的复方烧烟熏治肛门瘙痒。《备急千金要方》则记载以艾叶、猬皮、熏黄及雄黄等复方药材烧烟熏治痔疮，如"治五痔方，皮（方，三指大，切）熏黄（如枣大，末）熟艾（如鸡子大）上三味，穿地作孔调和，取便熏之，口中熏黄烟气出为佳"。《本草纲目》记载的"熟蕲艾一两……分作四条，每以一条安阴阳瓦中，置被里烘熏""肠痈屈两肘，正灸肘尖锐骨各百壮，则下脓血，即差""消渴，口干不可忍者，灸小肠俞百壮，横三间寸灸之"，说明艾灸对热毒蕴结所致的痈疽及阴虚内热证具有治疗作用。可以单用艾烟直接熏治疥疮，以达到杀虫止痒的效果，也可以用艾叶、雄黄和青布烧烟直接熏治臁疮（湿疹）。

3．消肿止痛

在《肘后备急方》中记载艾烟加入清水，清洗眼睛治疗火眼肿痛，起到消肿止痛的作用。《圣济总录》也记载了用艾烟熏过的中药粉渣加水调和清洗眼部，用来治疗"暴赤眼"。《本草纲目》中则记载："风虫牙痛……铺艾，以箸卷成筒，烧烟，随左右熏鼻，吸烟令满口"，用艾烟熏鼻，将艾烟吸入口中再吐出，治疗牙痛，可达到消肿止痛的作用。《医宗说约》中用蕲艾裹黄蜡搓成条状，烧烟熏耳中，使烟入耳，起到止痒止痛的作用。

4．止咳平喘

《外台秘要》中记载"蜡纸一张，熟艾薄布遍纸上，熏黄（末三分），款冬花（末二分）上三味，并遍布艾……烧下头烟，咽之亦可……"，即将熟艾、熏黄和款冬花三味中药用纸卷成柱状，点燃后患者倒吸其烟用以治疗咳嗽。《古今医统大全》也有记载"治喘通用诸方，一用信八分，豉一两，每服二十丸，又法二件研成膏，涂碗内，艾烟熏，入生珠末，丸……数服顿愈"，即将艾烟入丸剂，口服平喘。

5．祛风通络

艾叶具有通十二经、走三阴、理气血的功效，古代临床应用艾烟也体现了这一作用。《肘后备急方》对中风掣痛不仁者"以干艾斛许，揉团纳瓦甑中，并下塞诸孔，独留一目，以痛处著甑目而烧艾熏之……"。《济世全书》记载有："用黄蜡一二两……将蕲艾揉软，薄摊纸上，以箸卷为筒，一头插耳内，一头用火燃之，令烟熏入耳内，热气透入耳，痛即止，再不发"，用黄蜡和蕲艾烧烟熏治偏头风，从而达到祛风通络止痛的作用。

第四节　艾叶在预防新型冠状病毒肺炎上的应用

 新型冠状病毒肺炎简介

2020 年初，一场突如其来的新型冠状病毒肺炎（Corona Virus Disease

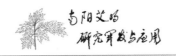

2019，COVID-19）席卷各地，截至 2022 年 3 月，全球累计确诊人数约 4.8
亿，累计死亡病例约 612 万，在我国累计确诊人数约 58 万，累计死亡病例约
1.4 万，是近百年来影响范围最广的重大公共卫生事件，全人类共同面临前所
未有的危机。

新型冠状病毒（SARS－CoV－2）属于 β 属的冠状病毒，世界卫生组织
（WHO）提出的"关切的变异株"（variant of concern，VOC）有 5 个，分别为
阿尔法（Alpha）、贝塔（Beta）、伽马（Gamma）、德尔塔（Delta）和奥密克
戎（Omicron）。Omicron 株感染病例已取代 Delta 株成为主要流行株。临床表
现如下：潜伏期 1~14 天，多为 3~7 天。以发热、干咳、乏力为主要表现。
部分患者以鼻塞、流涕、咽痛、嗅觉味觉减退或丧失、结膜炎、肌痛和腹泻
等为主要表现。重症患者多在发病一周后出现呼吸困难和（或）低氧血症，
严重者可快速进展为急性呼吸窘迫综合征、脓毒症休克、难以纠正的代谢性
酸中毒和出凝血功能障碍及多器官功能衰竭等。根据流行病学调查，经呼吸
道飞沫和密切接触传播是其主要的传播途径，在相对封闭的环境中经气溶胶
传播及接触被病毒污染的物品后也可造成感染。目前治疗 SARS－CoV－2 感染
的药物主要有：①抗病毒治疗。主要药物为 PF－07321332/利托那韦片（Pax-
lovid）、安巴韦单抗/罗米司韦单抗注射液及静注 COVID－19 人免疫球蛋白，
用于轻型和普通型且伴有进展为重型高风险因素的患者。②免疫治疗。主要
有糖皮质激素和白细胞介素 6（IL－6）抑制剂，用于重型和危重型患者。
③抗凝治疗。主要有肝素或普通肝素，用于具有重症高危因素、病情进展较
快的普通型、重型和危重型患者。④中医治疗。本病属于中医"疫"病范畴，
病因为感受"疫戾"之气，根据病情、证候及气候等情况进行辨证论治。主
要药物有金花清感颗粒、连花清瘟胶囊（颗粒）、疏风解毒胶囊（颗粒）等，
适用于轻型、普通型、重型患者，在危重型患者救治中可结合患者实际情况
合理使用，同时根据不同临床表现还可配合针灸进行治疗。中医治疗在本次
新冠肺炎疫情中发挥了重要作用，治疗效果显著。

艾草预防 COVID－19 的中医理论依据

《素问·刺法论》中云："不相染者，正气存内，邪不可干，避其毒气。"

正气是人体抗邪的能力，它包括脏腑、经络、气血功能，抗病和康复功能。现代医学的免疫功能是正气的一部分，相当于抗病能力。正气盛，身体抵抗力就强，邪气就难以侵袭，疾病自然能够避免。《素问·评热病论》中记载："邪之所凑，其气必虚。"邪气，即可导致人体功能紊乱、内外环境失衡的各种致病因素。外邪是指外部环境的一切致病因素，如六淫之邪、疫疠、瘴气等。内邪是指因体内阴阳失衡、脏腑失和、气血失调而引起的病邪，如郁滞之气、瘀血、热毒、痰湿等。当正气不足，或邪气的致病能力超过正气的抗病能力的限度时，表现为邪盛正衰，机体阴阳失调，脏腑经络功能紊乱，从而引发疾病。有学者提出，中医理论的核心是正气和邪气相争的气化论。

"疫"指瘟疫，是中医学对烈性传染病的概称，COVID－19 具有强传染性，因此 COVID－19 可归属于中医学"疫"病范畴。中医认为，COVID－19 的病因是感受疫疠之气，病机为疫毒外侵，肺胃受邪，损伤正气，病理性质涉及湿、寒、燥、毒、瘀。中科院院士仝小林实际考察武汉市定点医院收治的病例，发现患者多有纳差、脘痞、大便黏滞不爽等临床表现，结合舌质淡胖、苔白厚腻伴有齿痕，脉象或滑或濡，一派寒湿之象。武汉当地正值寒冬且气候异常潮湿，寒湿之邪滋生疫气，共同侵袭人体而发病。国医大师薛伯寿也认为本次疫情基本属于仲景寒湿疫。因此，"扶正驱邪"是预防新冠肺炎的关键，"治未病"是预防的核心理念。一方面，强调"正气存内，邪不可干"，即"扶正"，如通过药膳药茶、作息规律、适度运动、艾灸、中药调理等措施，扶助机体正气，增强机体免疫力和抗病能力，内邪则不生；另一方面，强调重视"避其毒气"，即避开具有传染性的疠疫，首先要隔离传染源，其次生活中做好戴口罩、勤洗手、不聚集、常消毒等日常防护，这也是最直接的预防方法。

明代李时珍在《本草纲目》中详细记载了艾叶的功效："可以取太阳真火，可以回垂绝元阳。服之则走三阴，而逐一切寒湿，转肃杀之气为融和；灸之则透诸经，而治百种病邪，起沉疴之人为康泰，其功亦大矣。"COVID－19 中医学辨证属"寒湿疫"，艾叶的功效就包括内服祛湿寒、外灸治百病，是"扶正祛邪"的医草。现代药理研究也表明，艾叶具有抗菌抗病毒、抗炎镇痛、抗过敏、增强免疫力等诸多作用。仝小林在接受央视采访时介绍到，新型冠状病毒肺炎当属"寒湿疫"，是感受寒湿疫毒而发病。中医可以试用如艾灸神阙、关元、气海、胃脘、足三里等，可以温阳散寒除湿，调理脾胃，提高机体的免疫功能。武汉金银潭医院的张丽、上海交大瑞金医院的张欣欣等人在国际顶级医学期刊《柳叶刀》发表的文章指出，本身免疫功能低下的人群更易受到新冠病毒感染。上海市公共卫生临床中心医务部主任、感染病主任医师沈银忠在接受媒体采访时也表示：当前，治疗新型冠状病毒性肺炎在尚无特效药物的情况下，机体自身的免疫力对于疾病的恢复也具有重要作用。国家卫生健康委员会专家组成员、中国工程院院士张伯礼在疫情防控新闻发布会上提到："中药治疗是对症治疗，实际中药治疗不是针对病毒，更多的是调节肌体的免疫状态。身体抵抗力提高了，就不容易被病毒感染。"《扁鹊心书》中记载："夫人之真元乃一身之主宰，真气壮则人强，真气弱则人病。"其实说的就是增强人体体质的重要性。所以，在疫情防控阶段，采用艾灸、艾浴或内服艾叶膳食方剂来调理脾胃，温阳散寒，增强免疫功能，对于预防和抵抗新型冠状病毒肺炎感染是有科学依据的。

艾叶防疫历史

艾叶在传统中医药防治瘟疫的应用历史悠久，如民间的悬艾叶、挂艾虎、洗艾浴、食艾糕、饮艾酒、熏艾烟，医家常用艾灸来治百病。早在春秋时期，《庄子》中就有记载"越人熏之以艾"。东晋葛洪的《肘后备急方》详细记载了艾叶防瘟疫的方法，效果很好："断瘟病令不相染，密以艾灸病人床四角，各一壮，佳也。"宋代官修《太平圣惠方》、明代朱橚等编撰的《普济方》都继承了这一观点。"五六日以上不解，热在胸中，口禁不能言，唯欲饮水者"，以干艾叶煮水服用，能有效治疗热性传染病。东晋范汪的《范东阳杂药方》亦有论述用艾灸法预防流行性霍乱，可使人"终死无忧"。隋唐时期，孙思邈《千金要方》记载："凡入吴蜀地游宦，体上常须两三处灸之，勿令疮暂瘥，瘴疠瘟疟毒气不能着人也。"从文献记载中看到，唐朝利用艾灸预防瘟疫的现象比较普遍，防治分工更有效。诗人韩愈在《谴疟鬼》写道："医师加百毒，熏灌无停机，灸师施艾炷，酷若烈火围。"明朝李时珍的《本草纲目》中记载，凡疫气流行，可于房内用苍术、艾叶、白芷、丁香、硫黄等药焚烧，以进行空气消毒辟秽，此方法一直沿用至今。清朝赵学敏所著《串雅内外编》

记载干霍乱死灸法："心头微热者，以盐填脐内，纳艾灸，不计数，以醒为度。"

基于艾叶防疫上千年的历史，其在防疫上发挥的重要作用有目共睹。随着时代的发展，科学技术的应用，医疗卫生条件的改善，在古代让人闻之色变的瘟疫也很少出现。近年来，较少应用艾叶防治传染病，主要集中在医疗保健和临床应用上。2003年"非典"流行期间，赵宏等采用艾灸大椎、膏肓俞、足三里穴并配合中西药物治疗非典型肺炎恢复期患者，治疗后患者低热、胸闷、乏力、头身酸痛、胸腹胀痛、纳呆、便秘等症状明显改善，查血常规淋巴细胞比例和数目均较治疗前上升，这也进一步表明艾灸有提高患者免疫力的作用。李瑞红采用艾条熏蒸空气消毒来预防流感感染，结果表明艾条熏蒸能有效降低上呼吸道感染发病率，对流感的预防效果比自然通风和空气消毒机更明显。王慧采用逆灸应激法（即保健灸法）预防"非典"，艾灸风门穴、足三里穴，随症加减：对于老年人以及中医辨证属于素体偏虚、偏寒者加灸关元穴或气海穴；小儿加灸身柱穴。一般灸10~15min，要求局部皮肤稍见红晕，每日1次，连灸10次；身柱穴每次灸5~10min，隔日1次，5次为度。艾灸疏通经络之气，激发脏腑功能，提高人体免疫功能，对于预防SARS有积极意义。江叶探讨中医古方单用与古方联合艾灸分别治疗肺结核的临床效果，发现联合艾灸的疗法显效时间与起效时间明显优于古方单用，总有效率明显优于古方单用疗法。1920年日本肺结核患者高达120万，西医无法控制，而艾灸治疗该病疗效明显，原志免太郎便提出灸法是预防肺结核的唯一方法，从而掀起日本的艾灸热潮，有效遏制了传染性结核病的蔓延。广州中医药大学第一附属医院在2003年"非典"期间除日常消毒外，还用艾条熏蒸进行空气消毒，最终该院没有死亡病例，几乎没有交叉感染。

艾叶防疫的机制

1. 空气消毒

艾叶在燃烧过程中会产生大量的艾烟，并带有独特的芳香气味。现代研究表明，艾烟的成分十分复杂，洪宗国等研究发现艾烟的主要化学成分为芳烃、萜烯和长链脂肪烃，认为艾烟主要由艾叶的挥发油成分及其氧化产物以及其他成分的燃烧产物组成。刘美凤等通过艾烟与艾叶挥发油化学成分分析对比，发现艾烟中 1,8-桉油精、β-石竹烯等抗菌抗病毒活性成分。因此推测，艾烟通过燃烧释放的艾叶挥发油是其熏蒸防疫的物质基础。梅全喜认为，艾叶烟熏或者熏蒸时，可以在室内形成空气药分子膜层，悬挂的艾香囊等挥发成分也能在人体周边形成天然消毒气幕，艾叶中天然杀菌、抗病毒成分可于呼吸道中形成"药膜"，积聚大量抗体，从而达到灭菌杀毒预防传染病的效果。《中药大辞典》中阐明：艾叶烟熏对变形杆菌、伤寒及副伤寒杆菌、结核杆菌、金黄色葡萄球菌、大肠杆菌、枯草杆菌及铜绿假单胞杆菌有显著的抑制作用，临床上发现，在用艾烟熏过的病房中，部分病人的感冒可不治自愈，艾烟熏对局部的带状疱疹、皮肤化脓性感染、皮癣等均有良好的治疗作用。陈勤、马惠兰均采用艾条熏蒸消毒与紫外线消毒效果进行对比，发现两者均具有较好的消毒效果，但艾叶熏蒸消毒效果明显优于紫外线消毒法，且不受环境影响，无皮肤黏膜刺激。李小敏等在爱婴病房采用艾条熏蒸进行空气消毒，不仅具有较好的灭菌效果，而且对乙肝病毒也有一定的灭活作用。上海第二医学院附属第三人民医院研究了艾叶烟对腺病毒、鼻病毒、流感病毒、副流感病毒四种呼吸道病毒的作用，烟熏 60min 后灭杀率基本达 90% 以上。艾叶熏烧既可单独使用，也可搭配其他中草药一起使用，如搭配苍术、白芷、桉叶等，消毒效果则更加显著。

2. 调节免疫

艾烟熏灸能够影响不同的免疫器官、免疫细胞、免疫调节因子、免疫球蛋白等，提高机体的免疫功能，从而有力地抵抗细菌、病毒的侵犯。黄畅等对腹腔注射环磷酰胺所致白细胞减少症的小鼠进行干预，发现艾烟组及艾灸组小鼠免疫器官损伤程度较模型组低，小鼠白细胞数量升高，促进造血功能的恢复，表明艾烟及艾灸能有效保护免疫器官。张彤通过艾灸翳风穴治疗青少年周围性面瘫患者，经一个月治疗后机体 T 淋巴细胞（CD_3）及 T 辅助细胞（CD_4）明显上升，CD_4/CD_8 比例明显改善，表明艾灸翳风穴能增强青少年周围性面瘫患者免疫功能。刘振威将艾灸足三里、关元、三阴交等穴联合高效抗反转录病毒疗法（HAART）与单纯 HAART 治疗人类免疫缺陷病毒（HIV）感染者的临床疗效进行对比，发现联合治疗组 CD_4+/CD_8+、血清 IL-2 水平与生存质量评分中生理领域、心理领域、社会关系领域、综合评分均高于对照组，血清 IL-7 明显低于对照组，表明艾灸对感染者的细胞免疫功能是有一定改善作用的。傅莉萍通过建立荷瘤小鼠模型，对比艾灸和 5FU 对小鼠免疫功能的影响，结果显示艾灸组 CD_3、CD_4、CD_4/CD_8 比率、NK 细胞、LAK 杀伤活性比 5FU 组显著提高，表明艾灸能提高小鼠的免疫力。

 五 艾叶预防新型冠状病毒肺炎的应用实例

2020 年 1 月 22 日，湖北省蕲春县蕲艾产业协会下发防疫通知，推荐通过艾叶烟熏、艾叶洗浴、艾灸防瘟、艾叶香囊、艾叶洗手等方法进行防疫。这是在新型冠状病毒肺炎疫情中首次提出的使用艾叶防疫的非正式官方文件。

2020 年 1 月 24 日，在河南省郑州市中医院的门诊大厅，3 个熏艾盒开始工作，艾条、艾绒持续燃烧，艾烟持续在门诊大厅弥漫，覆盖门诊大厅每个区域。这是在新型冠状病毒肺炎疫情中首次使用艾叶的案例。

2020 年 1 月 27 日，中国医疗保健国际交流促进会亚健康专业委员会下发关于针对防护新型冠状病毒肺炎的通知，建议各会员单位尝试中医疗法，尤其是艾灸神阙、关元、气海、中脘及足三里等穴位，提高身体免疫力，防毒抗疫。

自从 2020 年 1 月 28 日仝小林院士在采访中提到采用艾灸来祛除湿气、提高阳气后，全国各省市中医院、普通市民纷纷采纳该法，自此艾叶成为新型冠状病毒肺炎防治措施的重要一部分。

2020 年 1 月 28 日，山东省泰安市中医二院门诊大厅和部分楼层艾烟氤氲，艾香升腾，就诊患者和医务工作者穿梭其间。

2020 年 1 月 28 日，四川省自贡市中医院各门诊咨询台内都摆放着熏艾盒，艾条持续燃烧，市民还可以自行艾灸，购买防流感中药，提高身体免疫力。

2020 年 1 月 31 日，《人民日报》官微转发中医药居家预防手册：预防新型肺炎，可以艾灸！每天灸足三里、上巨虚、地机 3 个穴位，以温阳散寒，除湿健脾和胃，预防新冠肺炎。

2020 年 2 月 7 日，河南省汤阴县人民政府下发关于倡导合理使用艾灸盒预防疫情传播的通知，要求各机构单位开展环境熏燃消毒和自主灸疗方法。

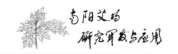

2020 年 2 月 8 日，中国针灸学会发布《新型冠状病毒肺炎针灸干预的指导意见（第一版）》，对疑似病例、轻型和普通型患者、恢复期患者的艾灸方法做了一个详细的分类指导，不同人群采用不同方法艾灸。

2020 年 2 月 9 日，河南省郑州市鲁庄镇外河村艾草产业扶贫项目助力疫情防控工作，巩义市艾邦农业有限公司负责人徐青峰为在一线执行防疫防控任务较重的解放军联勤保障部队 988 医院送来价值一万元的艾条等艾草制品，用于防疫消毒工作。

2020 年 2 月 9 日，河南省南阳市卫生健康委员会和中医药发展局发布《南阳市防治新冠肺炎艾灸处方（试行）》，推荐各医疗机构参照使用。

2020 年 2 月 13 日，江西中医药大学附属医院陈日新教授团队开始用艾灸法治疗新冠肺炎患者。据悉，艾灸疗法进入病房六天，共治疗 22 个病人、56 人次，疗效喜人。

2020 年 2 月 14 日，中医整体接管的江夏方舱医院开始收治患者，将综合运用针灸、按摩、艾灸、太极、八段锦等中医特色疗法。

2020 年 2 月 20 日，《新闻夜线》主持人连线雷神山医院参与救治的刘华医生，雷神山医院使用无烟艾，既能达到艾灸的效果，又不会燃烧出颗粒。

2020 年 2 月 28 日，山东省济宁市中医院采用艾条进行室内消毒，艾灸神阙、关元、气海、足三里等穴位，一周两次，提高身体免疫力。

2020 年 3 月 4 日，湖南省常德市石门县中医医院采用艾条熏蒸进行空气消毒，艾灸大椎、肺俞、风门、中脘、关元、神阙、天枢、合谷、足三里等穴位和发放中药汤剂来增强患者的身体免疫力。

2020 年 3 月 25 日，广东省清远市中医院推出防疫"锦囊"，助力各单位、企业安全复产复工。防疫香囊由苍术、艾叶、石菖蒲、白芷等中药组成，具有芳香避秽、祛风化湿、提高人体免疫力的作用。烟熏消毒系列采用艾叶和苍术。

六 艾叶防疫主要措施

疫情期间，全国多地医院均将艾叶烟熏、艾叶洗浴、艾叶洗手、艾灸防瘟、佩戴香囊等作为防疫重要手段和建议。以下是艾叶防疫的几种方法：

1. 艾叶烟熏

关紧门窗后取适量艾条点燃，通风30min，一日一次。

2. 辟秽香囊

处方1：藿香15g、佩兰15g、冰片6g、雄黄3g、白芷20g、艾叶10g。

处方2：艾叶12g、藿香8g、薄荷8g、佩兰8g、白芷6g、木香6g、苍术8g、青蒿8g、草果4g、丁香8g、肉桂8g、贯众4g。

处方3：苍术10g，艾叶10g，菖蒲10g，薄荷10g，藿香10g。

将药材捣碎，装入致密布袋中，随身佩戴或置于枕边、案头。两周更换一次。

3. 艾叶洗浴

用艾叶或市售泡脚泡澡包煮水，晾至适宜温度，用于洗澡或泡脚。可祛湿寒，疏经活络，促进血液循环。

4. 艾叶洗手

用艾叶煎水，或市售艾叶洗手液，于便后、饭前、戴口罩前、接触口鼻分泌物后、外出归来、触摸动物后等情形，采用七步洗手法洗手。

5. 艾灸防瘟

艾灸关元、大椎、神阙、足三里、中脘、气海等穴，每穴灸10min。

第五节　艾草在国外应用情况

艾草主要分布于亚洲东部的中国、朝鲜半岛、日本、蒙古等地。在日本和韩国，艾草也深受人们喜爱。日本古籍《医心方》有关于艾草的记载。朝鲜高丽僧人一然《三国遗事·纪异》曰："时有一熊一虎同穴而居，常祈于桓雄，愿化为人。时神遗灵艾一柱，蒜二十枚。""艾"字前面加"灵"字说明朝鲜人民视艾草为一种神奇的植物，更加凸显人们对艾草的重视。

 生活中与艾草有关的习俗

据《东京梦华录》载，端午前开封市民买来桃、柳、葵花、蒲叶、艾草

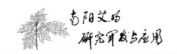
等，端午日将这些东西铺陈门前以避邪，并且流传着"艾旗招百福，蒲剑斩千邪"的民间谚语。在日本，也有着和中国端午节一样的挂艾食艾习俗。日本的汤浴在世界极负盛名，在日本"三步一小汤，五步一大汤"正说明了汤浴遍地的情形，其中艾草汤浴更是深受人们喜爱。在食用方面，跟中国类似，在初春时节，日本有将柔软的艾草做成艾草饼、艾草饭或艾阜团子等各式菜肴的习俗。

韩国古代有端午祭，宫廷里人们会用艾草做成老虎的模样以驱鬼。民间百姓为了辟邪驱鬼，在搬家时会在房子的四个角落点上干艾草，夏日夜晚人们也会点燃艾草来驱赶蚊虫。《东国岁时记》中亦有记录在当天做艾虎而下赐给阁臣之事，其目的也是防除毒气。与中国和日本不同，韩国人钟爱利用艾草美容，他们认为用艾草水洗脸可以舒缓镇静过敏的皮肤，韩国女性还经常敷艾草面膜。在食用方面，韩国主要是在端午节吃艾糕，《京都杂志》指出："按武珪燕北杂志，辽俗五月五日，渤海厨子进艾糕，此东俗之所沿也。"按照传统风俗，在端午这一天要吃"艾子糕"以祭太阳神，而且最好是吃以艾草为原料的车轮形的"山牛蒡饼"之类，其寓意是接受阳气。而《东国岁时记》中记录了车轮形艾子糕的制作方法："端午俗名戍衣。戍衣者东语车也。是曰，采艾叶捣乱，入粳米粉，发绿色，打而作糕，象车轮形食之，古谓之戍衣。"

艾灸的应用

艾灸不仅在中国应用历史悠久，亚洲的日本和韩国也早已在民间有所应用。早在550年，艾灸就经朝鲜传入日本。日本天庆二年（939），天皇发表全日本国民艾灸布告，主要内容就是"春秋施灸，以防疾患，人因应勤于所业，然有所患则业废身蔽，不可不知，妇孺产然"。日本八偶景山的《养生一言草》记载："灸治确为养生诀，年逾四十灸三里。施灸不为寒暑限，疲劳施灸为上策。小儿患病应施灸，胜似服药有神效。"在20世纪30年代日本最长寿家族——万平家族三代之中有6人达100岁以上，据说其长寿秘诀是：每日实践足三里等穴位的艾灸，维持身体的气力旺盛健康。

艾灸在韩国的传播和应用主要是通过名医金南洙先生。金南洙先生被称为"韩国针灸第一人"。他在继承传统中医艾灸的基础上，创造出了"无极保养灸"，将其经验总结在医学专著《针通经络　灸调阴阳》中，金南洙先生将传统针灸方法化繁为简，使其简单易学，平民百姓在家都可以操作，并且适用于许多疾病，成为韩国人追捧的养生方法。

随着社会的发展，科技的不断进步，人民物质生活水平的不断提高，享誉"百草之王"之称的艾草其利用也越来越多元化、多层次。2010 年中国针灸被列入"人类非物质文化遗产代表作名录"，这是世界对中国针灸的一种认可。相信未来艾草利用的多元化、国际化进程将会加快。

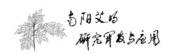

第四章　艾灸的发展应用

第一节　概论

 艾灸历史及演变

艾灸，也称艾灸疗法，是以艾绒或者艾绒为主要成分制成的灸材，点燃后悬置或者放置在穴位或病变部位，进行烧灼、温熨，借灸火的热力以及药物的作用，达到治病、防病和保健目的的一种外治方法。

1. 艾灸的起源

《说文解字》云："灸，灼也。"灸法，是中医学中最古老的疗法之一。大多数学者普遍认为：灸法的起源早于方药甚至是针法，应该稍晚于或者接近于穴位的发现时期。在人类掌握用火之后，在用火过程中发现烧热的卵石接近或抵触身体的某些特殊的部位、意外灼伤等有减轻或消除某些病痛的效果，于是灸法就应运而生了。

"灸法"初期，"灸材"（施灸的器材）可能以卵石之类的石材为主，虽然经久耐用、取材容易、携带方便，但存在温热不匀、温热不能持久等问题，因而疗效也就常常得不到保障。因此，寻找更好的灸材，成为灸法发展接下来的医疗实践与探索主题。

从《黄帝明堂灸经》和《针灸资生堂》等相关论述可知，人们先后尝试过的灸材有各种树木、竹材等，但得出了此"八木""切宜避之"的结语，同时也发现了"清麻油点灯""灯上烧艾点灸"也可达到"至愈不疼痛"的良好疗效。以艾叶揉搓成的艾绒制成的灸材具有良好的支撑性和成型性，可手持，灸火温热持久，是最适合的天然灸材。

2. 艾灸的发展演变

根据现有文献记载，灸法至春秋时期蔚然成风，先秦诸子百家的著作中记载了这一盛况。秦始皇一统中原后稳定统一的社会环境为中医逐步成熟提供了条件。马王堆汉墓出土的《足臂十一脉灸经》是先秦中医文化又一重要考据。《黄帝内经》《神农本草经》《伤寒杂病论》相继问世，标志着以针、灸、药、食四大疗法为主体的中医开始成熟。

魏晋南北朝时期，大量医家对艾灸展开了积极热情的探索，曹操之孙曹翕撰《曹氏灸方》、葛洪著《肘后备急方》，创隔物灸疗；葛洪之妻鲍姑发明了灸疗史上第一个施灸工具瓦甑。

唐代是灸法作为主流疗法的时代，灸法成为专科，太医署专设灸师一职。王焘的《外台秘要》弃针而言灸，孙思邈的《千金要方》更是明确提出了"针、灸、药"三位一体的治疗手段。

宋太祖赵匡胤亲为太宗赵光义灸疗疾患，使得灸法在宋代得到了很好的传承和发展。宋代以后，艾灸史料减少，相对地针药疗法的地位上升。

名医辈出的明代，这一时期的艾灸有所发展与创新。李梴提出了"药之不及，针之不到，必须灸之"的论述，成为关于艾灸传承至今的绝唱。

清朝以及近代，由于西学的传入，中医包括艾灸逐渐式微，但艾灸早已扎根于民间，在日常生活中以"一针一草"的方式留传下来。

3. 艾灸的传播

据文史资料记载南北朝时期，伴随经济发展、文化交流，艾灸文化的域外传播与交流也开始了。波斯国、印度、丹丹国（今马来西亚马来东北岸的吉兰丹或新加坡附近）、槃槃国（今泰国南万伦湾沿岸一带）等先后与中国进行过医学交流。500 年，葛洪所著《肘后备急方》部分流传至东瀛，灸学因此落根于日本。

隋唐时期，中外文化交流频繁，中国成为亚洲的医学中心，医学对外传播的速度加快。根据史料记载，6 世纪后，贸易的发展促进了艾灸向印度、缅甸、斯里兰卡、印度尼西亚、波斯、阿富汗、大食、东罗马帝国等国传播。

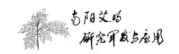
明代郑和下西洋，航海时代的发展进一步加速艾灸走出国门走向世界，在日本和朝鲜传播尤为迅速。1644 年，朝鲜自编了第一部针灸专著《针灸经验方》，而日本于 16 世纪后期编撰的《针灸集要》《指南针灸集》也成了日本历史上针灸专著的开端。

16—17 世纪，荷兰人旁特（Dane Jacob Bontl）及赖尼（William Ten Rhyne）等人将灸疗经日本传至欧洲。赫尔曼·布肖夫（Hermann Buschoff）在 1674 年出版了第一本关于艾灸的西方书籍，创造了"Moxibustion（艾灸）"一词。

早期的欧洲施灸者创造了多种灸治手法，但灸材选用十分混乱。德国博物学家、内科医生甘弗（Engelbert Kampfer）在 1683—1693 年多次访问日本、俄罗斯、波斯、印度，在艾灸的传播中起到了重要作用，他在《海外珍闻录》中明确主张使用艾绒作为灸材。灸法在欧洲的推广也得益于法国医师拉兰，他作为医师随拿破仑出征，在行军过程中用艾灸治疗麻痹、破伤风、关节病、脊椎损伤等疾病。

17 世纪末至 19 世纪上半叶，随着传教士、博物学家频繁往返于中国、日本、朝鲜半岛，迄今为止可见有关艾灸的文献多达 80 多篇。而第一本关于艾灸的现代科学研究出版物是由日本医生原岛太郎（Hara Shimitarō）撰写的，他于 1927 年对艾灸的血液学效应进行了深入研究。两年后，他的博士论文被九州帝国大学的医学院接收。艾灸也逐步走上科学论证的道路。

艾灸的作用机制

1. 艾灸机制的传统研究

中医上艾灸以温通经脉、调和气血、协调阴阳、扶正祛邪等来达到预防和治疗疾病以及保健养生的功效，适应范围广泛。一般认为，艾灸温热效应包括"温通"和"温补"的作用。

艾灸的温通效应是指在艾灸的施治过程中，艾火或艾燃烧生成物对人体经脉系统的刺激作用具有通经活络、活血化瘀、破结化痰等生物学效应。

艾灸的温补效应是指艾灸疗法所具有的温阳补虚、益气固脱、升阳举陷、强身健体、防病保健、延年益寿等生物学效应。

艾灸的温通效应是艾灸疗法产生治疗作用的必要条件，只有经脉畅通致病邪气和病理产物才有道可循，或直接排出体外，或经其他方式而被代谢掉；艾灸所补益的精气才可沿经脉系统运行至人体所需要的部位发挥作用，达到温补的效果。而艾灸的温补效应既可以直接温通经脉，又能激发人体正气，从而加强温通效应，以补促通。

2. 艾灸机理的现代化研究

（1）局部刺激作用。

现代实验研究认为：灸疗是一种在人体基本特定部位通过艾火刺激以达到治病防病效果的治疗方法。艾燃烧时产生一种十分有效并适宜于机体的物理因子红外线，其中近红外线占主要部分。近红外线较远红外线波长短，能量强，可直接渗透到深层组织，穿透机体的深度可达 10mm 左右，并通过毛细血管网传到更广泛的部位，而为人体所吸收，为机体细胞代谢活动、免疫功能提供必要的能量，也为缺乏能量的病态细胞提供活化能，产生"得气感"；同时又可借助反馈调节机制，纠正病理状态下的能量信息代谢的紊乱，调控机体免疫功能。

（2）药化效应。

艾的成分复杂，含有大量的挥发油，具有较好的渗透作用，艾灸时艾的燃烧产物会吸附在皮肤表面，伴随着热量渗入皮肤发挥治疗的效果。同时艾灸的局部加温及局部皮肤破损（局部化脓灸、隔物灸）都有利于药物透过角质层而为人体吸收。另外研究发现，吸入低浓度的艾烟具有清除自由基、抗衰老、杀毒、灭菌、消炎、改善微循环、提高免疫力等作用。因此，可见艾烟在预防和治疗疾病方面的应用具有多重效应。

（3）免疫调节作用。

艾灸对免疫功能有双向调节作用，即可以使低者升高，高者降低。许多实验都证实灸疗具有增强免疫功能的作用，而在对免疫性疾病灸疗的研究中发现，艾灸可有效调整患者免疫系统功能，减轻病理损害。此外，研究发现艾灸能够通过纠正异常免疫状态，延缓垂体——胸腺轴的老化而起到抗衰老作用。

总体来说，艾灸的作用是由艾条燃烧时的物理因子和药化成分与腧穴和经络相结合而产生的一种综合效应，是每种因素相互影响、相互补充、共同发挥的整体治疗作用。

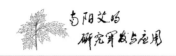

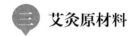 艾灸原材料

1. 艾灸灸材

艾绒：艾灸的主要灸材，以陈旧易燃者为佳。每年阴历 3—5 月，采集新鲜肥厚的艾叶，于干燥通风处阴干后进行碾压，筛去粗梗、杂质及灰尘，反复多次，得干净柔烂如绵的艾绒。优质艾绒样品呈绒团状，表面为灰黄色、土黄色、浅褐黄色或带灰绿色，散有许多至极多的黑色至绿黑色的叶片碎末小点，无或偶见浅黄色或绿黄色的粗纤维。质轻柔软，手捻之不易散开。具特异的艾草浓香或清香气，味微苦、微辛、微涩。点燃后不起火焰，散发芳香气。

艾条：以艾绒为主要成分卷成的圆柱形长条。根据内含药物的有无，分为药艾条和清艾条。

艾炷：选择合适的艾绒，用手工或器具将艾绒制作成小圆锥形，称作艾炷。每燃 1 个艾炷，称灸 1 壮。

2. 艾灸辅助器具

在艾灸过程中，除了用到艾炷、艾条外，还会用到一些辅助器具——温灸器，温灸器是指专门用于施灸的器具。现代温灸器械可大致分为两类，一类为艾灸结合其他材质器械构成的传统温灸器，目前临床常用的温灸器有灸架、灸筒和灸盒等；另一类为经现代科技改良后的产生模拟艾灸治疗作用的灸疗仪。

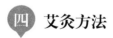 艾灸方法

1. 艾灸常用方法

（1）艾条灸。

艾条灸法分为悬起灸法和实按灸法。

悬起灸法：分温和灸、回旋灸、雀啄灸。施灸者手持艾条，将艾条的一端点燃，直接悬于施灸部位之上，与之保持一定距离，使热力较为温和地作

用于施灸部位。其中将艾条燃着端悬于施灸部位上方距皮肤 2~3cm 处，灸至有温热舒适无灼痛的感觉、皮肤稍有红晕者为温和灸；将艾条燃着端悬于施灸部位上方距皮肤 2~3cm 处，平行往复回旋熏灸，使皮肤有温热感而不至于灼痛者为回旋灸；将艾条燃着端悬于施灸部位上方距皮肤 2~3cm 处，对准穴位，上下移动，使之像鸟雀啄食样，一起一落，忽近忽远地施灸为雀啄灸。

实按灸法：在施灸部位上铺设 6~8 层绵纸、纱布、绸布或棉布；术者手持艾条，将艾条的一端点燃，艾条燃着端对准施灸部位直按其上，停 1~2s，使热力透达深部。待病人感到按灸局部灼烫、疼痛即拿开艾条。每次每穴可按 3~7 次，移去艾条和铺设的纸或布，见皮肤红晕为度。

（2）艾炷灸。

艾炷灸法分为直接灸法和间接灸法。

直接灸法是将艾炷直接置放在穴位皮肤上施灸的一种方法。根据对皮肤刺激程度不同，又分为非化脓灸法和化脓灸法。在穴位皮肤局部可以先涂增加黏附或刺激作用的液汁，如甘油、凡士林、大蒜汁等，然后将艾炷粘贴其上，自艾炷尖端点燃艾炷。

非化脓灸法：在艾炷燃烧过半，局部皮肤潮红、灼痛时，术者即用镊子移去艾炷，更换另一艾炷，连续灸足应灸的壮数。因此法刺激量轻且灸后不引起化脓、不留瘢痕，故称为非化脓灸法（无瘢痕灸）。

化脓灸法：在艾炷燃烧过半，局部皮肤潮红、灼痛时，术者用手在施灸穴位的周围轻轻拍打或抓挠，以分散患者注意力，减轻施灸时的痛苦。待艾炷燃毕，即可以另一艾炷粘上，继续燃烧，直至灸足应灸的壮数。因此法刺激量重，局部组织经灸灼后产生无菌性化脓现象（灸疮）并留有瘢痕，故称为化脓灸法（瘢痕灸）。

间接灸法是在艾炷与皮肤之间垫隔适当的中药材后施灸的一种方法。根据选用中药材的不同又分为隔姜灸、隔蒜灸等。将选定备好的中药材置放灸处，再把艾炷放在药物上，自艾炷尖端点燃艾炷。艾炷燃烧至局部皮肤潮红、病人有痛觉时，可将间隔药材稍上提，使之离开皮肤片刻，旋即放下，再行灸治，反复进行。需刺激量轻者，在艾炷燃至 2/3 时即移去艾炷，或更换另一艾炷续灸，直至灸足应灸的壮数；需刺激量重者，在艾炷燃至 2/3 时术者

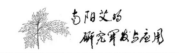

可用手在施灸穴位的周围轻轻拍打或抓挠，以分散患者注意力，减轻施灸时的痛苦，待艾炷燃毕，再更换另一艾炷续灸，直至灸足应灸的壮数。

隔姜灸：用鲜姜切成直径2~3cm、厚0.4~0.6cm的薄片，中间以针刺数孔，然后置于应灸的腧穴部位或患处，再将艾炷放在姜片上点燃施灸。当艾炷燃尽，易炷再灸，直至灸完应灸的壮数。常用于因寒而导致的呕吐、腹痛、腹泻及风寒痹痛等。

隔蒜灸：用鲜大蒜头，切成厚0.3~0.5cm的薄片，中间以针刺数孔，然后置于应灸腧穴部位或患处，再将艾炷放在蒜片上点燃施灸。当艾炷燃尽，易炷再灸，直至灸完应灸的壮数。此法多用于治疗瘰疬、肺结核及初起的肿疡等。

隔盐灸：用纯净的食盐填敷于脐部，或于盐上再置一薄姜片，上置大艾炷施灸。当艾炷燃尽，易炷再灸，直至灸完应灸的壮数。此法多用于治疗伤寒阴证或吐泻并作、中风脱证等。

隔黄土灸：用水调黄土，制成直径2~3cm、厚0.5~0.8cm的薄饼，贴在应灸腧穴或患处，再将艾炷放在黄土饼上点燃施灸。艾炷燃尽，易炷再灸，直至灸完应灸的壮数。用于发背疗疮初起、白癣、湿疹等。

（3）温针灸。

毫针留针时在针柄上置以艾绒（艾团或艾条段）施灸，是针刺与艾灸结合应用的方法。

（4）灸器灸。

常用的灸器有灸架、灸筒和灸盒，采用辅助灸器进行艾灸可以减轻施灸者长时间手持艾条的疲劳，提高艾灸的便捷度，同时也可以一定程度地减少艾灸烫伤、艾烟浓烈等缺点。

灸架灸法：将艾条点燃后插入灸架顶孔，对准穴位固定好灸架；医者或患者可通过上下调节插入艾条的高度以调节艾灸温度，以患者感到温热略烫可耐受为宜；灸毕移去灸架，取出艾条并熄灭。

灸筒灸法：取出灸筒的内筒，装入艾绒后安上外筒，点燃内筒中央部的艾绒，放置室外，待灸筒外面热烫而艾烟较少时，盖上顶盖取回。医生在施灸部位上隔8~10层棉布或纱布，将灸筒放置其上，以患者感到舒适、热力足而不烫伤皮肤为宜；灸毕移去灸筒，取出灸艾并熄灭灰烬。

灸盒灸法：将灸盒安放于施灸部位中央，点燃艾条段或艾绒后，置放于灸盒内中下部的铁纱上，盖上盒盖。灸至病人有温热舒适无灼痛的感觉、皮肤稍有红晕为度。如病人感到灼烫，可略掀开盒盖或抬起灸盒，使之离开皮肤片刻，旋即放下，再行灸治，反复进行，直至灸足应灸量；灸毕移去灸盒，取出灸艾并熄灭灰烬。

（5）日光灸。

先将适量艾绒铺在穴位或病所，借助镜面反光或聚光镜聚焦（注意不可聚焦太强烈而燃着艾绒）将日光投射于艾绒层而施灸，以患者有温热感为度；亦可以取腹部穴，宜周围数穴同取，铺以一层艾绒，厚 0.5 ~ 1cm，置于日光下曝晒（身体周围部位应用衣物遮盖好）。每次灸 15 ~ 60min。此方法适用于风寒，湿痹症及慢性虚弱性腹部疾病等。

（6）艾熏灸。

将适量艾叶（或艾绒）放入容器内煎煮，然后置于盆中，蒸气熏灸之。也可将适量艾绒放于器皿中点燃，易烟熏灸之。此方法适用于治疗风寒湿痹。

2. 取穴方法

（1）穴位：学名腧穴。是脏腑、经络气血输注出入的特殊部位，也是针灸、推拿等疗法主要的施术部位。凡归属于十二经脉、任脉、督脉的腧穴，都称为十四经穴。这些腧穴分布在十四经循行路线上，不仅具有主治本经病症的作用，而且能反映相关经脉及所属脏腑的病征。

（2）手指取穴：中医里常根据手指尺寸定位取穴，以本人的手指为标准度量取穴，称为"同身寸"。手指比量的量度为：①拇指同身寸：拇指中节的宽度为 1 寸，适用四肢部位取穴；②中指同身寸：中指中节两侧横纹头的距离为 1 寸；③二指横寸：食指、中指并起，为 1.5 寸；④三指横寸：中指、食指、无名指并起来，为 2 寸；⑤四指横寸：中指、食指、无名指、小指并起来，为 3 寸。

3. 艾灸顺序

《千金方》上说："凡灸当先阳后阴，言从头向左而渐下，次后从头向右而渐下，乃先上后下也。"《医学入门》说："灸则先阳后阴，先上后下，先少后多。"施灸的顺序一般是：先灸上部，后灸下部；先灸背部，后灸腹部；先灸头身，后灸四肢；先灸阳经，后灸阴经；施灸壮数先少后多，施灸艾炷

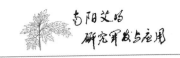

先小后大。施灸需要结合病情，因病制宜，不可拘泥于施灸顺序不变。

4. 灸后处理方法

施灸后皮肤出现红晕、灼热感属正常现象，不用处理即可消失。如灸后产生化脓、起泡等现象，应当注意创面护理。局部出现水疱时，小者可自行吸收，大者可用消毒针挑破，放出疱液，涂上龙胆紫药水或者消炎膏、烫火膏，然后用消毒纱布覆盖加以保护，直至水疱吸收或疮面愈合。

五 艾灸禁忌

（1）禁灸穴：凡是不可施灸穴位称为禁灸穴。古籍中记载的禁灸穴共有47个。而现代医学认为只有晴明、素髎、人迎、委中为禁灸穴。

（2）禁灸：精神病患者禁止施灸。

（3）不宜灸：妇女妊娠期的小腹、腰骶部、乳头、阴部等均不宜施灸。女性经期不宜施灸。过饥、过饱、醉酒、大恐、大渴时不宜施灸。五心烦热、面红耳赤以及邪热内积的人不宜施灸。

（4）不宜直接灸：面部穴位、大血管处等均不宜直接灸，以免烫伤形成瘢痕。关节活动部位不适宜化脓灸，以免化脓溃破，不易愈合，甚至影响功能活动。

第二节 常见艾灸适应证

一 常见疼痛

1. 头痛

（1）临床表现及辨证。

头痛通常表现为头颅上半部，包括眉弓、耳轮上缘和枕外隆突连线以上部位的疼痛，分为外感头痛和内伤头痛。辨外感内伤可根据起病方式、病程长短、疼痛性质等特点进行辨证：外感头痛，一般发病较急，病势较剧，多表现为掣痛、跳痛、胀痛、重痛、痛无休止，每因外邪所致；内伤头痛，一般起病缓慢，痛势较缓，多表现为隐痛、空痛、昏痛、痛势悠悠，遇劳则剧，时作时止。

（2）对症取穴。

主穴：百会、太阳、风池、列缺、率谷。

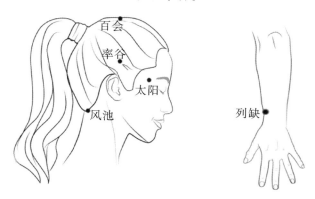

图 4-1　头痛艾灸主穴

表 4-1　头痛艾灸配穴及辨证

症状	配穴	辨证
风寒头痛	合谷、风门	发病较急，头痛如破，连及项背，恶风寒，口不渴，苔薄白
风热头痛	曲池、外关、大椎	起病急，头呈胀痛，甚则头痛如裂，发热或恶风，口渴欲饮，面红目赤，便秘溲黄，舌红苔黄
痰浊头痛	中脘、丰隆、阴陵泉	头痛昏蒙，胸脘满闷，呕吐痰涎，苔白腻，或舌胖大有齿痕
血虚头痛	足三里、脾俞、头维	头痛而晕，遇劳加重，心悸不宁，神疲乏力，面色不华，舌淡苔薄白
肾虚头痛	头维、肾俞、太溪	头痛而空，每兼眩晕耳鸣，腰酸腿软，神疲乏力，遗精，带下，舌红少苔
血瘀头痛	行间、血海、三阴交	头痛经久不愈，痛处固定不移，痛如锥刺，或有头部外伤史，舌紫或有瘀斑瘀点，苔薄白

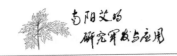

（3）施灸方法。

艾条温和灸：按先灸头部再灸四肢的顺序施灸，每穴位15min，以患者感觉舒适、局部皮肤潮红为度。每日1次。

艾炷隔姜灸：头部可选用小艾炷灸，进行隔姜灸，每穴3~7壮。每日1~2次。此法尤其适用于风寒头痛。

（4）注意及保养。

饮食中尽量减少巧克力、咖啡等可能引起血管收缩的食物。

2．牙痛

（1）临床表现及辨证。

牙痛以牙齿及牙龈红肿疼痛为主要临床表现，大多由牙龈炎、牙周炎、蛀牙或折裂牙导致牙髓感染引起，遇冷、热、酸、甜等刺激时牙痛会发作或者加重。中医认为，牙痛多因外感风邪、胃火过盛、肾虚火旺、虫蚀牙齿引起。

（2）对症取穴。

主穴：内庭、合谷。

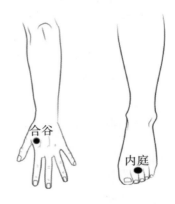

图4－2　牙痛艾灸主穴

表4－2　牙痛艾灸配穴及辨证

症状	配穴	辨证
上牙痛	下关	
下牙痛	颊车	

（续上表）

症状	配穴	辨证
风火牙痛	外关、风池	牙痛阵发，遇风发作，遇冷则痛减，遇热痛重，兼形寒身热，口干，舌红苔薄白
胃火牙痛	大迎、下关	牙痛强烈，牙龈肿胀或出脓血，牵及颌面疼痛，口臭，便秘，舌红苔薄而燥
肾虚牙痛	太溪	牙痛隐约，时发时止，经常在夜里加剧，牙龈微肿胀，轮齿松脱，咬合乏力，可兼耳鸣头晕，腰酸，手足心热，舌红少苔

（3）施灸方法。

艾条雀啄灸：每穴位 15min，每日 1~2 次。施灸时注意力要集中，防止艾条起落的过程中艾灰掉落，灼伤皮肤。

艾炷隔蒜灸：选用小艾炷灸，艾炷黄豆大小，进行隔蒜灸，每穴 7 壮。每日 1~2 次。

（4）注意及保养。

患者需注意口腔卫生，早晚刷牙，饭后漱口。宜多吃清胃火、肝火的食物。勿吃过硬食物，少吃过酸、过冷、过热、过甜的食物。

3．落枕

（1）临床表现及辨证。

落枕是以颈部疼痛、颈部僵硬、转侧不便为主要表现的颈部软组织急性扭伤或炎症。通常睡前无不适，由于枕头不适或睡姿不当、颈部受凉引起经络不畅、寒邪凝滞，从而次日晨起后感到项背部明显酸痛，颈部活动受限。检查时颈部肌肉有触痛，浅层肌肉有痉挛、僵硬，摸起来有"条索感"。

（2）对症取穴。

主穴：天柱、外劳宫、后溪、阿是穴①。

---

①　阿是穴：又名不定穴、天应穴、压痛点。这类穴位一般都随病而定，多位于病灶的附近，也可在与其距离较远的部位，没有固定的位置和名称，它的取穴方法就是以痛为腧，即人们常说的"有痛便是穴"。

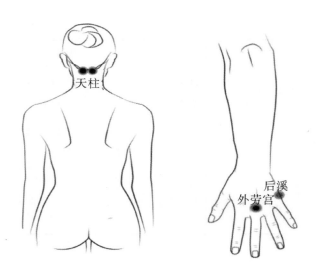

图4-3　落枕艾灸主穴

（3）施灸方法。

艾条温和灸/回旋灸：每次选用3～4个穴位，每穴灸15～20min，每日1～2次。灸天柱时可在穴位处放置一姜片，以免艾灰掉落头发上，引燃头发。

艾炷隔姜灸：多选用局部病处腧穴，2～3个穴位，进行隔姜灸，每穴5～10壮，艾炷如枣核大小。每日1～2次。

（4）注意及保养。

选择有益于健康的枕头，避免不良睡姿，避免受凉。注意肩部保暖，适量运动，常做颈部活动操。

4. 肩周炎

（1）临床表现及辨证。

肩周炎是以肩部长期固定疼痛、活动受限为主症的病征，由于风寒是本病的重要诱因，故又称"漏肩风"。又因好发于50岁人群，又称"五十肩"。患者肩关节疼痛，昼轻夜重，手臂上举、外展、后伸等动作均受到限制，局部按压出现广泛性压痛。若由外伤诱发，则伤后肩关节功能迟迟不能恢复，疼痛持续不愈。

（2）对症取穴。

主穴：肩髃、肩髎、肩贞、肩井、阿是穴。

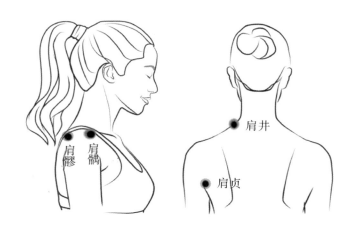

图 4-4 肩周炎艾灸主穴

表 4-3 肩周炎艾灸配穴及辨证

症状	配穴	辨证
肩内侧痛	臂臑、曲池	以肩内侧疼痛为重，并有压痛沿手臂内侧（太阴经、厥阴经）放射至肘腕
肩峰痛	天府、少海	肩峰处压痛，常沿手臂外侧（阳明经、少阳经）放射至肘、臂、指
肩胛痛	天宗、天井	以肩部后侧酸痛为重，沿上臂后侧向前臂、手指放射

（3）施灸方法。

艾条温和灸：取舒适体位，每穴灸 15～20min，每日 1 次。对知觉不明显的患者，施灸者可把食指和中指放在穴位周围感受温度，以免温度过高灼伤皮肤。

艾炷隔姜灸：多选用局部病处腧穴，2～3 个穴位，进行隔姜灸，每穴 5～10 壮，艾炷如枣核大小。每日 1 次。

温灸器灸：施灸时多选用肩部压痛点，每次灸 15～30min，每日 1 次。

（4）注意及保养。

患者需重视防寒保暖，避免肩部受凉。避免长时间保持同一姿势，坚持做康复治疗，坚持锻炼。

5．痹痛

（1）临床表现及辨证。

痹痛主要以肢体、筋骨、关节、肌肉等处发生疼痛、重着、酸楚、麻木，或关节屈伸不利、僵硬、肿大、变形等为临床表现，中医认为是由于风、寒、湿、热、痰、瘀等邪气痹阻经络，影响气血运行导致。

（2）对症取穴。

主穴：鹤顶、膝眼、曲池、阿是穴。

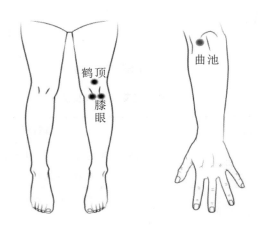

图4-5　痹痛艾灸主穴

表4-4　痹痛艾灸配穴及辨证

症状	配穴	辨证
风痹	膈俞、风门、血海	疼痛部位游走不定，恶风寒、发热、舌苔黄腻
寒痹	肾俞、关元	全身或局部关节疼痛，疼痛剧烈、痛点固定，得热痛减，遇冷加剧，舌苔白
湿痹	足三里、阴陵泉、商丘	肌肤麻木，肢体关节酸楚，重着而痛，手足笨重活动不灵，阴雨天加剧，苔白腻
热痹	大椎、足三里	又称痛风，肢体关节灼痛，或痛处红肿、肿胀剧烈，筋脉拘紧，兼有发热，口渴，苔黄

（3）施灸方法。

艾条温和灸：选穴 4 ~ 6 个，每穴灸 15 ~ 20min，每日 1 次。对知觉不明显的患者，施灸者可把食指和中指放在穴位周围感受温度，以免温度过高灼伤皮肤。

艾炷隔姜灸：每次每穴 5 ~ 10 壮，艾炷如枣核大小。每日 1 次。

（4）注意及保养。

经常在关节周围局部按摩有助于缓解疼痛。用有温经散寒、祛风除湿功效的中药煎煮液熏洗关节，也有助于缓解病情。

6. 扭伤

（1）临床表现及辨证。

扭伤是指四肢关节或躯体部的软组织（肌肉、肌腱、韧带、血管等）损伤，以损伤部位疼痛肿胀和关节活动受限为主要临床表现，不出现骨折、脱臼、皮肉破损等情况。多发于腰、踝、膝、肩、腕、肘、髋等部位，多由剧烈运动或负重持重姿势不当，或不慎跌扑、牵拉或过度扭转引起皮肉经脉受损所致。

（2）对症取穴。

主穴：肾俞、志室、大肠俞、阿是穴。

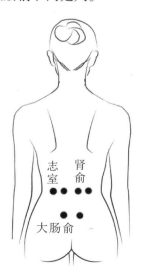

图 4 - 6　扭伤艾灸主穴

表 4-5 扭伤艾灸配穴及辨证

扭伤部位	配穴	辨证
肩部	肩髎、肩髃、肩中俞、肩贞、膈俞、条口	扭伤部位疼痛，关节活动不利或者完全不能活动，继而出现肿胀、伤处肌肤发红或青紫。
肘部	曲池、天井、尺泽、小海	
腕部	阳池、阳溪、阳谷	
腰部	肾俞、腰阳关、后溪	
髋部	环跳、秩边、承扶	皮色发红，多为皮肉受伤，青色多为筋伤，紫色多为淤血留滞
膝部	膝眼、阴陵泉、梁丘、鹤顶	
踝部	昆仑、丘墟、解溪	

（3）施灸方法。

艾条温和灸：选穴 4~6 个，每穴灸 10~15min，阿是穴可灸至 20min，每日 1~2 次。

艾炷隔姜灸：每次每穴 3~5 壮，以皮肤潮红湿润为度。每日 1~2 次。

（4）注意及保养。

发生扭伤后，可立即冷敷消肿止痛，受伤部位要尽量减少活动，避免负重。

7. 腰痛

（1）临床表现及辨证。

腰痛是以腰部一侧或者两侧疼痛为主要症状的一种疾病。多缓慢发病，病程持久，或急性起病，病程较短。多因感受外邪、体虚劳倦、气滞血瘀等情况引发。

（2）对症取穴。

主穴：肾俞、命门、委中、阿是穴。

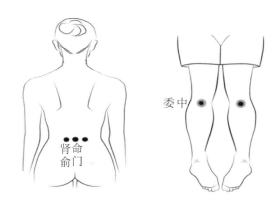

图 4 – 7　腰痛艾灸主穴

表 4 – 6　腰痛艾灸配穴及辨证

症状	配穴	辨证
腰部冷痛重着	腰阳关、阳陵泉、大肠俞	腰部冷痛重着，转侧不利，逐渐加重，每遇阴雨天或腰部感寒后加剧，痛处喜温，得热则减，苔白腻
腰部酸软疼痛	志室、太溪、关元	腰部酸软疼痛，喜按喜揉，腿膝无力，遇劳则甚，卧则减轻，常反复发作

（3）施灸方法。

艾条温和灸：选穴 2 ~ 5 个，每穴灸 10 ~ 15min，每日 1 次。腰阳关、肾俞、志室、阿是穴可灸至 20min。

艾炷隔姜灸：每次每穴 3 ~ 5 壮。每日 1 次。

（4）注意及保养。

避免坐卧湿地，避免夏天贪凉，避免拿重物，经常热敷。艾灸穴位治疗腰痛时，可按摩背部肌肉以及肾俞、委中、命门、腰俞等穴位来缓解疼痛。

8. 坐骨神经痛

（1）临床表现及辨证。

坐骨神经痛指坐骨神经分布范围即腰、臀、大腿后、小腿后外侧和足外侧发生的疼痛症状。多因风寒湿邪凝滞、气血运行不畅、经络瘀堵所致。

（2）对症取穴。

主穴：环跳、秩边、阿是穴。

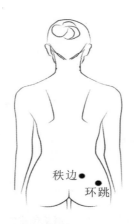

图4-8 坐骨神经痛艾灸主穴

表4-7 坐骨神经痛艾灸配穴及辨证

症状	配穴	辨证
腰痛	肾俞、关元	呈烧灼样或刀割样疼痛，夜间痛感加重，也常因行走、弯腰、咳嗽、打喷嚏、下蹲而使疼痛加剧
臀部痛	次髎	
大腿后侧痛	承扶、殷门	
膝以下痛	阳陵泉、悬钟	

（3）施灸方法。

艾条温和灸：按照从上到下的顺序施灸，选穴3~5个，每穴灸10~15min，每日1~2次。

温灸器灸：施灸时多选用阿是穴，每次灸15~30min，每日1次。

（4）注意及保养。

应注意防止受到风寒湿邪的侵袭，适度锻炼，保护腰部和患肢。养成良好的坐姿、站姿和睡姿。

9. 胃痛

（1）临床表现及辨证。

胃痛是以上腹胃脘部近心窝处发生疼痛为主症的一种病征。其疼痛性质表现为胀痛、隐痛、刺痛、灼痛、闷痛、绞痛等，多见于急慢性胃炎、胃溃疡、胃下垂等症。可有压痛，按之其痛或增或减，无反跳痛。其痛可呈持续性，亦有时作时止。常伴有食欲不振、胃脘痞闷胀满、恶心呕吐、吐酸嘈杂等上消化道症状。

（2）对症取穴。

主穴：足三里、中脘、内关。

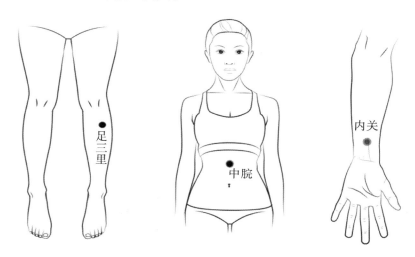

图4-9　胃痛艾灸主穴

表4-8　胃痛艾灸配穴及辨证

症状	配穴	辨证
寒邪克胃	天枢、合谷	胃痛突然发作，畏寒喜暖，得热后胃痛减轻，遇寒加重
食积伤胃	公孙、太白、璇玑	胃脘疼痛胀满，饭后加重，打嗝有酸腐气味，或呕吐不消化食物，吐出后疼痛减轻
肝气犯胃	梁门、太冲	胃脘胀满疼痛，连及两胁，情绪不佳时疼痛会加重，患者喜欢叹气并伴有嗳气返酸
脾胃虚寒	神阙、脾俞	胃痛隐隐，喜暖喜按，食后胃胀，伴有食欲下降、腹泻、四肢酸软，畏寒喜暖等
瘀血停滞	膈俞、公孙	胃脘刺痛，疼痛部位固定，顽固难愈，按后疼痛加重

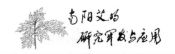

（3）施灸方法。

艾条温和灸：选穴 3 ~ 5 个，每穴灸 10 ~ 15min，每日 1 次。腰阳关、肾俞、志室、阿是穴可灸至 20min。

艾炷隔姜灸：选穴 2 ~ 4 个，每穴 5 ~ 7 壮，艾炷如枣核大小。每日 1 次，重症可每日灸两次。

艾炷隔盐灸：（神阙）每次灸 1 ~ 5 壮，至脐部有较明显的温热感向腹部扩散为宜。

（4）注意及保养。

胃的养护比治疗更重要。注意饮食，不宜过饱或过饿。吃饭细嚼慢咽，少吃或不吃生冷食物。

10. 腹痛

（1）临床表现及辨证。

腹痛是以胃脘以下、耻骨毛际以上部位发生疼痛为主要表现的病征。其疼痛性质表现为胀痛、隐痛、刺痛、灼痛、冷痛、绞痛等，腹部外无胀大之形，腹壁按之柔软，可有压痛，但无反跳痛，其痛可呈持续性，亦可时缓时急，时作时止，或反复发作。疼痛的发作和加重常与饮食、情志、受凉、劳累等诱因有关。

（2）对症取穴。

主穴：足三里、神阙、关元。

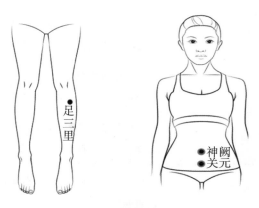

图 4 - 10　腹痛艾灸主穴

表 4 - 9 腹痛艾灸配穴及辨证

症状	配穴	辨证
上腹痛	中脘、下脘	上腹疼痛剧烈，得温痛减，遇寒痛甚，大便溏薄，苔薄白
绕脐痛	天枢、气海	绕脐痛
下腹痛	石门、气海	下腹痛
寒邪腹痛	中脘、天枢、合谷	腹痛急起，剧烈拘急，得温痛减，遇寒尤甚，手足不温，苔薄白
阳虚腹痛	脾俞、肾俞、三阴交	腹痛绵绵，时作时止，喜暖喜按，得温则舒，饥饿劳累后加重，得食或休息后减轻，舌质淡苔白
腹部刺痛	血海、中脘	腹部刺痛、痛处固定、拒按，恶寒身蜷，舌质暗紫或有瘀斑

（3）施灸方法。

艾条温和灸：选穴 3 ~ 5 个，每穴灸 10 ~ 15min，每日 1 次。腰阳关、肾俞、志室、阿是穴可灸至 20min。

艾炷隔姜灸：选穴 2 ~ 4 个，每穴 5 ~ 7 壮，艾炷如枣核大小。每日 1 次，重症可每日灸两次。

艾炷隔盐灸：（神阙）用中艾炷灸 5 ~ 10 壮，至脐部有较明显的温热感向腹部扩散为宜。每日一次。

（4）注意及保养。

腹痛患者要注意调节饮食，注意对腹部的保暖。适当运动，保持心情舒畅。

11．抽筋

（1）临床表现及辨证。

腿抽筋是一种肌肉自发的强制性收缩，通常发生在小腿和脚趾部位。引起腿抽筋的原因有寒冷刺激、肌肉连续收缩过快、出汗多、疲劳过度、缺钙、睡姿不良等。

（2）对症取穴。

选穴：承山、殷门、阳陵泉。

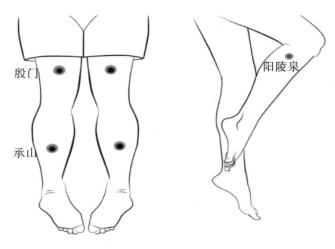

图 4-11　抽筋艾灸选穴

（3）施灸方法。

艾条温和灸：每穴灸 10~15min，每日 1~2 次。

艾炷隔姜灸：每次每穴 3~5 壮，以皮肤潮红湿润为度。每日 1~2 次。

（4）注意及保养。

艾灸可以预防和缓解抽筋。突然抽筋时，可直接通过按摩痉挛的部位来缓解。但若发生全身性抽筋，应镇静止痉，并立即就医。

 亚健康

1. 感冒

（1）临床表现及辨证。

感冒指感受触冒风邪，邪犯卫表而导致的外感疾病。主要表现为鼻塞、流涕、喷嚏、咳嗽、头痛、恶寒、发热、全身不适等。通常由外感六淫（风、寒、火、暑、湿、燥）或感染病毒或细菌引起。

（2）对症取穴。

主穴：大椎、合谷、风池。

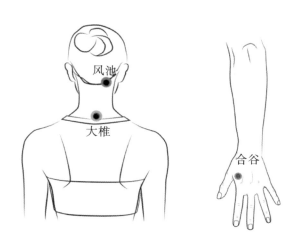

图 4 – 12　感冒艾灸主穴

表 4 – 10　感冒艾灸配穴及辨证

症状	配穴	辨证
风寒感冒	风门、列缺、风府	恶寒重，发热轻，无汗，鼻塞流清涕，苔薄白
风热感冒	曲池、尺泽	发热，微恶风寒，有汗或少汗，鼻塞流黄鼻涕，咳嗽，咽红干痛，舌尖红，苔薄黄
流行感冒	肺俞、风府	突然起病，畏寒高热，多伴有头痛、全身肌肉关节酸痛、极度乏力等全身症状，咽痛、干咳、鼻塞流涕、胸骨后不适等

（3）施灸方法。

艾条温和灸：选穴 3 ~ 5 个，每穴灸 10 ~ 20min，每日 1 次，直至痊愈为止。

艾炷隔姜灸：风寒感冒，选穴 3 ~ 5 个，每穴 5 ~ 7 壮，每日 1 次，重症可每日灸两次。

（4）注意及保养。

感冒往往会诱发其他疾病，故而防治十分重要。季节交替即流感易发的时节，可艾灸风门、肺俞、足三里、大椎来预防感冒。

2. 咳嗽

（1）临床表现及辨证。

咳嗽是以肺失宣降，肺气上逆冲击呼吸道发出咳声或伴有咳痰为主要表现的一种病征。有声无痰为咳，有痰无声为嗽。咳嗽既是一个独立的证候，也是肺系多种疾病的一个症状，其原因有上呼吸道感染、支气管炎、肺炎、喉炎等。

（2）对症取穴。

主穴：肺俞、天突、风门。

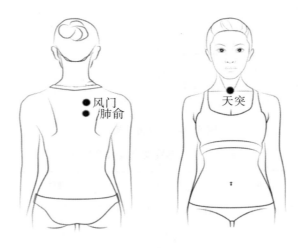

图4-13　咳嗽艾灸主穴

表4-11　咳嗽艾灸配穴及辨证

症状	配穴	辨证
风寒咳嗽	风门、风池、檀中	咳嗽频作，声重，咽痒，痰白清稀，鼻塞流涕，发热恶寒
风热咳嗽	风门、曲池、少商	咳嗽，痰黄黏稠，色黄，口干咽痛，鼻流浊涕，发热恶风，舌红苔薄黄
痰湿咳嗽	丰隆、脾俞、太渊	咳声重浊，痰多壅盛，色白而稀，喉间痰声辘辘，胸闷纳呆，舌淡红，苔白腻
气虚咳嗽	肺俞、气海、丰隆	咳而无力，痰白清稀，面色苍白，气短懒言，自汗畏寒，舌淡嫩，边有齿痕
阳虚咳嗽	命门、关元、肾俞	咳而无力，痰白清稀，面色苍白，畏寒怕冷，四肢不温，完谷不化，舌胖淡，边有齿痕

（3）施灸方法。

艾条温和灸：选穴 3 ~ 5 个，每穴灸 10 ~ 15min，每日 1 ~ 2 次。

艾炷隔姜灸：选穴 3 ~ 5 个，每穴 5 ~ 7 壮，每日 1 次，重症可每日灸 2 次。

（4）注意及保养。

咳嗽会消耗体力，久咳有可能引发支气管炎等，因此需要及早进行治疗。加强饮食调理有助于缓解咳嗽症状，多食养阴生津、清肺润喉的食物，尽量少吃辛辣燥热的食物。

3．呕吐

（1）临床表现及辨证。

呕吐是指胃失和降，气逆于上，使胃中之物从口中吐出的一种病征。一般有物有声谓之呕，有物无声谓之干吐，临床呕与吐常同时发生，故称呕吐。其先驱症状为恶心，也表现为上腹部特殊不适感。

（2）对症取穴。

主穴：内关、中脘、足三里。

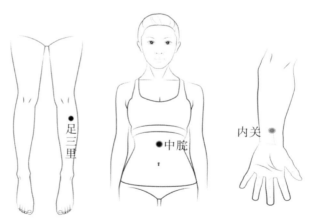

图 4 - 14　呕吐艾灸主穴

表 4 - 12　呕吐艾灸配穴及辨证

症状	配穴	辨证
呕吐	丰隆、建里、神阙、涌泉	实证的呕吐
虚寒呕吐	脾俞、胃俞、神阙	呕吐时作时止，怠倦乏力，喜暖恶寒，四肢不温，大便溏稀，舌胖淡，苔白

（续上表）

症状	配穴	辨证
痰饮内阻	脾俞、公孙、丰隆	呕吐清水痰涎，脘闷不食，头晕心悸，苔白腻
外邪犯胃	大椎、间使、合谷	突然呕吐，胸脘满闷，发热恶寒，头身疼痛，苔白腻

（3）施灸方法。

艾条温和灸：选穴 3～5 个，每穴灸 15～20min，每日 1～2 次。

艾炷隔姜灸：选穴 3～5 个，每穴 5～7 壮，每日 1 次，重症可每日灸两次。

艾炷隔盐灸：（神阙）每次灸 1～5 壮，至脐部有较明显的温热感向腹部扩散为宜。

（4）注意及保养。

治疗期间饮食要清淡，忌食生冷、油腻、黏食等不易消化的食物，多食养阴生津的食物。

4. 呃逆

（1）临床表现及辨证。

呃逆是以气从胃中上逆冻膈，气逆上冲，出现以喉间呃呃连声，声音短而急促，不能自制为主要表现的一种病征。若呃逆是由暴饮暴食或受冷热刺激引起的，可自动缓解；若是由疾病引起的需要治疗。

（2）对症取穴。

主穴：关元、中脘、足三里。

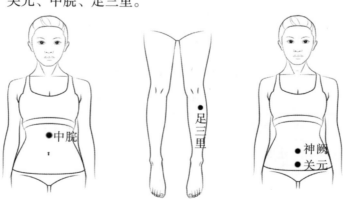

图 4-15　呃逆艾灸主穴

表 4 - 13 呃逆艾灸配穴及辨证

症状	配穴	辨证
肝气犯胃	丰隆、太冲、期门	呃逆连声,常因情志不畅而诱发或加重,胸闷腹胀,纳减嗳气,肠鸣矢气,苔薄白
脾肾阳虚	膈俞、膻中、气海	呃声低长无力,气不得续,泛吐清水,腹胀,喜温喜按,食少乏力,大便溏稀,苔薄白
胃寒	膈俞、梁门、内关	呃声沉缓有力,胸膈及胃脘不舒,遇热得减,遇寒则甚,进食减少,口淡不渴,苔白
痰浊中阻	太冲、期门、丰隆	呃声洪亮有力,呕吐痰涎,腹胀,不欲饮食,头晕心悸,苔白腻

(3)施灸方法。

艾条温和灸:选穴 3~5 个,每穴灸 10~15min,每日 1 次。

艾炷隔姜灸:选穴 3~5 个,每穴 5~7 壮,每日 1 次,重症可每日灸两次。

(4)注意及保养。

呃逆时,可按摩膻中、中冲、太阳、内关、膈俞、少商等穴位来缓解症状。

5.腹泻

(1)临床表现及辨证。

腹泻是以大便次数增多,粪质稀薄或完谷不化,甚至泻出如水样为主症的一种脾肠胃疾病。

(2)对症取穴。

主穴:天枢、神阙、中脘、足三里。

表 4 - 14 腹泻艾灸配穴及辨证

症状	配穴	辨证
脾虚腹泻	脾俞、关元	大便溏稀,夹有不消化食物,稍进油腻则便数增多,腹胀,神疲乏力,舌淡苔白
肾虚腹泻	肾俞、命门	黎明之前脐腹作痛,肠鸣即泻,泻下完谷,泻后即安,小腹冷痛,形寒肢冷,舌淡苔白
寒湿腹泻	阴陵泉、上巨虚、合谷	大便次数增多,粪质清稀,甚至如水样,肠鸣腹痛,脘闷食少,苔白腻

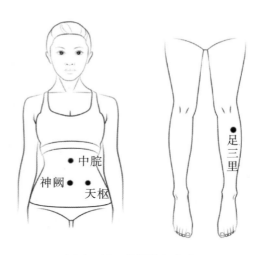

图 4 - 16　腹泻艾灸主穴

（3）施灸方法。

艾条温和灸：选穴 3～5 个，每穴灸 10～15min，每日 1 次。

艾炷隔姜灸：选穴 3～5 个，每穴 5～7 壮，每日 1 次，重症可每日灸两次。

（4）注意及保养。

腹泻时饮食宜清淡，易消化。不宜进食粗粮、生冷瓜果以及坚硬不易消化等类型的食物。

6. 便秘

（1）临床表现及辨证。

便秘是指由于大肠传导功能失常导致粪便在肠内滞留过久，秘结不通，排便周期延长，或周期不长，但粪质干结排除艰难，或粪质不硬，虽有便意但便而不畅的一种大肠病征。通常由于人体摄入的膳食纤维不足、水分少，或由于精神压力和某些疾病引起，长期便秘容易诱发痔疮等疾病。

（2）对症取穴。

主穴：天枢、支沟、大肠俞。

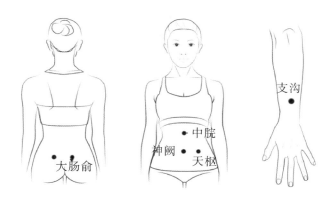

图 4 -17 便秘艾灸主穴

表 4 -15 便秘艾灸配穴及辨证

症状	配穴	辨证
大便干结	神阙、关元、气海	大便干结，三五日一解，身热烦躁，口干口臭，腹胀疼痛，苔黄
排便不畅	脾俞、胃俞、三阴交	粪质并不干硬，虽有便意，但临厕排便困难，挣得汗出气短，体质虚弱，面白神疲，舌淡苔白
排便困难	气海、肾俞、神阙	大便干或不干，皆排出困难，小便清长，手足不温，腹中冷痛，腰膝冷痛，舌淡苔白

（3）施灸方法。

艾条温和灸：选穴 3 ~ 5 个，每穴灸 10 ~ 15min，每日 1 次。

艾炷隔蒜灸：选穴 3 ~ 5 个，每穴用中、小艾炷灸，每穴 5 ~ 7 壮，每日 1 次。

艾炷隔盐灸：（神阙）用中艾炷灸 5 ~ 9 壮，以汗出、体温回升、症状改善为度。每日一次，重症可灸 2 次。

（4）注意及保养。

便秘患者需要多食用粗纤维食物，主食不要过于精细，需要适当吃些粗粮，每天吃一定量的蔬菜和水果，多喝水。养成按时排便的习惯。进行适量的体育运动，配合腹部按摩可加速排便。

7. 眩晕

（1）临床表现及辨证。

眩晕是以患者自觉头晕眼花、视物旋转动摇为表现的一种症状。症轻者闭目可减轻或消失，重者如坐车船，旋转起伏不定，不能站立，并伴有恶心、呕吐、汗出、面色苍白等症状，需要进行治疗。

（2）对症取穴。

主穴：百会、风池、足三里。

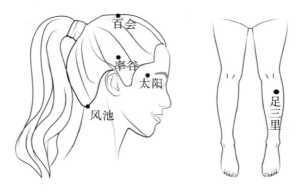

图4-18　眩晕艾灸主穴

表4-16　眩晕艾灸配穴及辨证

症状	配穴	辨证
头晕目眩	脾俞、气海、血海	头晕目眩，动则加剧，遇劳则发，爪甲不荣，神疲乏力，心悸少寐，便溏，舌淡苔薄
头重	内关、丰隆、中脘	眩晕，头重如蒙，视物旋转，胸闷作恶，呕吐痰涎，食少多寐，苔白腻
耳鸣	肝俞、三阴交、太冲	眩晕耳鸣，头痛且胀，遇劳、恼怒加重，肢麻震颤，失眠多梦，心烦口干，目涩，舌淡红苔薄白

（3）施灸方法。

艾条温和灸：选穴2~4个，每穴灸15~20min，每日1次。

艾炷隔姜灸：选穴2~4个，每穴5~7壮，艾炷如黄豆或枣核大，每日或隔日灸1次。

温灸器灸：每次选穴 3~4 个，每次灸 15~20min，每日 1 次。

（4）注意及保养。

患者要保持心情舒畅，避免情绪紧张；眩晕发作时尽量卧床休息，保持室内安静，空气流通。

8．中暑

（1）临床表现及辨证。

中暑是以长时间在高温和热辐射的作用下引起的高热汗出或肤燥无汗、烦躁、口渴、神昏抽搐或呕恶腹痛为主要表现的病征，重症甚至有头痛剧烈、昏厥、昏迷、痉挛等症状。

（2）对症取穴。

主穴：大椎、气海、中脘。

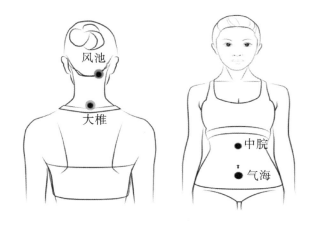

图 4-19　中暑艾灸主穴

表 4-17　中暑艾灸配穴及辨证

症状	配穴	辨证
阳暑	曲池、内关、足三里	头晕倦怠，口渴身热。常见于太阳曝晒下的劳动或运动人员
阴暑	肾俞、阴郄、太渊	发热恶寒、无汗、身重疼痛，口干不欲饮，舌淡苔薄黄。通常由错误的方式解暑引起，如过度使用空调，使室内外温差太大或食用大量冷饮等

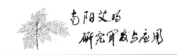

（3）施灸方法。

艾条温和灸：选穴 2~4 个，每穴灸 15~20min，每日 1 次。

艾炷无瘢痕灸：选穴 3~5 个，每穴 3~5 壮，艾炷如麦粒大小，每日灸 1~2 次。

（4）注意及保养。

在烈日下活动，尽量避免太阳直接晒头部。及时将中暑患者移到阴凉、干燥、通风的地方，解除患者身上紧身的衣物，给患者多饮水，注意饮温凉的糖盐水。观察情况，如有心动过速、心律失常或头晕、头痛的症状立即就医。

9. 失眠

（1）临床表现及辨证。

失眠是以睡眠时间、睡眠深度长时间不足，不能正常睡眠为表现的一类病征。常见的表现有：入睡困难，或眠而不深，或睡后易醒，或醒后难以入睡，甚至彻夜不眠。

（2）对症取穴。

主穴：神门、三阴交、百会、安眠。

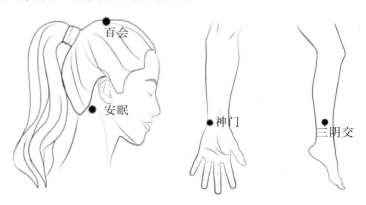

图 4-20　失眠艾灸主穴

表 4-18　失眠艾灸配穴及辨证

症状	配穴	辨证
心脾不足	心俞、脾俞、足三里	入睡困难，多梦易醒，心悸健忘，头晕目眩，肢倦神疲，饮食无味，面色少华，舌淡苔薄

（续上表）

症状	配穴	辨证
心肾不交	肾俞、关元、命门	心烦不寐，入睡困难，心悸多梦，头晕耳鸣，健忘，腰酸梦遗，五心烦热，咽干津少，舌红少苔
心胆虚怯	胆俞、心俞、大陵	不寐多梦，易于惊醒，胆怯心悸，遇事善惊，气短倦怠，小便清长，舌淡
肝郁化火	太冲、期门、丰隆	不寐多梦，急躁易怒，不思饮食，口渴喜饮，目赤口苦，小便黄赤，大便秘结，舌红苔黄
脾胃不和	脾俞、胃俞、中脘	不寐，心烦，痰多胸闷，恶食暖气，吞酸恶心，口苦，头重目眩，苔黄腻

（3）施灸方法。

艾条温和灸：选穴 3~5 个，每穴灸 10~15min，每日 1~2 次。

艾炷隔姜灸：选穴 3~5 个，每穴 3~5 壮，每日 1~2 次。

（4）注意及保养。

养成良好的生活习惯和作息规律，有助于保证人体正常的睡眠节律。睡前半小时可以通过洗热水澡、热水泡脚来促进睡眠，避免喝茶、饮酒、喝咖啡。

 慢性病调理

1. 鼻炎

（1）临床表现及辨证。

鼻炎是以鼻黏膜的慢性充血肿胀，鼻塞、流涕、嗅觉障碍为表现的一种病征。

（2）对症取穴。

主穴：上星、迎香、肺俞、风府、风池。

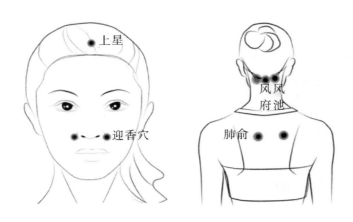

图 4 –21　鼻炎艾灸主穴

表 4 –19　鼻炎艾灸配穴及辨证

症状	配穴	辨证
过敏性鼻炎	丰隆、脾俞、足三里	主要症状为鼻痒、打喷嚏、流涕、鼻塞等，其发病呈季节性变化，尤其在春秋季较为常见

（3）施灸方法。

艾条温和灸：选穴 3 ~ 5 个，每穴灸 10 ~ 15min，每日 1 ~ 2 次。

艾炷隔姜灸：选穴 3 ~ 5 个，每穴 3 ~ 5 壮，每日 1 ~ 2 次。

艾薰灸：艾叶煎煮后置于盆中，脸部位于盆上方薰灸，缓解鼻塞、流涕、鼻痒等症状，每次约 30min。

（4）注意及保养。

可以在艾灸时配合简单的自我按摩来缓解不适。秋天气候干燥，花粉、尘埃等物质容易成为过敏原引起过敏性鼻炎，应当注意生活环境洁净卫生，加强锻炼，尽量远离过敏原。

2. 哮喘

（1）临床表现及辨证。

哮喘是以反复发作性的喘息、呼气性呼吸困难、胸闷或咳嗽等为主症的一种病征。少数患者还可能以胸痛为主要表现，夜间或清晨症状容易发生或加剧。

（2）对症取穴。

主穴：定喘、肺俞、膻中。

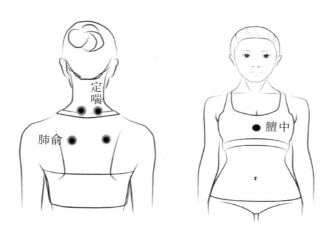

图4－22　哮喘艾灸主穴

表4－20　哮喘艾灸配穴及辨证

症状	配穴	辨证
寒哮	风门、外关	咳逆气急，咳吐稀痰，头痛无汗
热哮	大椎、曲池	喘而身热，咳痰不爽、黏腻色黄，胸中烦闷，气息短促，语言无力，动则喘急
痰多	中脘、丰隆	呼吸急促，喉中哮鸣有声，胸膈满闷如窒，咳不甚，痰少咳吐不爽，白色黏痰，苔白滑
脾肺气虚	脾俞、膏肓	喘促短气，气怯声低，动则尤甚，或喉中有轻度哮鸣声，咳痰清稀色白，常自汗畏风，易感冒，舌淡苔白
肺肾两虚	肾俞、太溪	短气息促，动则尤甚，吸气不利，腰膝酸软，脑涨耳鸣，劳累后易诱发哮喘，或面色苍白，舌淡苔白；或颧红，烦热，汗出黏手，舌红苔少

（3）施灸方法。

艾条温和灸：选穴3～5个，每穴灸5～10min，每日1～2次。

艾炷隔姜灸：选穴3～5个，每穴3～5壮，每日1～2次。

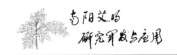
（4）注意及保养。

哮喘患者饮食宜清淡，忌吃辛辣刺激食物。寒哮患者忌食寒凉类的食物，热哮患者忌食辛辣燥热的食物，戒烟和酒，增强机体免疫力，防止呼吸道感染。坚持锻炼。

3. 高血压

（1）临床表现及辨证。

高血压是以动脉收缩压和（或）舒张压持续升高为特点的心血管病征，往往伴有头痛、头晕、耳鸣、失眠等症状，还可导致心、脑、肾等发生病变。

（2）对症取穴。

主穴：足三里、太冲、风池、涌泉。

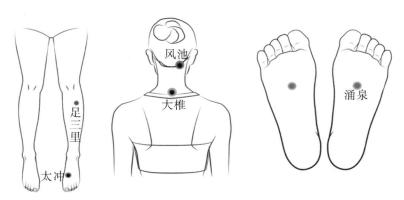

图 4 - 23　高血压艾灸主穴

表 4 - 21　高血压艾灸配穴及辨证

症状	配穴	辨证
肝阳上亢	肝俞、悬钟	血压高，且伴有眩晕耳鸣，头痛头胀，时而头痛加剧，面色潮红，急躁易怒，少寐多梦，口苦，舌质红，苔黄
气血亏虚	太溪、三阴交	血压高并伴有眩晕，动则加剧，劳累即发，经常面色苍白，唇甲无光泽，心悸失眠，神疲懒言，饮食减少，舌质淡
痰浊中阻	内关、丰隆	血压高，且伴有眩晕、头重、胸闷、恶心、少食、多寐，舌苔白腻

（3）施灸方法。

艾条温和灸：选穴 3～5 个，每穴灸 5～10min，每日 1～2 次。

艾炷隔姜灸：选穴 3～5 个，每穴 5～10 壮，每日 1 次。

（4）注意及保养。

高血压患者要注意饮食，少吃盐以及含油脂较多的食物，避免食用含胆固醇过高的食物。肥胖者要控制饮食，适当减重，戒烟戒酒。适量运动，保证睡眠，保持良好心情。

4．心悸

（1）临床表现及辨证。

心悸是指患者自觉心中悸动，惊惕不安，甚至不能自主的一种症状，每因情绪波动或劳累过度而诱发，患者自觉心跳快而强，心前区不适，常伴有胸闷、气短、失眠、健忘、眩晕、耳鸣等症。

（2）对症取穴。

主穴：足三里、脾俞、内关、关元。

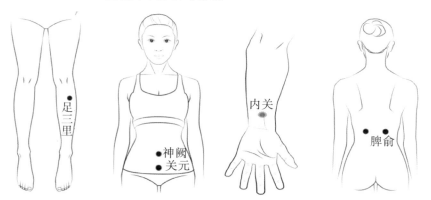

图 4-24 心悸艾灸主穴

表 4-22 心悸艾灸配穴及辨证

症状	配穴	辨证
心气不足	膻中、心俞、间使	心悸气短，头晕目眩，少寐多梦，健忘
脾肾阳虚	命门、肾俞	心悸不安，胸闷气短，动则尤甚，神疲乏力，纳呆食少，腹胀便溏，腰膝酸软，形寒肢冷，舌淡苔白
痰浊阻滞	肺俞、丰隆、太白	心悸时发时止，胸闷气短，肢体沉重，形体肥胖，失眠多梦，伴有倦怠乏力，呕吐痰涎，舌体胖大边有齿痕，苔白腻

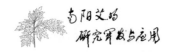

（3）施灸方法。

艾条温和灸：选穴 3~5 个，每穴灸 15~20min，每日 1~2 次。

艾炷灸：选穴 3~5 个，每穴 3~5 壮，每日 1 次。

（4）注意及保养。

心悸患者要注意饮食调节，少进食含动物脂肪和盐分过多及辛辣刺激性的食物。适当参加体育锻炼，但不可运动量过大，以免引发心悸。注意调节情志，避免刺激惊恐及忧思恼怒等不良情绪，保持心情愉悦平和。

5. 湿疹

（1）临床表现及辨证。

湿疹是一种多形性皮损，对称分布，易于渗出，自觉瘙痒，反复发作和慢性化的过敏性炎症皮肤病。

（2）对症取穴。

主穴：曲池、肺俞、大椎、血海、足三里、阿是穴。

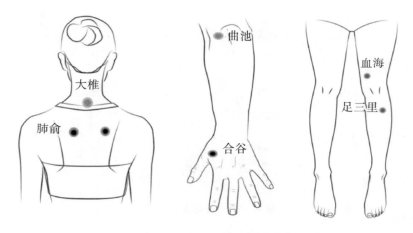

图 4-25　湿疹艾灸主穴

表 4-23　湿疹艾灸配穴及辨证

症状	配穴	辨证
湿热浸淫	合谷、足三里、水分	发病急，皮肤潮红灼热，瘙痒不休，渗液流汁，伴有身热，心烦口渴，大便干，尿赤短，舌质红，苔薄白或黄

（续上表）

症状	配穴	辨证
血虚风燥	膈俞、三阴交	久病，皮肤色黯或者色素沉着，巨痒，或者皮肤粗糙肥厚，伴有口干，不想喝水，腹胀，舌淡，苔白
脾虚湿蕴	脾俞、胃俞、承山	发病较缓，皮损潮红，瘙痒，抓后有糜烂渗出，可见鳞屑，伴纳少，神疲，便溏，舌淡边有齿印，脉濡

（3）施灸方法。

艾条温和灸：选穴 4～6 个，每穴灸 10～15min，阿是穴灸至起红晕为度，每日 1～2 次。

艾炷灸：阿是穴可用小艾炷在皮损边缘围灸，皮损范围大者可于中心灸 3～5 壮，余穴可灸 3～5 壮，每日 1 次。

（4）注意及保养。

湿疹患者应避免进食酒、咖啡、辛辣刺激和油炸等食物，多吃水果蔬菜、清热利湿的食物。夏季是湿疹的高发季节，应避免抓挠皮肤，勤洗澡勤换衣物。

6. 糖尿病

（1）临床表现及辨证。

糖尿病是以高血糖为主要特点的病征，常见症状有多尿、多饮、多食、消瘦等，常与过食肥甘、过度饮酒、长期精神刺激、过度劳累有直接关系。

（2）对症取穴。

主穴：脾俞、关元、足三里。

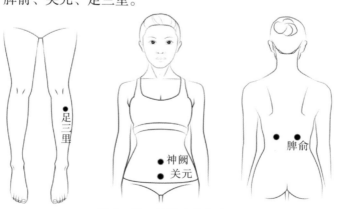

图 4－26 糖尿病艾灸主穴

表 4 -24 糖尿病艾灸配穴及辨证

症状	配穴	辨证
上消	鱼际、尺泽	多饮
中消	内庭、胃俞	多食
下消	膏肓、太溪	多尿

（3）施灸方法。

艾条温和灸：选穴 4 ~6 个，每穴灸 10 ~15min，每日 1 ~2 次。

艾炷隔姜灸：选穴 4 ~6 个，每穴 3 ~5 壮，每日 1 ~2 次。

（4）注意及保养。

糖尿病人要少吃高油、高盐、高糖、高胆固醇的食物，多吃富含植物纤维的食物，多饮水。可通过适量运动降糖，以低冲击力的有氧运动为主。

7．痔疮

（1）临床表现及辨证。

痔疮是指人体直肠末端黏膜下和肛管皮肤下静脉发生扩张和屈曲所形成的柔软静脉团，包括内痔、外痔、混合痔。通常由于排便时持续用力，致使静脉内压力反复升高引起。

（2）对症取穴。

主穴：长强、二白、承山。

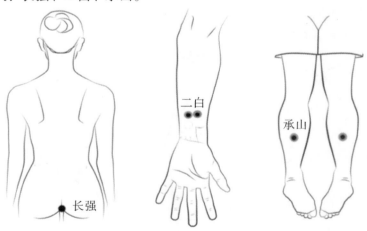

图 4 -27 痔疮艾灸主穴

表4－25　痔疮艾灸配穴及辨证

症状	配穴	辨证
便秘	陶道、血海、孔最	大便带血，滴血或喷射而出，血色鲜红，或伴口干，大便秘结，舌红苔黄
气血虚	次髎、支沟、阴陵泉	便血色鲜，量较多，痔核脱出嵌顿，肿胀疼痛，或糜烂坏死，口干不欲饮，口苦，小便黄，苔黄腻
湿热下注	会阴、大肠俞、气海	肛门坠胀，痔核脱出，需用手托还，大便带血，色鲜红或淡红，病程日久，面色少华，神疲乏力，纳少便溏，舌淡苔白

（3）施灸方法。

艾条温和灸：选穴4～6个，每穴灸10～15min，每日1次。

艾炷隔姜灸：选穴4～6个，每穴3～5壮，每日1～2次。长强、次髎每穴10～15炷，艾炷如枣核或黄豆大小，每5日一次，3次一疗程。

（4）注意及保养。

痔疮重在预防，平时应注意加强锻炼，防止大便秘结，养成良好的排便习惯，定时排便，每次排便应控制在3min内，多喝水，多吃高纤维食物。

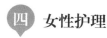 四　女性护理

1．痛经

（1）临床表现及辨证。

痛经是在经期或经行前后出现的周期性小腹疼痛，或痛引腰骶，甚至剧痛晕厥的病征。

（2）对症取穴。

主穴：次髎、关元、三阴交。

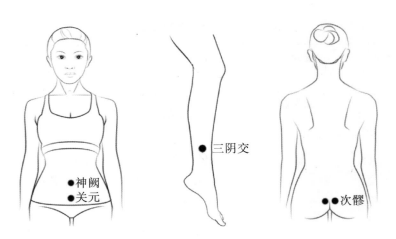

图 4 - 28 痛经艾灸主穴

表 4 - 26 痛经艾灸配穴及辨证

症状	配穴	辨证
寒凝血瘀	地机、水道、中极	经前或者经期小腹冷痛拒按，得热则减，月经可能后推、量少、色暗有血块。有面色青白，肢冷畏寒，舌暗苔白
气滞血瘀	血海、中极、气海	经前或者经期小腹胀痛拒按、行经不畅、血块暗紫，血块排下之后疼痛减轻，舌质比较紫暗或者有瘀点
气血虚弱	脾俞、肾俞、命门	经期或经净后小腹隐隐作痛，喜揉喜按，月经量少，色淡质稀，头晕耳鸣，面色萎黄，舌淡苔薄
湿热瘀阻	地机、阴陵泉	经前或经期小腹灼痛拒按，痛连腰骶，或平时小腹疼痛，经前加剧，经量多或经期长，色暗红，质稠或夹较多黏液，带下量多，色黄质黏有臭味，或伴低热，小便黄赤；舌红苔黄腻

（3）施灸方法。

艾条温和灸：选穴 4~6 个，每穴灸 10~15min，每日 1~2 次。

艾炷隔姜灸：选穴 4~6 个，每穴 7~10 壮，每日 1 次。艾炷如枣核大小。

（4）注意及保养。

平时可适当按压三阴交和太冲两个穴位，能够活血行气。经期多喝热水，多穿衣物也能减轻疼痛。饮食上多吃富含钙、钾、镁的食物。

2. 月经不调

（1）临床表现及辨证。

月经不调是以月经周期或出血量异常，或月经前、月经时的腹痛及全身症状为表现的一种常见妇科疾病。

（2）对症取穴。

主穴：气海、血海、三阴交。

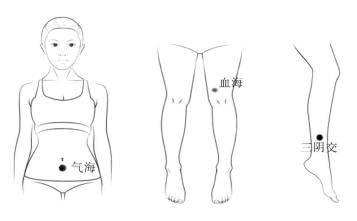

图 4-29　月经不调艾灸主穴

表 4-27　月经不调艾灸配穴及辨证

症状	配穴	辨证
月经提前	行间、涌泉、关元	月经周期提前 7 天以上，甚至 10 余日一行，连续 2 周以上
月经推后	足三里、中极、命门	月经周期延后 7 天以上，甚至错后 3~5 个月一行，经期正常者

（3）施灸方法。

艾条温和灸：选穴 4~6 个，每穴灸 10~15min，每日 1~2 次。

艾炷隔姜灸：选穴 4~6 个，每穴 5~10 壮，每日 1 次。艾炷如黄豆大小。

（4）注意及保养。

月经期间尽量避免洗头，洗完头要及时吹干头发，要等头发全干了才能睡觉。经期不宜游泳和盆浴。注意保暖，不食生冷食物。

3. 带下过多

（1）临床表现及辨证。

带下过多是以带下的量明显增多，色、质、气味发生异常，或伴有全身或局部症状为表现的一种病征。多由阴道炎、宫颈炎、盆腔炎、妇科肿瘤等疾病引起。

（2）对症取穴。

主穴：隐白、带脉、三阴交。

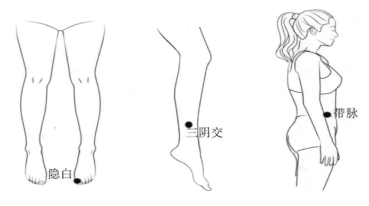

图 4 -30　带下过多艾灸主穴

表 4 -28　带下过多艾灸配穴及辨证

症状	配穴	辨证
脾虚	脾俞、气海、足三里	带下量多，色白或淡黄，质稀薄，无臭气，绵绵不断，神疲倦怠，四肢不温，纳少便溏，两足浮肿，面色㿠白，舌淡苔白腻
肾虚	肾俞、命门、关元	带下量多，色白清冷，稀薄如水，淋漓不断，头晕耳鸣，腰痛如折，畏寒肢冷，小腹冷感，小便频数，夜间尤甚，大便溏薄，面色晦暗，舌淡润，苔薄白
湿热	神阙、行间	带下量多，色黄，黏稠，有臭气，或伴阴部瘙痒，胸闷心烦，口苦咽干，纳食较差，小腹作痛，小便短赤，舌红苔黄腻
寒湿	神阙、足三里、气海	带下量多，稀薄如水，色白，气味腥臭，腰膝酸软，神疲乏力，苔白腻

（3）施灸方法。

艾条温和灸：选穴 3~5 个，每穴灸 15~20min，每日 1 次。

艾炷隔姜灸：选穴 3~5 个，每穴 3~5 壮，每日 1 次。

（4）注意及保养。

患者需要每年做一次妇科检查，每天清洁外阴，勤换内裤，注意卫生。治疗期间饮食应清淡，忌吃辛辣刺激性食物，多吃水果蔬菜，补充营养。劳逸结合，避免劳累过度。

4. 乳腺增生

（1）临床表现及辨证。

乳腺增生是指以乳腺小叶生理性增生与修复不全，乳腺正常结构无序紊乱为表现的乳房疾病。其症状以乳房周期性疼痛为特征，每次月经前疼痛加剧，行经后疼痛减轻或消失，严重者经前经后呈持续性疼痛。

（2）对症取穴。

主穴：乳根、膻中、阿是穴。

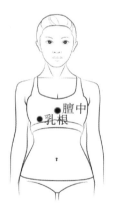

图 4 - 31　乳腺增生艾灸主穴

表 4 - 29　乳腺增生艾灸配穴及辨证

症状	配穴	辨证
肝郁气滞	肝俞、太冲、鹰窗	肿块发生在乳房一侧或两侧，以胀痛为主，情绪起伏较大时胀痛明显，可伴有胸胁疼痛胀满，口苦头晕。舌暗红，苔薄白或黄

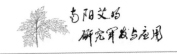
（续上表）

症状	配穴	辨证
脾虚痰阻	脾俞、期门、阴陵泉	乳房可触及大小不同的肿块，单发或多发在一侧或双侧，伴有神疲，身体困重，头痛如裹，肢体乏力，食少，大便溏稀，面色淡白，舌淡

（3）施灸方法。

艾条温和灸：选穴 3~5 个，每穴灸 10~15min，每日 1~2 次。

艾炷隔姜灸：选穴 3~5 个，每穴 3~5 壮，每日 1 次。

（4）注意及保养。

患者可采用适当的按摩手法来治疗，按摩肩井、天宗、肾俞等穴位。保持乐观情绪，多运动，少吃甜食、高脂肪食物，多吃新鲜蔬菜、水果、粗杂粮，保持规律作息等，都有助于预防乳腺增生。

五 美容养颜

1．痤疮

（1）临床表现及辨证。

痤疮又名青春痘，是由于毛囊及皮脂腺阻塞、发炎所引发的一种慢性炎症性皮肤病，好发于面部、颈部、胸背部、肩部和上臂，以白头粉刺、黑头粉刺、炎性丘疹、脓疱、结节、囊肿等为主要表现。

（2）对症取穴。

选穴：曲池、血海、肺俞、合谷、足三里、三阴交、大椎。

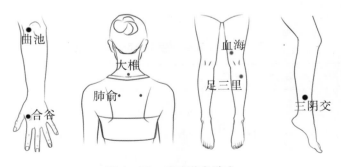

图 4-32　痤疮艾灸选穴

（3）施灸方法。

艾条温和灸：选穴 3~5 个，每穴灸 10~15min，每日 1~2 次。

艾炷隔姜灸：选穴 3~5 个，每穴 5~7 壮，每日 1~2 次。

（4）注意及保养。

痤疮患者避免吃辛辣刺激性、腥发、高脂、高糖类食物。注意保持面部清洁，温水洗脸，可用温和洁面产品清除皮肤表面过多的油脂和污垢。不要用手挤压，以免引发化脓发炎。

2. 黄褐斑

（1）临床表现及辨证。

黄褐斑是一种边界不清楚的褐色或者黑色的斑片，多为对称性，主要发生在面部，以颧部、颊部、鼻、前额、颏部为主，常与内分泌失调有关。

（2）对症取穴。

主穴：脾俞、肝俞、肾俞。

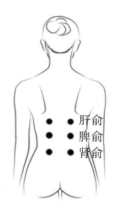

图 4-33 黄褐斑艾灸主穴

表 4-30 黄褐斑艾灸配穴及辨证

症状	配穴	辨证
肝郁	四白、迎香、气海、三阴交	胸脘痞闷，两肋胀痛，心烦易怒，腹胀便溏，妇人月经不调
脾虚	曲池、血海	面色萎黄，气短乏力，腹胀纳差，月经量少
肾亏	关元、神阙	面色黧黑，头晕耳鸣，腰膝酸软，五心烦热

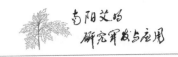
（3）施灸方法。

艾条温和灸：选穴 3~5 个，每穴灸 10~15min，每日 1~2 次。

温灸器灸：选穴 3~4 个，每次灸 15~20min，每日 1 次或隔日 1 次。

（4）注意及保养。

想消除黄褐斑需要调节内分泌，缓解精神压力，保持心情愉悦。科学饮食，多喝水，保证充足睡眠，做好防晒。

3. 雀斑

（1）临床表现及辨证。

雀斑是一种浅褐色小斑点，针尖至米粒大小，常出现于前额、鼻梁和脸颊等处，偶尔也会出现于颈部、肩部、手背等处。多为常染色体显性遗传疾病。

（2）对症取穴。

主穴：颧髎、下关、印堂。

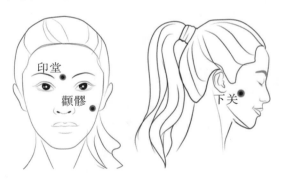

图 4-34　雀斑艾灸主穴

表 4-31　雀斑艾灸配穴及辨证

症状	配穴	辨证
肾水不足	大椎、曲池、三阴交	自幼发病，多有家族史，皮损色深而大
风邪外搏	颊车、曲池	皮损色浅而小

（3）施灸方法。

艾条温和灸：选穴 3~5 个，每穴灸 10~15min，每日 1~2 次。

艾炷隔姜灸：选穴 3~5 个，每穴 3~5 壮，每日 1 次。

（4）注意及保养。

尽量避免长时间日晒，外出需做好防晒。作息规律，科学饮食，保持良好情绪。

4．肥胖

（1）临床表现及辨证。

肥胖是指一定程度的明显超重与脂肪层过厚，是体内脂肪尤其是甘油三酯积聚过多而导致的一种状态。肥胖除与遗传因素有关外，还与个人生活习惯、饮食不良、运动不足等有关。

（2）对症取穴。

主穴：天枢、上巨虚、丰隆、三阴交。

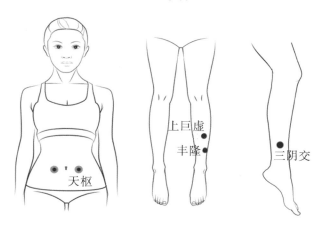

图 4-35　肥胖艾灸主穴

表 4-32　肥胖艾灸配穴及辨证

症状	配穴	辨证
脾肾阳虚	脾俞、肾俞、水分	血脂高，面色白，形寒肢冷，少腹、腰骶冷痛，纳少腹胀，大便稀溏，疲乏无力，尿少肢肿
脾虚湿阻	足三里、曲池、阴陵泉	饮食不多，肌肉组织松弛，嗜睡倦怠，少气懒言，动则出汗，大便溏薄
胃强脾弱	三焦、阳池、地机	饮食倍增，肌肉组织结实，胸脘痞闷，口渴口臭，便秘溲赤

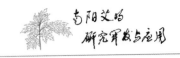

（3）施灸方法。

艾条温和灸：选穴 3 ~ 5 个，每穴灸 15 ~ 20min，每日 1 ~ 2 次。

艾炷隔姜灸：选穴 4 ~ 6 个，每穴 5 ~ 7 壮，每日或隔日灸 1 次。

（4）注意及保养。

饮食需要多样化，营养要适度，最好以谷物为主。控制每餐饮食总热量，保持科学运动。在艾灸治疗期间可配合简单的自我按摩辅助减肥。

5．脱发

（1）临床表现及辨证。

脱发是头发异常或者过度脱落，常与精神压力大、内分泌失调、营养缺乏、烫染发不正确、疾病等有关。

（2）对症取穴。

选穴：肾俞、脾俞、头维、上星、四神聪、阿是穴（脱发处）。

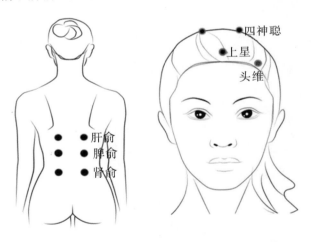

图 4 - 36　脱发艾灸选穴

（3）施灸方法。

艾条温和灸：选穴 3 ~ 5 个，每穴灸 15 ~ 20min，每日 1 ~ 2 次。

艾炷回旋灸：选穴 3 ~ 5 个，每穴灸 20 ~ 30min，每日 1 ~ 2 次。

（4）注意及保养。

艾灸期间可配合头部按摩来辅助治疗。凌晨是头发生长时间，良好的作息时间能够保证充足的睡眠，令头发获得正常的营养和休息，促进头发生长。

6. 皱纹

（1）临床表现及辨证。

皱纹是皮肤组织被外界环境影响形成游离自由基，破坏正常细胞膜组织内的胶原蛋白，氧化而形成的。

（2）对症取穴。

选穴：百会、阳白、印堂、颧髎、下关、翳风、神阙、关元。

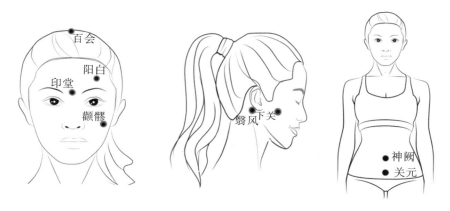

图 4-37 皱纹艾灸选穴

（3）施灸方法。

艾条温和灸：选穴 3～5 个，每穴灸 10～15min，每日或隔日灸 1 次。

艾炷隔姜灸：选穴 3～5 个，每穴灸 3～5 壮，隔日灸 1 次。

（4）注意及保养。

简单的自我按摩配合艾灸疗法同时进行，可以有效预防和消除面部皱纹。按摩人迎、太阳、四白各穴位，每日早晚各一次，可促进血液循环，消除皱纹。

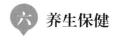 养生保健

1. 健脾胃

（1）临床表现及辨证。

脾胃是消化系统的主要脏器，具有消化食物、吸收养分的功能。脾胃正

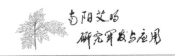

常是保证人体气血充足的重要根本。艾灸身体相关穴位可增强脾胃的运化功能，促进肠胃对食物的消化吸收和新陈代谢，起到养生保健的作用。

（2）对症取穴。

选穴：足三里、脾俞、胃俞、中脘、天枢。

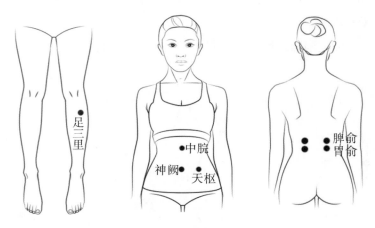

图4-38 健脾胃艾灸选穴

（3）施灸方法。

艾条温和灸：选穴3~5个，每穴灸10~15min，每日或隔日灸1次。

艾炷隔姜灸：选穴3~5个，每穴灸1~7壮，每日或隔日灸1次。

（4）注意及保养。

脾胃不和的人一定要注意饮食，应以低脂、清淡食物为主。吃饭要定时定量，不要暴饮暴食。饭菜温度不宜过冷或过热，以免刺激肠胃，吃饭时要细嚼慢咽。劳逸结合，适当锻炼。

2. 补肾强身

（1）临床表现及辨证。

肾是人的先天之本，肾精足则精力充沛、思维敏捷、记忆力强、行动轻捷，反之则出现头晕、心慌气短、体虚乏力、腰膝酸软等症状。艾灸相关穴位有助于滋补肾精肾气、培补元气、补养气血、调节内分泌，起到补肾强身的作用。

（2）对症取穴。

选穴：肾俞、关元、命门、太溪、涌泉、三阴交。

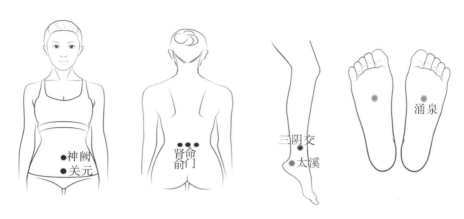

图 4 - 39　补肾强身艾灸选穴

（3）施灸方法。

艾条温和灸：选穴 3 ~ 5 个，每穴灸 10 ~ 15min，隔日或 3 日灸 1 次。

艾炷隔姜灸：选穴 3 ~ 5 个，每穴灸 5 ~ 10 壮，隔 1 ~ 3 日灸 1 次或每周
1 次。

（4）注意及保养。

从饮食上来说，鸡蛋、牡蛎、虾、泥鳅、鹌鹑、驴肉等都是补肾的上品。
要注意保暖，不要让身体受寒。多运动，适量饮水。不要憋尿，以免细菌感
染肾脏。除了艾灸，按摩相关穴位也可起到补肾强身的功效。

3. 养心安神

（1）临床表现及辨证。

心血亏虚常导致心神不安，会出现心悸易惊、失眠多梦、精神恍惚、口
舌生疮等症状。艾灸相关穴位有助于补益精气、滋养心肌、改善心脏功能、
镇静安神。

（2）对症取穴。

选穴：心俞、膻中、神门、巨阙、内关。

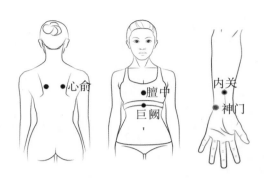

图 4 - 40　养心安神艾灸选穴

（3）施灸方法。

艾条温和灸：选穴 3 ~ 5 个，每穴灸 5 ~ 10min，隔 1 ~ 2 日灸 1 次。

艾炷无瘢痕灸：取心俞、膻中，先灸心俞后灸膻中，每穴灸 3 ~ 5 壮，每周 1 次或 10 日 1 次。

（4）注意及保养。

可经常食用养心安神的食物如莲子、桂圆、大枣、百合、小米等。忌烟酒。避免熬夜，保证充足且高质量的睡眠。保持心情愉悦，经常锻炼身体。

4．护肝排毒

（1）临床表现及辨证。

肝是人体重要的代谢器官，不仅参与维生素和激素代谢，还通过神经和体液作用参与水分代谢、分泌和排泄胆汁，并具有解毒功能。艾灸相关穴位可以增强肝脏功能，疏通经脉，起到养肝护肝的目的。

（2）对症取穴。

选穴：肝俞、太冲、太溪、足三里、期门、行间。

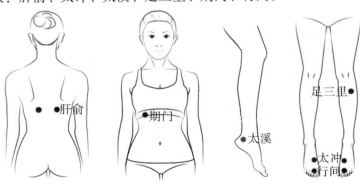

图 4 - 41　护肝排毒艾灸选穴

（3）施灸方法。

艾条温和灸：选穴 2~4 个，每穴灸 10~15min，隔 1~2 日灸 1 次。

艾炷隔姜灸：选穴 2~4 个，每穴灸 3~5 壮，隔 1~2 日灸 1 次。

（4）注意及保养。

经常食用补肝养肝的食物，合理膳食。保持适度运动，注意情绪调节，少发火，少动怒，尽量减少对肝脏的伤害。

5. 健脑益智

（1）临床表现及辨证。

大脑是人体进行思维活动最精密的器官。养生需要健脑，要防止脑功能减退。在相关穴位施灸可疏通经络气血，增加大脑血流量，调节脑神经，从而使人精神振奋，消除疲劳，提高记忆力，保持头脑清醒。

（2）对症取穴。

选穴：百会、风池、风府、大椎、合谷。

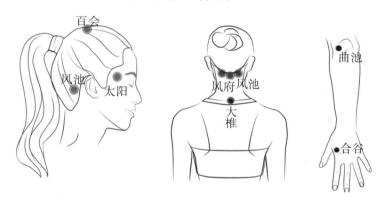

图 4-42　健脑益智艾灸选穴

（3）施灸方法。

艾条温和灸：选穴 2~4 个，每穴灸 10~20min，隔 1~2 日灸 1 次。

艾炷隔姜灸：选穴 2~4 个，每穴灸 2~3 壮，隔 3 日灸 1 次或每周灸 1 次。

（4）注意及保养。

经常食用益智健脑的食品，如核桃仁、大豆、桂圆、黑芝麻、鱼等，可以促进脑部发育，增强记忆力。坚持锻炼，保持精神愉悦。多动脑，多思考，保持脑部的思维活跃。

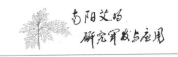

6. 预防感冒

（1）对症取穴。

选穴：大椎、风门、肺俞、足三里、合谷、膻中。

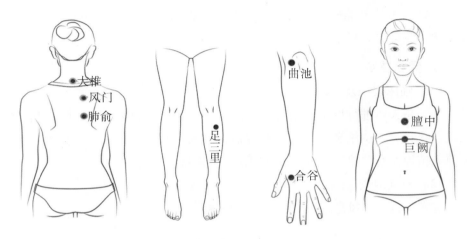

图 4 - 43　预防感冒艾灸选穴

（2）施灸方法。

艾条温和灸：选穴 2 ~ 3 个，每穴灸 10 ~ 15min，每日或隔日灸 1 次。

艾炷隔姜灸：选穴 2 ~ 3 个，每穴灸 5 ~ 10 壮，每隔 1 ~ 2 日灸 1 次。

（3）注意及保养。

增强自身免疫力是预防感冒的基本原则。每日大量补充水分，科学饮食，多补充维生素可提高免疫力。每晚睡前用热水泡脚，保证充足睡眠，坚持有氧运动，可增强机体抵御感冒的能力。

7. 小儿保健

（1）临床表现及辨证。

幼儿在生长发育过程中，许多脏腑功能不健全，容易感染疾病。在小儿身体的相关穴位施灸可增强脏腑功能，提高机体免疫力，达到补肺益气、健脾和胃、健脑益智的目的。

（2）对症取穴。

选穴：大椎、风门、肺俞、脾俞、中脘、神阙、天枢、身柱。

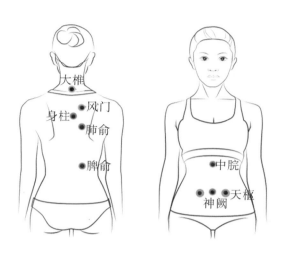

图 4-44 小儿保健艾灸选穴

（3）施灸方法。

艾条温和灸：选穴 3~5 个，每穴灸 5~10min，每周 1 次或每月 1~2 次。

艾炷隔盐灸：（神阙）每次灸 3~10 壮，每周 1 次。艾炷燃至一半立即更换，以免引起幼儿疼痛。

（4）注意及保养。

保证小儿健康需要科学喂养，少吃零食，多吃水果和蔬菜，饮食应粗细搭配、荤素搭配、均衡营养。多进行户外活动，增强身体免疫力。家长每天可轻轻地为孩子顺时针揉腹 1 分钟，逆时针揉腹 1 分钟，可调理脾胃，也可用食指、中指自腕横纹推向肘横纹 100~300 次；可每天用掌心搓孩子的脊背，从下往上 5~7 次，可振奋阳气。

8. 青壮年保健

（1）临床表现及辨证。

人在青壮年时期面临学习、生活、工作上的较大压力，很容易处于亚健康状态。通过艾灸相关穴位，可通调气血，增强体质，滋补阴精，从而使人精力充沛、气血旺盛、筋骨强壮。

（2）对症取穴。

选穴：关元、三阴交、肾俞、身柱、风门、膏肓。

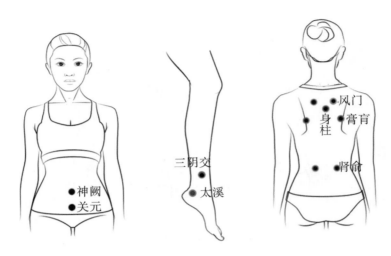

图4-45 青壮年保健艾灸选穴

（3）施灸方法。

艾条温和灸：选穴3~5个，每穴灸10~15min，每隔1~2日灸1次。

艾炷隔姜灸：（尤其脾肾不足时）选穴3~5个，每穴灸5~7壮，每隔1~2日灸1次。

（4）注意及保养。

青壮年人群不宜大肆消耗精力，使身体和精神长期处于疲惫状态。要注意劳逸结合，正常作息，不熬夜。科学饮食，不宜贪恋肥甘厚味，少抽烟喝酒。坚持锻炼身体，增强机体免疫力，学会缓解压力，保持心情愉悦。

9. 中老年保健

（1）临床表现及辨证。

人进入中老年阶段，身体机能逐渐衰退，容易引发疾病。通过施灸相关穴位可以通经活络、行气活血、滋补肝肾，从而达到防病保健、延年益寿的目的。

（2）对症取穴。

选穴：足三里、大椎、肺俞、肾俞、关元、气海。

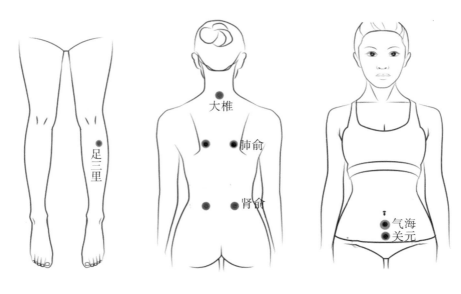

图 4 – 46 中老年保健艾灸选穴

（3）施灸方法。

艾条温和灸：选穴 3 ~ 5 个，每穴灸 10 ~ 15min，每隔 1 ~ 2 日灸 1 次。

艾炷隔盐灸：选穴 3 ~ 5 个，每穴灸 5 ~ 7 壮，每隔 1 ~ 2 日灸 1 次。

（4）注意及保养。

中老年人要合理膳食，适当摄取热量，维持正常的体重。科学运动，培养兴趣爱好，静心养性。除了艾灸，还可经常通过按摩合谷、内关、足三里等穴位来调节气血，防病治病。

  第三节 现代艾灸应用

一 **艾绒制备的不同**

艾灸疗法是以艾绒为主要灸材，点燃后放置于腧穴或病变部位，进行烧灼和熏熨，借其温热刺激及药物作用，温通气血、扶正祛邪以防治疾病的一

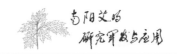

种外治方法。艾绒是由菊科植物艾的干燥叶加工而成。艾灸疗法关于灸材的记载常有多种称谓，如"艾""艾草""艾叶""艾蒿""艾绒"等，虽有多名，实为一物，皆指"艾绒"。

古代医家普遍认为灸用艾叶"陈久者良"，对高品质的艾绒也有明确的要求：端午时节采摘艾叶，干燥、洁净、陈久者良。古代制作艾绒的步骤和工艺可以概括为：选取干燥洁净的艾叶，除去枝梗，放入石臼中，用木杵捣碎，用细筛箩去尘屑、渣滓，如此反复捣、筛，达到艾绒细软、柔烂如绵的程度，加工才算完成，然后将所得艾绒贮藏在干燥的环境中。

现代对灸用艾绒的研究较少，基本上继承古人的观点，加工方法在继承古法的基础上又有所发展。由于人工捣筛制绒方法耗时费力，目前国内市售的艾绒主要是使用大型粉碎机或自行设计的粉碎机粉碎去渣，大批量生产加工而成，其弊端在于机器工作时产生的高温易使部分挥发性成分散失。生产商根据艾绒精细程度及艾叶制绒产率不同，生产出不同规格的艾绒制品。市面售有 3∶1、5∶1、15∶1、30∶1 等不同加工比例的艾绒，每种比例代表一种规格，理论上来说，艾绒比例越高，品质越好。此外，艾绒根据加工程度的不同有粗细之分，制艾炷多用细者，制艾条多用粗者。

艾绒品质很大程度上影响着艾灸的疗效，但是现代市售艾绒及艾条的质量及加工标准仍然缺乏统一性和系统性，不同产地、不同加工方式及不同加工比例的艾绒的理化特性及疗效是否存在差别，也值得进一步开展实验和临床研究。

艾灸器具的不同

艾灸器具，也称灸具，是可随意固定在肢体上的任何部位，受灸者可自行调节艾粒与皮肤的距离以方便艾灸的辅助器具。灸具可以帮助艾灸者更容易、更方便、更安全地使用艾灸。当艾粒（艾条）在相对密封的艾灸器具内燃烧时，产生的热量不易散发，久久作用于腧穴，火力均衡，渗透力强，作用不中断。器具在治疗中起到了充分利用艾绒燃烧时产生的热效、药效、烟熏等对穴位和经络进行刺激的作用，集热效、药效、烟熏三效合一，提高了传统艾灸的疗效。

1. 传统灸具

早在春秋战国时期，灸法已经十分流行。此时艾灸主要以燃烧艾叶、艾绒，直接烧灼皮肤为主要形式。但是，由于直接烧灼带来的疼痛、烫伤以及后续化脓、感染等问题，古代医家一直在探索更加安全、有效的灸疗器具。

早在灸器进入灸疗活动之前，时人已有利用天然之物的孔窍作为通道进行定向透热的思维，如芦苇秆中间之天然管孔，就具有灸疗器具的特性，灸之温热可以借助孔道传导到远处，甚则由表透里，从而达到温通经络、行气活血、祛湿除寒、消肿散结的治疗作用，此类灸法现代称为"苇管灸"。这一时期的灸疗器械，主要是将天然物品即天然代用物直接当作灸疗器械用于艾灸治疗，其器械主要来自大自然，并非真正的专业灸疗器械。

由于天然物品作为灸器在取材方面受限于天时、地理环境，故并不适合长期使用，通过古籍记载的内容，发现早在魏晋南北朝时期，就有使用人工器具辅助灸疗活动，葛洪于《肘后备急方·治卒中风诸急方第十九》记载的"瓦甑"，可能是目前文献记载中最早出现的非专业灸疗器具，是专业灸具之前身。用瓦甑盛放艾叶，用艾丸堵塞其他孔，仅留瓦甑一孔，并对准病痛处，进行熏灸。"塞余孔"的主要目的是限制空气的流入，控制燃烧速率，使其不至于过快；同时，可使燃烧艾叶所释放的热量与烟雾更集中地作用于病痛处。

明朝时期艾灸发展迅速，不仅出现了艾条灸，还出现了铜钱灸、隔物灸等不同灸法。据相关文献所载，该时期已出现有针对性的专业灸疗器具，如熏灸罐，而到了清朝，则出现了更多的灸疗器械，如灸盏、灸罩、灸板等。这一时期的灸疗器械与之前的器械相比有着更强的专业性，从熏灸罐至灸盏、灸罩与灸板，灸疗器具的发明与改制体现了灸器在辅助进行诊疗活动过程中功能的完善。由此，随着灸具的普及和应用，灸法也就从烧灼灸法向温和灸法的方向发展。现代用的温灸筒、温灸盒均是在此基础上发展而来的。

2. 现代灸具

现代科技的进步加速了灸具的发展，出现了类型多样的灸具，灸具创新也促进了灸法的发展。

（1）普通灸具。

普通灸具多为小型的艾灸具，一般多为家用，通过简单的点燃艾条或者将艾炷放到艾灸具里面来进行施灸。市场常用的产品有艾灸盒、艾灸棒、随身灸、坐灸仪等，材质一般以木、纯铜、不锈钢、铁等为主。此类灸具操作简单，体型小巧，方便家庭自行使用。但大部分产品也存在无法控烟、控温、防烫伤的问题。

（2）温控灸具。

温控灸具弥补了灸具存在的控温难的问题。该类灸具一般自带自动温度调控系统，通过检测皮肤表面温度以及对温度的自行调控，实现了恒温与控温，并且通过设置温度过高时的报警提示和防护网以防烫伤。

（3）烟控灸具。

烟控灸具可在艾灸时保持室内空气清新，使患者感到舒适，同时避免了艾烟浓度过高带来的危害。该类灸具一般分为两种形式，一类是通过排烟装置将艾灸产生的艾烟排出室外或者排入特定的艾烟处理装置进行吸收；另一类是灸具内部本身附带有过滤吸附装置，如活性炭层、高效空气微粒子滤网等，可以吸附艾烟中的有害颗粒及气味，除烟材料可拆洗，能循环使用。

（4）多功能灸具。

多功能灸具在艾灸的过程中增加了其他的用途，已不仅仅是艾灸，还可在艾灸的过程中增加多种中医疗法，结合按、灸、揉、熨等手法；可进行敲打疼痛部位、刮痧、灸、点穴、分经等；有的还可将姜片、药饼放在灸具底部的中空部位进行间接灸操作。

（5）多方位精准灸具。

该类器具的特点是设有多个灸头，可对多个穴位同时施灸，可任意调整方向、高度，进行隔空灸。该类灸具的主体一般由基座、机头构成。基座能360°旋转，可任意定位；机头可停放在任意穴位，并有自动推进艾条、自动除灰、定时、声光提示功能，还设有防护罩，避免烫伤。

（6）床式灸具。

床式灸具一般由灸材加热柱、控制装置、排烟装置、灸疗舱等组成，床体相对封闭，床面设有多块垫板，移动垫板可调节艾灸部位，其垫板可移动拆卸。灸床可同时施灸多个部位，受热面积广，热量处于一个密闭的环境中，其创新之处在于能聚药、聚热、渗透力强、灸面广，同时有艾、有烟、有火。此外，有的艾灸床会在内部设紫外线灯用于灸具的消毒灭菌，有的会在内部设红外线热疗灯，配合艾灸使用，可增强疗效；也有艾灸床会在床尾设有拉筋柱口，可在艾灸的同时进行拉筋治疗等。

（7）特殊部位灸具。

特殊部位灸具是针对一些不方便施灸的部位，如膝关节、手腕、前臂、腰背、耳部等，根据其特殊形状分别研制的灸具。此类灸具一般与所灸部位有良好的贴合度和合适的灸距，可使火力均匀布散到所灸的部位。特殊部位灸具使人体某些特殊部位难以施灸的现象得以解决，扩大了灸具的使用范围。

（8）其他。

值得注意的是，研制灸具的主要出发点在于对传统艾灸的扬长避短，但市场上部分艾灸产品没有艾、没有火，也没有烟，这种艾灸形式是否还具有艾灸的功效还有待研究。

随着艾灸的不断发展，针对艾温难控、特殊部位难以施灸、艾灰掉落引起烫伤、艾烟不良影响等问题，市场涌现出了类型多样的灸具，如设有过滤烟尘、防护网、控温设备及可任意调节高度、多穴同时施灸的灸具等。现代灸具在一定程度上改善了传统艾灸的弊端，但往往也存在成本较高、体积大、家用适应性低等问题。只有当灸具实现了实用性强，既能保留艾灸治病的优势，又能有效避免艾灸缺陷的性能时，才能更好地推动艾灸的发展与推广。

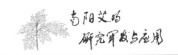

第五章　艾草现代药用制剂

艾草传统医用制剂形式主要是汤剂和丸剂。其中随着现代植物提取和制剂领域研究技术的快速发展，艾草制剂形式出现了合剂、片剂、膏剂、熨剂等多种形式。艾草新型医用产品的优势主要体现为艾草药效成分含量高、效果更显著、使用更便捷简单。本章主要介绍现有的艾草剂型及其代表产品。

第一节　合剂

艾草合剂是指将艾叶或者以艾叶为其中一种药物的复方药物用水或者其他溶剂，采用适宜的方法提取制成的口服液体制剂，现在也叫作口服液。

1. 艾叶复方合剂（《海南医学》）

【处方】黄连、五倍子、薄荷、艾叶各50g，95%乙醇溶液800mL。

【制法】分别将四味中药粉碎，加8倍蒸馏水，浸泡30min后加热煮沸，先强火煮沸后文火微沸1h，搅拌后趁热过滤，药渣以此法再重复煮沸，合并滤液，旋转蒸发浓缩至100mL，加入95%乙醇溶液200mL，4℃静置24h，水浴蒸发干燥，加蒸馏水50mL，得含生药量为1g/mL的溶液，四种提取液等比配伍合一。

【用法用量】外用涂抹，或用医用纱布浸药液敷感染处。

【功能主治】消炎抗菌。用于细菌及真菌引起的各类感染疾病。

2. 艾叶合剂（《中药大辞典》）

【处方】干艾叶500g，适量调味剂及防腐剂。

【制法】500g干艾叶洗净、粉碎，放入4 000mL水中浸泡4~6h，煎煮过

164

滤，约得滤液 3 000mL，加适量调味剂及防腐剂。

【用法用量】每次 30～60mL，每日 3 次口服。

【功能主治】镇咳平喘、消炎。用于慢性支气管炎。

3. 消痛合剂（《中医外治杂志》）

【处方】苏木 10g，当归 10g，红花 5g，大黄 15g，芒硝 30g，荆芥 15g，防风 10g，羌活 10g，连翘 10g，桂枝 12g，艾叶 20g。

【制法】以上 11 种药材冷水浸泡 2h，加热煮沸 15min，煎煮 3 次，合并滤液，使用前加热即可。

【用法用量】毛巾浸药热敷，一天 2 次，30 分钟/次，连用一周，半月一个疗程。

【功能主治】活血化瘀、消肿止痛。用于软组织损伤、关节脱位、骨折、手术后粘连等引起的疼痛。

4. 艾地合剂（《时珍国医国药》）

【处方】艾叶 400g，地榆 600g，5% 尼泊金乙酯醇溶液 10mL。

【制法】取艾叶洗净、粉碎，加适量水加热煮沸，收集蒸馏液 300mL 备用，将艾渣与地榆合并加水煎煮 2 次，合并两次煎液过滤，浓缩至 700mL，与艾叶蒸馏液混合，缓慢搅拌加入尼泊金乙酯醇溶液 10mL，分装即可。

【用法用量】每日 2 次，每次 20mL，小儿酌减。

【功能主治】消炎止痢。用于细菌性痢疾。

5. 艾附合剂（《云南中医学院学报》）

【处方】艾叶 500g，香附 500g。

【制法】取艾叶和香附洗净、粉碎，加适量水浸泡 30min，加热煮沸 30min，煎煮 2 次，合并两次煎液过滤，浓缩至 500mL，分装即可。

【功能主治】温经暖宫、止血镇痛。用于妇女痛经、宫寒、止血安胎。

6. 妇康宝口服液（《中华人民共和国卫生部药品标准：中药成方制剂》第十一册）

【处方】熟地黄 173g，川芎 69g，白芍 139g，艾叶 69g，当归 104g，甘草 69g，阿胶 104g。

【制法】以上七味，当归、艾叶、川芎提取挥发油，药渣与白芍、熟地黄、甘草加水煎煮 2 次，第一次 3h，第二次 2h，合并煎液，静置 18～24h，过滤，滤液浓缩至适量；另取红糖 404g 制成糖浆，阿胶加水加热溶化，分别加入上述溶液中，加热搅拌，放冷，加入上述挥发油与水适量，制成1 000mL，混匀灌装即得。

【用法用量】口服，一次 10mL，一日 2 次，胎动胎漏者加倍或遵医嘱。

【功能主治】补血调经，止血安胎。用于失血过多，面色萎黄，月经不调，小腹冷痛，胎漏胎动，痔漏下血。

第二节　药用片剂

1. **乳增宁片**（《新药转正标准》第二册）

【处方】艾叶 200g，淫羊藿 100g，柴胡 100g，川楝子 100g，天冬 100g，土贝母 120g。

【制法】清洗除尘，分别加 8 倍、6 倍、6 倍水煎煮 3 次，煎煮时间依次为 1.5h、1h、1h，收集煎煮液过滤，浓缩至相对密度 1.2，加入药液 3 倍量的95% 乙醇溶液，搅拌均匀静置 24h，减压浓缩至相对密度 1.35，加辅料于80℃减压干燥，粉碎后加辅料混匀制成片。

【用法用量】口服，一次 2～3 片，一日 3 次。

【功能主治】疏肝解郁，调理冲任。用于肝郁气滞、冲任失调引起的乳痛症及乳腺增生等症。

2. **保胎无忧片**（《中华人民共和国卫生部药品标准：中药成方制剂》第五册）

【处方】艾叶（炭）35g，荆芥（炭）40g，川芎 75g，甘草 25g，菟丝子（酒泡）50g，厚朴（姜制）35g，羌活 25g，川贝母 50g，当归（酒制）75g，黄芪 40g，白芍（酒制）60g，枳壳（麸炒）30g。

【制法】以上十二味，川贝母、白芍碎成细粉。黄芪、甘草加水煎煮 2次，第一次 3h，第二次 1h，合并煎液，滤过。荆芥（炭）、艾叶（炭）加水煮沸后，于80℃热浸 2 次，第一次 2h，第二次 1h，滤过，合并滤液。菟丝子、川芎、厚朴、当归、羌活用 80% 乙醇溶液回流 2 次，第一次 3h，第二次

2h，滤过，合并滤液，回收乙醇至无醇味，枳壳提取挥发油至油尽，并滤取药液。将以上四种滤液合并，减压浓缩至相对密度 1.35～1.40（50℃热测）的稠膏，加入川贝母、白芍细粉，混匀，制成颗粒，干燥，喷入枳壳挥发油，混匀，压制成 400 片，即得。

【用法用量】鲜姜汤送服，一次 4～6 片，一日 2～3 次。

【功能主治】安胎，养血。用于闪挫伤，习惯性小产，难产。

3. **补血调经片**（《中华人民共和国卫生部药品标准：中药成方制剂》第十四册）

【处方】鸡血藤 300g，阿胶（海蛤粉炒）18g，岗稔子 300g，肉桂 15g，党参 90g，艾叶（炒）150g，母草（制）210g，金樱子 300g，五指毛桃 150g，香附（制）300g，豆豉姜 300g，高良姜 210g，苍术 72g，千斤拔 300g，桑寄生 300g，白背叶 150g，荠菜 120g，甘草（炙）30g。

【制法】以上十八味，将阿胶加热溶化，肉桂碎成细粉，过筛，其余鸡血藤等十六味加水煎煮 2 次，合并煎液，滤过，静置沉淀，取上清液，浓缩成稠膏，趁热加入阿胶，搅匀，再与肉桂粉末混匀，干燥，粉碎成细粉，混匀，制成颗粒，低温干燥，压制成 1 000 片，包糖衣，即得。

【用法用量】口服，一次 3 片，一日 2～3 次。

【功能主治】补血理气，调经。用于妇女贫血，面色萎黄，赤白带下，经痛，经漏，闭经。

4. **妇康宁片**（《中国药典》2020 年版一部）

【处方】白芍 200g，香附 30g，当归 25g，三七 20g，艾叶（炭）4g，麦冬 50g，党参 30g，益母草 150g。

【制法】以上八味，取白芍 80g 及香附、当归、三七、艾叶碎成细粉，过筛，混匀。其余白芍 120g 及麦冬、党参、益母草加水煎煮 2 次，合并煎液，滤过，滤液浓缩成膏，加入上述粉末及辅料，混匀，用 70% 乙醇溶液制粒，干燥，压制成 1 018 片，包糖衣，即得。

【用法用量】口服，一次 8 片，一日 2～3 次，经前 4～5 天服用。

【功能主治】调经养血，理气止痛。用于气血两亏，经期腹痛。

5. **妇科白凤片**（《中华人民共和国卫生部药品标准：中药成方制剂》第十册）

【处方】乌鸡（去毛、爪、肠）145g，艾叶 25g，牛膝（盐制）13g，柴胡 13g，干姜 6g，白芍（酒炒）13g，牡丹皮 13g，香附 100g，延胡索（醋制）6g，知母 13g，茯苓 16g，黄连（酒制）6g，秦艽 9g，当归 13g，黄芪（炙）13g，青蒿 25g，地黄 13g，熟地黄 25g，川贝母 13g，地骨皮 6g。

【制法】以上二十味，乌鸡、艾叶、牛膝、干姜、白芍、牡丹皮、延胡索、黄连、黄芪、川贝母等十味碎成粗粉，拌入白酒润匀，蒸透，烘干，再与青蒿混合，粉碎成细粉；其余柴胡等九味加水煎煮 2 次，合并煎液，滤过，滤液浓缩成稠膏，加入乌鸡等十一味药的细粉及辅料适量，拌匀，制成颗粒，干燥，压制成 1 000 片，包糖衣，即得。

【用法用量】口服，一次 5 片，一日 3 次。

【功能主治】补气养血。用于妇女体弱血虚，月经不调，经期腹痛。

6．化症回生片（《国家中成药标准汇编·口腔肿瘤儿科分册》）

【处方】益母草 112g，红花 14g，花椒（炭）14g，水蛭（烫制）14g，当归 28g，苏木 14g，三棱（醋炙）14g，两头尖 14g，川芎 14g，降香 14g，香附（醋炙）14g，人参 42g，高良姜 14g，姜黄 8.4g，没药（醋炙）14g，苦杏仁（炒）21g，大黄 56g，麝香 14g，小茴香（盐炒）21g，桃仁 21g，五灵脂（醋炙）14g，虻虫 14g，鳖甲胶 112g，丁香 21g，延胡索（醋炙）14g，白芍 28g，蒲黄（炭）14g，乳香（醋炙）14g，干漆（煅）14g，吴茱萸（甘草水炙）14g，阿魏 14g，肉桂 14g，艾叶（炙）14g，熟地黄 28g，紫苏子 14g。

【制法】以上三十五味，除麝香、阿魏、熟地黄、益母草、鳖甲胶外，其余三十味混匀，取出 430g，碎成细粉，剩余部分和益母草用水煎煮 2 次，滤过，合并滤液，加入鳖甲胶，溶化后，浓缩成稠膏。阿魏用水加热溶化，熟地黄水煎取汁，分别滤过，合并滤液，浓缩成稠膏。两膏合并，加入细粉拌匀，干燥，研细，用乙醇制粒，干燥，再加入研细的麝香，混匀，压制成 1 000 片，即得。

【用法用量】饭前温酒送服，一次 5～6 片，一日 2 次。

【功能主治】消症化瘀。用于症积血痹，妇女干血痨，产后瘀血，少腹疼痛拒按。

7．健神片（《中华人民共和国卫生部药品标准：中药成方制剂》第二册）

【处方】墨旱莲 72g，鸡血藤 108g，金樱子 72g，艾叶 72g，桑椹 54g，菟丝子 36g，仙鹤草 72g，牡蛎（煅）108g，狗脊（制）54g，女贞子（制）

108g，甘草 18g，合欢皮 36g，首乌藤 54g，五味子（制）54g。

【制法】以上十四味，女贞子、五味子、狗脊、牡蛎粉碎成细粉，过筛，混匀；其余墨旱莲等十味加水煎煮 2 次，第一次 5h，第二次 3h，合并煎液，滤过，滤液浓缩至相对密度为 1.31（热测）的清膏，与上述细粉混匀，制成颗粒，低温干燥，压制成 1 000 片，包糖衣，即得。

【用法用量】口服，一次 3~4 片，一日 3 次。

【功能主治】固肾涩精。用于带下遗精，四肢酸软。

第三节　颗粒剂

1. 康肾颗粒（《国家中成药标准汇编·内科肾系分册》）

【处方】连钱草 500g，忍冬藤 434g，石韦 467g，白茅根 400g，石菖蒲 67g，葛根 300g，茜草 133g，艾叶 67g，生姜 233g，陈皮 250g，水蜈蚣 267g，老鹳草 217g，蔗糖 250g，糊精 333.3g，或糊精 583.3g（无蔗糖）。

【制法】以上十二味药材，加水煎煮 2 次，每次 2h，合并煎液，滤过，滤液静置 1h，取上清液，减压浓缩至相对密度为 1.18~1.22（70℃）的清膏，喷雾干燥，制成干浸膏粉。取干浸膏粉，加入蔗糖、糊精，混匀，制成颗粒，干燥，即得；或取干浸膏粉，加入糊精，混匀，制成颗粒，干燥，即得（无蔗糖）。

【用法用量】口服，一次 12g，一日 3 次，30 天为一疗程；或遵医嘱。

【功能主治】补脾益肾，化湿降浊。用于脾肾两虚所致的水肿，头痛而晕，恶心呕吐，畏寒肢倦，轻度尿毒症见上述证候者。

2. 加味生化颗粒（《中国药典》2020 年版一部）

【处方】当归 266g，桃仁 266g，益母草 226g，赤芍 200g，艾叶 200g，川芎 200g，炙甘草 200g，炮姜 200g，荆芥 200g，阿胶 34g。

【制法】以上十味，除阿胶外，其余当归等九味加水煎煮 2 次，每次 2h，合并煎液，滤过，滤液减压浓缩至适量，静置 24h，取上清液，备用，另取阿胶加适量水加热溶化后，加入上述备用液中，继续浓缩至相对密度约 1.20 的清膏，加入蔗糖和糊精适量，混匀，制成颗粒，干燥，制成 1 000g，即得。

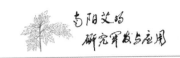

【用法用量】开水冲服。一次 15g，一日 3 次。

【功能主治】活血化瘀，温经止痛。用于瘀血不尽、冲任不固所致的产后恶露不绝，症见恶露不止、色紫暗或有血块、小腹冷痛。

3. 孕康颗粒（《中国药典》2020 年版一部）

【处方】山药 312.5g，续断 187.5g，黄芪 250g，当归 187.5g，狗脊 250g，菟丝子 187.5g，桑寄生 125g，盐杜仲 187.5g，补骨脂 187.5g，党参 187.5g，茯苓 250g，炒白术 187.5g，阿胶 62.5g，地黄 250g，山茱萸 187.5g，枸杞子 250g，乌梅 125g，白芍 187.5g，砂仁 125g，益智 125g，苎麻根 187.5g，黄芩 125g，艾叶 20.8g

【制法】以上二十三味，除了阿胶外，其余山药等二十二味用 50℃ ~ 50℃ 温水浸泡 4h，过滤，滤液备用，药渣加水煎煮 3 次，第一次 2h，第二次 1h，第三次 0.5h，过滤，合并滤液，加入阿胶溶化，浓缩至含生药量 1g/mL，加乙醇使含醇量达 70%，搅匀，静置 24h，过滤，回收乙醇，滤液减压浓缩至相对密度为 1.30 ~ 1.35（50℃）的膏稠，加入糊精、甜菊素等辅料适量，混匀，制粒，干燥、制成颗粒 1 000 粒，即得。

【用法用量】开水冲服，早、中、晚空腹口服，一次一袋，一袋 8g，一日 3 次。

【功能主治】健脾固肾，养血安胎。用于肾虚型、气血虚弱型先兆流产和习惯性流产。

第四节　胶囊剂

1. 艾叶油软胶囊（《国家中成药标准汇编·内科肺系》（二）分册）

【处方】艾叶油 75mL，淀粉 300g。

【制法】取艾叶油，加淀粉，拌匀，过筛，装入胶囊，即得。

【用法用量】口服，一次 2 粒（每粒 0.37g），一日 3 次。

【功能主治】止咳，祛痰，用于治疗慢性支气管炎的咳嗽痰多。

2. 抗妇炎胶囊（《国家中成药标准汇编·外科妇科分册》）

【处方】苦参 250g，杠板归 250g，黄檗 150g，连翘 50g，益母草 30g，赤豆 30g，艾叶 30g，当归 30g，乌药 30g。

【制法】以上九味，取苦参 160g、黄檗 90g、赤豆 15g、连翘 15g，粉碎成细粉，过筛，备用。剩余苦参、黄檗、赤豆、连翘与其余益母草等五味，加水煎煮 2 次，第一次 2h，第二次 1h，合并煎液，滤过，滤液浓缩至相对密度为 1.31~1.35（60℃~80℃）的稠膏，加入上述细粉，混匀，干燥，粉碎成细粉，装入胶囊，即得。

【用法用量】口服，一次 4 粒，一日 3 次。

【功能主治】活血化瘀，清热燥湿。用于湿热下注型盆腔炎、阴道炎、慢性宫颈炎，症见赤白带下、阴痒、出血、痛经等症。

3. 乳增宁胶囊（《中国药典》2020 年版一部）

【处方】艾叶 560g，淫羊藿 280g，柴胡 280g，川楝子 280g，天冬 280g，土贝母 340g。

【制法】以上六味，加水煎煮三次，合并煎液，滤过，滤液浓缩至适量，趁热加入 3 倍量的乙醇，搅拌均匀，静置，滤过，滤液减压回收乙醇，并浓缩至适量，加入干燥的磷酸氢钙与淀粉的混合细粉适量，混匀，80℃减压干燥，冷却粉碎，加入硬脂酸镁适量，混匀，加淀粉适量，混匀，加入胶囊，制成 1 000 粒，即得。

【用法用量】口服，一次 4 粒（每粒 0.5g），一日 3 次。

【功能主治】疏肝散结，调理冲任。用于冲任失调、气郁痰凝所致乳癖，症见乳房结节一个或多个，大小形状不一，质柔软，或经前胀痛，或腰疫乏力、经少色淡；乳腺增生病见上述证候者。

第五节　丸剂

1. 妇科再造丸（《国家中成药标准汇编·外科妇科分册》）

【处方】当归（酒炙）65.14g，香附（醋炙）65.14g，白芍 43.43g，熟地黄 21.71g，阿胶 10.86g，茯苓 65.14g，党参 21.71g，黄芪 21.71g，山药 32.57g，白术 16.28g，女贞子（酒蒸）43.43g，龟板（醋炙）32.57g，山茱

芪 21.71g，续断 21.71g，杜仲（盐炙）21.71g，肉苁蓉 10.86g，覆盆子 16.28g，鹿角霜 5.43g，川芎 43.43g，丹参 21.71g，牛膝 16.28g，益母草 21.71g，延胡索 16.28g，三七（油酥）5.43g，艾叶（醋炙）43.43g，小茴香 21.71g，藁本 21.71g，海螵蛸 32.57g，地榆（酒炙）32.57g，益智 10.86g，泽泻 21.71g，荷叶（醋炙）16.28g，秦艽 21.71g，地骨皮 21.71g，白薇 43.43g，椿皮 32.57g，琥珀 5.43g，黄芩（酒炙）32.57g，酸枣仁 10.86g，远志（制）16.28g，陈皮 32.57g，甘草 21.71g。

【制法】以上四十二味，黄芪、杜仲、熟地黄、续断、秦艽、肉苁蓉、牛膝、地骨皮加水煎煮 2 次，每次 2h，合并煎液，滤过，滤液浓缩；另取阿胶加适量水烊化与上述浓缩液合并，浓缩至相对密度为 1.10（80℃）的清膏。其余当归等三十三味粉碎成细粉，过筛，混匀；用上述清膏泛丸，制成浓缩丸，60℃~80℃干燥，包糖衣，打光，即得。

【用法用量】口服，一次 10 丸，一日 2 次，一个月经周期为一疗程，经前一周开始服用；或遵医嘱。

【功能主治】养血调经，补益肝肾，暖宫止痛。用于月经先后不定期，带经日久，淋漓出血，痛经，带下。

2. **女金丹丸**（《国家中成药标准汇编·外科妇科分册》）

【处方】炙黄芪 28g，熟地黄 28g，川芎 21g，香附（醋炙）42g，三七（熟）21g，白术 28g，杜仲（盐炙）21g，陈皮 14g，砂仁 14g，小茴香（盐炙）7g，益母草 28g，地榆 28g，牛膝 7g，荆芥（炒）21g，木香 7g，白芍（酒炙）28g，山药 28g，党参 28g，续断（酒炙）21g，阿胶（烫珠）28g，当归 42g，茯苓 21g，桑寄生 21g，麦冬 14g，海螵蛸 28g，益智仁（盐炙）14g，朱砂 4g，肉苁蓉 21g，延胡索（醋炙）7g，白薇 7g，艾叶（醋炙）42g，丁香 4g，黄芩 28g，酸枣仁（清炒）28g，炙甘草 7g，肉桂 14g，椿皮 14g，蜂蜜（炼）267g，活性炭 28g。

【制法】以上三十七味药材，粉碎成细粉，过筛，混匀，加炼蜜和适量的水，泛丸，用活性炭包衣，低温干燥，打光，即得。

【用法用量】口服，每 10 丸重 0.5g，一次 5g，一日 2 次。

【功能主治】补肾养血、调经止带，用于肾亏血虚引起的月经不调，带下量多，腰腿酸软，小腹疼痛。

3. 香附调经止痛丸（《国家中成药标准汇编·外科妇科分册》）

【处方】香附（七制）980g，当归280g，熟地黄196g，地黄280g，白芍（酒炒）280g，益母草280g，川芎210g，党参140g，天冬175g，茯苓140g，白术（炒）140g，阿胶140g，酸枣仁（炒）140g，山茱萸140g，陈皮140g，黄芩140g，艾叶（炭）140g，延胡索（醋制）140g，砂仁140g，甘草63g，蜂蜜（炼）4 800g。

【制法】以上二十味药材，香附（七制）取980g，依次用黄酒140g、醋140g、盐14g熬水140mL，米泔水140mL、小茴香（盐炒）70g熬水140mL，益智仁（盐炒）140g熬水140mL，莱菔子（炒）140g熬水140mL，分别浸制，每次浸制应拌匀，闷至液体被吸尽为止，晾干，炒干，即得。

【用法用量】口服，一次1丸，一日2次。

【功能主治】开郁顺气，调经养血。用于气滞经闭，胸闷气郁，两胁胀痛，饮食减少，四肢无力，腹内作痛，湿寒白带。

4. 调经化瘀丸（《中华人民共和国卫生部药品标准：中药成方制剂》第一册）

【处方】香附（醋制）1 000g，艾叶（炭）20g，当归200g，地黄200g，川芎100g，赤芍100g，桃仁100g，红花100g，三棱（醋制）100g，莪术（醋制）100g，干漆（炭）100g。

【制法】以上十一味，除艾叶（炭）外，取香附500g，与当归、川芎、赤芍、干漆（炭）粉碎成细粉；其余的香附与地黄等五味用水煎煮2次，合并煎液，滤过，浓缩成稠膏。将上述粉末加入浓缩膏内，搅匀，干燥，粉碎成细粉过筛，泛丸，干燥。艾叶（炭）粉碎成细粉，另用明胶20g化水，包衣，打光、干燥，即得。

【用法用量】口服，一次10丸，一日2次。

【功能主治】调经行血，理气化瘀。用于气滞血瘀引起的经血不调，行经腹痛或经闭不通。

5. 十珍香附丸（《中华人民共和国卫生部药品标准：中药成方制剂》第一册）

【处方】香附（醋炒）215g，艾叶（炭）40g，党参30g，甘草（蜜炙）20g，当归60g，川芎60g，白芍（炒）60g，熟地黄60g，黄芪（蜜炙）60g，白术（麸炒）60g。

【制法】以上十味药材，粉碎成细粉，过筛，混匀。每100g粉末加炼蜜105～1 220g，制成大蜜丸，即得。

【用法用量】口服，一次1～2丸，一日1～2次。

【功能主治】补气养血，和营调经。用于血虚气滞，月经不调。

6. 玉液丸（《江苏省药品标准》1977年版）

【处方】人参60g，山楂25g，沉香48g，甘草96g，阿胶78g，莲子192g，大腹皮25g，山药126g，川芎72g，枳壳36g，麦冬75g，砂仁87g，紫苏叶75g，艾叶（炒）19g，地黄36g，香附（制）78g，黄芪（制）39g，琥珀25g，黄芩（炒）45g，羌活25g，陈皮（炒）48g，丹参126g，白芍（炒）48g，木香25g，厚朴（制）45g，续断19g，浙贝母66g，肉苁蓉36g，茯苓192g，杜仲（制）78g，菟丝子96g，白术（炒）25g，血余炭25g，沙苑子66g，当归（炒）60g，益母草清膏19g。

【制法】以上三十六味，除大腹皮、艾叶外，其余药材粉碎成粗粉，再将大腹皮、艾叶洗净，煎汁，滤过，药液和益母草清膏合并，再加上述粗粉量60%的黄酒，搅匀，拌入上述粗粉内，和匀干燥后，再共粉碎成细粉。过筛，混匀，每100g药粉加炼蜜85g，制成大蜜丸，干燥，约得440粒。

【用法用量】口服，一次1丸，一日2次。

【功能主治】益气养血。用于妇女气血不调，经期不准，产后血虚。

7. 妇科金丹（《中华人民共和国卫生部药品标准：中药成方制剂》第一册）

【处方】延胡索（醋制）40g，黄芪40g，赤石脂（煅）40g，人参40g，阿胶40g，白薇40g，白芍40g，甘草40g，茯苓40g，没药（制）40g，当归40g，鹿角40g，黄檗40g，松香（制）20g，杜仲（盐制）20g，益母草浸膏20g，鸡冠花20g，补骨脂（盐制）10g，乳香（制）10g，锁阳10g，菟丝子10g，小茴香（盐制）5g，血余炭5g，艾叶（炭）5g，益母草150g，陈皮60g，牡丹皮40g，山药40g，川芎40g，熟地黄40g，白芷40g，白术（麸炒）40g，藁本40g，黄芩40g，砂仁40g，红花10g，木香10g，续断10g，青蒿10g，肉桂10g，紫苏叶10g。

【制法】以上四十一味，将延胡索、黄芪、赤石脂、人参、阿胶、白薇、白芍、甘草、茯苓、没药、当归、鹿角、黄檗、松香、杜仲、益母草浸膏、鸡冠花、补骨脂、乳香、锁阳、菟丝子、小茴香、血余炭、艾叶置罐中，加入黄酒1 000g，加盖密闭，放高压罐内加热或隔水加热炖至黄酒基本蒸尽。其余益母草等十七味粉碎成粗粉，与上述蒸制的延胡索等拌匀，干燥，粉碎成细粉，过筛，混匀。每100g粉末加炼蜜110～130g，制成大蜜丸，即得。

【用法用量】口服，一次1丸，一日2次。

【功能主治】调经活血。用于腰酸背痛，肚腹疼痛，饮食不化，呕逆恶心，自汗盗汗。

8. 定坤丸（《中华人民共和国卫生部药品标准：中药成方制剂》第一册）

【处方】西洋参60g，白术18g，茯苓30g，熟地黄30g，当归24g，白芍18g，川芎18g，黄芪24g，阿胶18g，五味子（醋炙）18g，鹿茸（去毛）30g，肉桂12g，艾叶（炭）60g，杜仲（炭）24g，续断18g，佛手12g，陈皮18g，厚朴（姜炙）6g，柴胡18g，香附（醋炙）12g，延胡索（醋炙）18g，牡丹皮18g，琥珀12g，龟板（沙烫醋淬）18g，地黄30g，麦冬18g，黄芩18g。

【制法】以上二十七味，粉碎成细粉，过筛，混匀；每100g粉末加炼蜜130～150g，制成大蜜丸或小蜜丸，即得。

【用法用量】口服，小蜜丸一次40丸，大蜜丸一次1丸，一日2次。

【功能主治】补气养血，舒郁调经。用于冲任虚损，气血两亏，身体瘦弱，月经不调，经期紊乱，行经腹痛，崩漏不止，腰酸腿软。

9. 舒肝保坤丸（《中华人民共和国卫生部药品标准：中药成方制剂》第一册）

【处方】香附（醋炙）90g，沉香12g，木香12g，砂仁12g，厚朴（姜炙）18g，枳实12g，山楂（炒）18g，莱菔子（炒）18g，陈皮18g，半夏（制）18g，草果（仁）18g，槟榔18g，桃仁（去皮）12g，红花6g，当归24g，川芎18g，益母草30g，白芍18g，五灵脂（醋炙）18g，官桂12g，干姜6g，蒲黄（炭）18g，艾叶（炭）18g，黄芪（蜜炙）24g，白术（麸炒）18g，茯苓24g，山药18g，防风18g，山茱萸（酒炙）18g，阿胶18g，黄芩18g，木瓜18g，石菖蒲12g。

【制法】以上三十三味，粉碎成细粉，过筛，混匀。每100g药粉加炼蜜

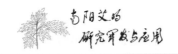

130g，制成大蜜丸，即得。

【用法用量】口服，一次 1 丸，一日 2 次。

【功能主治】舒肝调经，益气养血。用于血虚肝郁、寒湿凝滞所致的月经不调，痛经，闭经，产后腹痛，产后腰腿痛。

10. 千金保孕丸（《中华人民共和国卫生部药品标准：中药成方制剂》第二册）

【处方】杜仲 100g，白术（炒焦）100g，菟丝子 100g，熟地黄 70g，当归 50g，续断 50g，黄芩（酒制）50g，厚朴 50g，黄芪（制）25g，川芎 25g，陈皮 25g，阿胶 25g，艾叶（炭）25g，白芍（酒炒）20g，枳壳 15g，砂仁 15g，川贝母 15g，甘草（制）15g。

【制法】以上十八味，粉碎成细粉，每 100g 粉末加炼蜜 110～130g，制成大蜜丸，即得。

【用法用量】口服，一次 1 丸，一日 2 次。

【功能主治】养血安胎。用于胎动漏血，妊娠腰痛，预防流产。

11. 内补养荣丸（《中华人民共和国卫生部药品标准：中药成方制剂》第七册）

【处方】当归 300g，川芎 300g，黄芪（蜜炙）60g，甘草 60g，香附（醋炙）480g，熟地黄 480g，阿胶 120g，白术（麸炒）60g，砂仁 120g，益母草 300g，白芍 180g，艾叶（炭）300g，茯苓 180g，陈皮 240g，杜仲炭 120g。

【制法】以上十五味，粉碎成细粉，过筛，混匀。每 100g 粉末加炼蜜 120～130g 制成大蜜丸，即得。

【用法用量】口服，一次 2 丸，一日 2 次。

【功能主治】补气养血。用于气血不足引起的月经不调，经血量少，经期腹痛腰酸腿软，面色无华。

12. 暖宫孕子丸（《中华人民共和国卫生部药品标准：中药成方制剂》第二册）

【处方】熟地黄 240g，香附（醋炙）120g，当归 90g，川芎 90g，白芍（酒炒）60g，阿胶 60g，艾叶（炒）90g，杜仲（炒）120g，续断 90g，黄芩 60g。

【制法】以上十味，熟地黄、杜仲、香附、续断、艾叶、黄芩加水煎煮 2

次，第一次 3h，第二次 2h，合并煎液，滤过，滤液浓缩成稠膏；取阿胶加热烊化，加入上述稠膏中，混匀；取川芎、当归、白芍研成细粉过筛加入上述稠膏中，混匀，制丸，烘干，打光，即得。

【用法用量】口服，一次 8 丸，一日 3 次。

【功能主治】滋阴养血，温经散寒，行气止痛。用于血虚气滞，腰酸疼痛，经血不调，赤白带下，子宫寒冷，久不受孕。

13. **参桂鹿茸丸**（《中华人民共和国卫生部药品标准：中药成方制剂》第三册）

【处方】人参 120g，鹿茸（去毛）240g，山茱萸（酒炙）12g，地黄 249g，熟地黄 240g，白芍 240g，龟甲（炒烫醋淬）120g，鳖甲（沙烫醋淬）120g，阿胶 360g，杜仲（炒炭）120g，续断 120g，天冬 162g，茯苓 240g，酸枣仁（炒）120g，琥珀 60g，艾叶（炭）120g，陈皮 120g，泽泻 120g，没药（醋炙）120g，乳香（醋炙）90g，延胡索（醋炙）90g，红花 90g，西红花 60g，怀牛膝（去头）138g，川牛膝（去头）120g，鸡冠花 180g，赤石脂（煅）90g，香附（醋炙）360g，甘草 60g，秦艽 120g，黄芩 150g，白术（麸炒）180g，陈皮 360g，木香 30g，砂仁 120g，沉香 30g，当归 240g，川芎 180g，肉桂 120g。

【制法】以上三十九味，白术、陈皮、木香、砂仁、沉香、当归、川芎、肉桂八味粉碎成粗粉，其余人参等三十一味加等量黄酒装罐蒸 24h，与上述粗粉掺匀，干燥，粉碎成细粉，过筛，混匀，每 100g 粉末加炼蜜 130～140g 制成大蜜丸，即得。

【用法用量】口服，一次 1 丸，一日 2 次。

【功能主治】补气益肾，养血调经。用于气虚血亏，肝肾不足引起的体质虚弱，腰膝酸软，头晕耳鸣，自汗盗汗，失眠多梦，肾寒精冷，宫寒带下，月经不调。

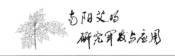

第六节　膏剂

1. 妇康宝煎膏（《国家中成药标准汇编·外科妇科分册》）

【处方】熟地黄 115g，川芎 46g，白芍 92g，艾叶 46g，当归 69g，甘草 46g，阿胶 69g，蔗糖 269g，红糖 269g，米酒 45g。

【制法】以上七味药材，取当归、艾叶、川芎提取挥发油，药渣与白芍、熟地黄、甘草加水煎煮三次，第一次 3h，第二次、第三次各 2h，合并煎液，静置 24h，滤过，滤液浓缩至相对密度为 1.05～1.10（50℃）的清膏。另取蔗糖、红糖制成糖浆，阿胶加水加热溶化，分别加入上述清膏中，加热搅匀，继续浓缩至相对密度为 1.28～1.29（50℃）的清膏，放冷，加入上述挥发油及米酒，加水至规定量，混匀，即得。

【用法用量】口服，一次 15～20g，一日 2 次；胎动胎漏者加倍或遵医嘱。

【功能主治】补血调经，止血安胎。用于失血过多，面色萎黄，月经不调，小腹冷痛，胎漏胎动，痔漏下血。

2. 白花蛇膏（《中华人民共和国卫生部药品标准：中药成方制剂》第三册）

【处方】方（一）：麻黄 210g，生马钱子 300g，细辛 45g，生川乌 45g，当归 150g，黄芪 120g，甘草 120g，艾叶 300g，鳖甲 240g，白花蛇 90g，地龙 15g，血余 30g，威灵仙 60g，穿山甲 60g，蓖麻子 60g，生草乌 60g，干蟾 15g，生姜 120g，大葱 180g，巴豆 45g，乌梢蛇 120g。

方（二）：冰片 17g，硇砂 8g，生白附子 16g，生天南星 8g，人参 10g，羌活 8g，肉桂 10g，乳香 18g，没药 18g，防风 6g，天麻 8g，母丁香 8g，桂枝 8g，附子 18g，白芥子 10g，川芎 8g，白芷 8g。

【制法】方（一）二十一味，酌予碎断，与食用植物油 7 200g 同置锅内，炸枯，去渣，滤过，炼至滴水成珠，另取红丹 2 320g 加入油内搅匀，收膏。将膏浸泡于水中。方（二）十七味，除冰片研细外，其余人参等十六味粉碎成细粉，过筛，混匀。用时取方（一）膏置锅中文火熔化，放冷至 70℃～80℃时，加入方（二）细粉，微凉，再加入冰片粉，搅匀。分摊于布上，即得。

【用法用量】用鲜姜白酒搽净患处，将膏药温化开，贴敷。

【功能主治】祛风寒，活血止痛。用于筋骨麻木，腰腿臂痛，跌打损伤，闪腰岔气，腹内积聚，受寒腹痛。

3. 伤湿解痛膏（《中华人民共和国卫生部药品标准：中药成方制剂》第五册）

【处方】独活100g，白芷100g，生川乌75g，生草乌50g，桂皮75g，芥子25g，王不留行37.5g，生天南星25g，半夏15g，姜黄50g，苍术25g，香加皮25g，艾叶15g，红花5g，薄荷脑16g，冰片13g，樟脑13g，颠茄流浸膏16g，芸香浸膏7.5g，水杨酸甲酯11g，二甲苯麝香5g，盐酸苯海拉明1g。

【制法】以上二十二味，除薄荷脑、冰片、樟脑、水杨酸甲酯、颠茄流浸膏、芸香浸膏、二甲苯麝香、盐酸苯海拉明外，其余独活等十四味粉碎成粗粉，用90%乙醇溶液制成相对密度约为1.20（60℃）的流浸膏，加入上述药味，混匀；另加入3.1~3.6倍重量由橡胶、松香等制成的基质，搅匀，制成涂料，进行涂膏、切段、盖衬、切片，即得。

【用法用量】贴患处。

【功能主治】祛风除湿，化瘀止痛。用于风寒湿邪所致之筋骨痛，肩酸腰痛，关节痛，跌打损伤等。

4. 安阳固本膏（《中华人民共和国卫生部药品标准：中药成方制剂》第六册）

【处方】乌药36g，白芷36g，木通36g，当归36g，赤芍36g，大黄36g，续断36g，椿皮36g，川牛膝36g，杜仲36g，附子36g，锁阳36g，红花36g，巴戟天36g，艾叶72g，香附72g，肉桂72g，益母草72g，金樱子18g，血竭14.4g，乳香7.2g，没药7.2g，儿茶7.2g。

【制法】以上二十三味，将乳香、没药、儿茶、血竭一起研成细粉，过筛，混匀。其余乌药等十九味酌予碎断，与植物油2 304g同置锅内炸枯，去渣，滤过，炼至滴水成珠时另取红丹768g，加入油内搅匀，收膏，将膏浸泡于水中。取膏用文火熔化，将乳香等细粉加入搅匀，摊涂于布上，即得。

【用法用量】加温软化，贴于脐部。

【功能主治】温肾暖宫，活血通络。用于女子宫寒不孕，经前腹痛，月经

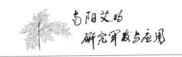

不调，男子精稀薄，精子少，腰膝冷痛。

5. 甘露膏（《中华人民共和国卫生部药品标准：中药成方制剂》第十五册）

【处方】当归 60g，益母草 48g，川芎 48g，丹参 48g，白芍 48g，香附48g，泽兰 48g，附子 24g，茴香 24g，红花 24g，吴茱萸 24g，延胡索 18g，艾叶 18g，乌药 18g，莪术 18g，三棱 18g，牛膝 12g，木香 18g，胡椒 50g，肉桂30g，没药 30g，甘草 13g。

【制法】以上二十二味，除胡椒、肉桂、没药、木香、甘草粉碎成细粉，过筛，混匀；其余当归等十七味，酌予碎断，与植物油 4 800g 同置锅内炸枯，去渣，滤过。油炼至滴水成珠，另取红丹 800g，加入油内，搅匀，收膏，将膏浸于水中，备用。取膏用文火熔化，加入上述粉末搅匀，分摊于布或纸上，即得。

【用法用量】温热软化贴腹部或贴脐上。

【功能主治】温经止带，暖子宫，调经血。用于妇女经期不准，行经腹痛，血寒白带，产后经血。

第七节　其他药用剂型

 酊剂

1. 复方重楼酊（《国家中成药标准汇编·外科妇科分册》）

【处方】重楼 250g，草乌 80g，艾叶 50g，蒲公英 50g，当归 20g，红花20g，大蒜 20g，天然冰片 20g。

【制法】以上八味，大蒜去皮，捣碎成泥，重楼、草乌、艾叶、蒲公英、当归分别粉碎成最粗粉，与红花混匀，加 40% 乙醇溶液浸渍 12 天，滤过，滤液加入天然冰片，搅拌使溶解，加水和乙醇调整使含醇量为 35% ～ 45%，并调整至规定量，搅匀，静置 3 天，滤过，灌装，即得。

【用法用量】外用，涂抹患处。一次 3 ～ 4mL，一日 4 ～ 5 次；或遵医嘱。治疗乳腺炎和乳腺小叶增生，宜将乳房肿痛处热敷后用药。有积乳者应先将瘀滞乳汁排出后再热敷用药。

【功能主治】清热解毒，消肿止痛。用于瘟疫时毒，痄腮肿痛，肝胃热盛，乳痈肿痛，腮腺炎，乳腺炎属上述症候者。

2. 重楼解毒酊（《国家中成药标准汇编·眼科耳鼻喉科皮肤科分册》）

【处方】重楼 250g，草乌 80g，艾叶 70g，石菖蒲 50g，大蒜 20g，天然冰片 20g。

【制法】以上六味，大蒜去皮，捣碎成泥，重楼、草乌、石菖蒲、艾叶粉碎成最粗粉，加两倍量稀乙醇，浸渍 10 天，取上清液，药渣滤过，滤液与上清液合并，加入天然冰片，搅拌使溶解，加水和乙醇使含醇量为 45%～55%，并至规定量，搅匀，静置 3 天，滤过，即得。

【用法用量】外用，涂抹患处。每日 3～4 次。

【功能主治】清热解毒，散瘀止痛。用于肝经火毒所致的带状疱疹，皮肤瘙痒，虫咬皮炎，流行性腮腺炎。

3. 少林正骨精（《中华人民共和国卫生部药品标准：中药成方制剂》第六册）

【处方】接骨仙桃草 148g，当归 90g，五加皮 179g，独活 118g，羌活 118g，三棱（醋制）71g，莪术（醋制）71g，土鳖虫 90g，艾叶 171g，延胡索（醋制）90g，花椒 179g，寻骨风 179g，血竭 60g，乳香 30g，伸筋草 148g，活络草 179g，苏木 179g，薄荷脑 142g，樟脑 120g，冰片 130g。

【制法】以上二十味，接骨仙桃草、三棱、莪术、土鳖虫、延胡索、活络草加水煎煮 2 次，每次 2h，合并煎液，滤过，滤液浓缩成相对密度为 1.11～1.15（热测）的清膏，加两倍量乙醇，静置 24h，取上清液；另将当归、羌活、独活、五加皮、艾叶、花椒、苏木、寻骨风、伸筋草粉碎成粗粉，血竭研成粗粉，混合，用 65% 乙醇溶液浸泡 96h 后渗漉，收集渗漉液 9 000mL，与上清液混合，静置 24h，滤过；另将薄荷脑、樟脑、冰片用 800mL 乙醇溶解，与麝香型精 13mL 混合均匀后加入药液中，再与甘油 200mL 混匀，制成 10 000mL，即得。

【用法用量】外用。取本品擦于患处，亦可沐浴时用。每日数次。

【功能主治】活血祛瘀，消肿止痛，祛风散寒。用于跌打损伤，积瘀肿痛，腰肢麻木，风湿骨痛。

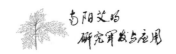

4. 息伤乐酊（《中华人民共和国卫生部药品标准：中药成方制剂》第八册）

【处方】防风40g，白芷40g，草乌（银花甘草炙）40g，三七9g，肉桂20g，大黄20g，血竭20g，鸡血藤60g，艾叶40g，透骨草75g，地黄30g，薄荷油15g，樟脑30g，紫草40g，雄黄40g，冰片20g，薄荷脑15g。

【制法】以上十七味，除血竭、冰片、薄荷脑、樟脑、三七、雄黄分别研成细粉外，其余草乌等十味粉碎成粗粉，与上述三七、雄黄细粉混匀，照流浸膏与浸膏剂项下的渗漉法，用75%乙醇溶液作溶剂，浸渍48h后，缓缓渗漉，收集渗漉液2 800mL，再加血竭、冰片、薄荷脑、樟脑、二甲基亚砜100mL，搅匀，用75%乙醇溶液调整至3 000mL，静置，取上清液，灌装，即得。

【用法用量】将患处洗净，涂擦，一次2～5mL，一日3～5次；皮下瘀血肿胀严重者可用纱布浸药液，湿敷患处。

【功能主治】活血化瘀，消肿止痛。用于急性扭挫、跌扑筋伤引起的皮肤青紫瘀血不散，红肿疼痛，活动不利，亦可用于风湿痹痛。

 散剂

1. 银胡感冒散（《国家中成药标准汇编·内科肺系分册》）

【处方】岗松6 818g，大叶桉叶6 818g，金银花159g，连翘136g，青蒿159g，荆芥159g，薄荷136g，柴胡136g，广藿香114g，艾叶91g，桔梗114g，陈皮68g。

【制法】以上十二味，取岗松、大叶桉叶，粉碎，水蒸气蒸馏2.5h，收集挥发油，另器保存；青蒿、荆芥、薄荷、连翘、广藿香各45g，艾叶、陈皮各23g，粉碎，水蒸气蒸馏3h，收集挥发油，将所收集的挥发油混合均匀，装瓶。金银花、柴胡、桔梗和连翘等七味的剩余量，洗净、晒干、粉碎，过筛，混匀，药粉于60℃干燥2h，装袋。将药油与药粉分别装入铝箔袋中，即得。

【用法用量】外用。贴于脐部。先用手轻揉脐部约一分钟，后将小瓶药油倒进药包对准脐眼贴上即可。每日一贴（重症加一贴在大椎穴）。对儿童效果更佳。

【功能主治】辛凉解表，清热解毒。用于风热感冒所致的恶寒、发热、鼻塞、喷嚏、咳嗽、头痛、全身不适等。

2. **肠胃散**（《国家中成药标准汇编·内科脾胃分册》）

【处方】肉桂叶 516g，吴茱萸 322g，艾叶 322g，砂仁 194g，丁香 194g，陈皮 258g，茯苓 194g，岗松 333g，大叶桉叶 333g。

【制法】以上九味，取岗松、大叶桉叶，粉碎成中粉，用水蒸气蒸馏法提取挥发油备用。其余肉桂叶等七味粉碎成中粉，过 4 号筛，喷洒上述挥发油，混匀，闷润，分装，即得。

【用法用量】外用，一次 1 袋，一日 1 次；贴肚脐处。

【功能主治】温中散寒，燥湿止泻。用于寒湿泄泻，症见：大便次数增多，粪质稀薄，腹痛肠鸣，舌苔薄白或白腻。

3. **祛风湿止痛散**（《中华人民共和国卫生部药品标准：中药成方制剂》第十五册）

【处方】生川草 90g，生草乌 90g，花椒 90g，羌活 90g，独活 90g，防风 90g，透骨草 135g，姜石 90g，红花 135g，狼毒 135g，半夏 50g，白附子 90g，地骨皮 135g，蛇床子 90g，艾叶 135g，木贼 135g，甘松 90g，硫黄 150g，栀子 90g，胆矾 90g，白鲜皮 70g，川木通 90g，猪牙皂 90g，明矾 90g。

【制法】以上二十四味，混匀，粉碎成最粗粉，过筛，即得。

【用法用量】外用，一日 1~2 次。除去塑料袋，骨质增生症用食醋一两，其他疾病用白酒一两，倒在药袋上将其湿润，然后热蒸 30min，再用时蒸 20min 即可。用时用干毛巾包好敷于患处，温度适宜时去掉毛巾。每次热敷应保持温度和一定时间（40min 左右）。每包药反复使用 10 次，切勿将药分为 10 等份使用。

【功能主治】祛风除湿，活血止痛。用于风寒湿痹，筋骨劳损等症。

4. **复方热敷散**（《中华人民共和国卫生部药品标准：中药成方制剂》第十二册）

【处方】川芎 100g，红花 50g，陈皮 100g，柴胡 100g，乌药 100g，独活 100g，干姜 50g，艾叶 150g，侧柏叶 100g，铁粉 3 800g。

【制法】以上十味，除铁粉外，其余川芎等九味分别粉碎成中粉；往铁粉中加入盐酸（加一半量水）20mL、醋酸（加 4/5 量水）55mL 和适量水，搅

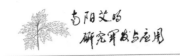

匀，放置 15min 后，与铁粉及活性炭 200g、纤维素 1 300g 混合，再加等量的水，搅匀，过筛，即得。

【用法用量】外用，拆去外包装，将内袋物搓揉均匀，开始发热后，放在疼痛处熨敷（过热时可另垫衬布），根据病痛可随时使用，一次 1 袋或数袋，或遵医嘱。

【功能主治】祛风散寒，温筋通脉，活血化瘀，活络消肿；消炎，止痛。用于骨关节、韧带等软组织的挫伤、损伤和扭伤，骨退行性病变引起的疼痛、水肿和炎症，如关节炎、颈椎病、肩周炎、腰肌劳损、坐骨神经痛等，也可用于胃寒腹痛、妇女痛经及高寒、地下作业者的劳动保护。

 熨剂

1. 川郁风寒熨剂（《国家中成药标准汇编·脑系经络肢体分册》）

【处方】药袋：独活 710g，苍术 570g，郁金 430g，细辛 285g，川芎 430g，川乌 430g，白芥子 285g，乳香 145g，红花 285g，薄荷 285g，樟脑 145g，艾叶 285g，松节 430g，香加皮 285g；产热袋：铁粉 32kg，活性炭 3.2kg，木粉 2.0kg。

【制法】药袋：以上十四味药材，粉碎成粗粉，过筛，混匀，分装，即得。

产热袋：铁粉、活性炭、木粉，粉碎成细粉，混匀，加入 7% 氯化钠溶液 7.5L，搅拌均匀，分装，即得。将药袋与产热袋覆合成对，将胶黏面与发热剂袋紧紧贴合，为敷袋。加外包装，密封，即得。

【用法用量】外熨，一次 1 袋，一日 1 次；拆去外包装，取出内袋，轻轻揉搓 10min 左右，发热后装入小布袋，敷于患处，使用中变硬或温度下降时，可不时揉搓药袋，使温度回升。

【功能主治】祛风散寒，活血止痛。用于风寒湿引起的腰腿疼痛，慢性软组织损伤。

2. 舒乐热熨剂（《中华人民共和国卫生部药品标准：中药成方制剂》第六册）

【处方】生川乌 6.3g，桉油 0.5mL，姜黄 5.0g，白芥子 3.8g，细辛 3.8g，

红花3.8g，独活8.4g，艾叶3.8g，乳香1.3g，川芎5.0g，苍术6.3g，薄荷油0.5mL，松节油0.5mL，樟脑1.0g。

【制法】以上十四味，除松节油、桉油、薄荷油外，樟脑研成细粉，其余生川乌等十味粉碎成细粉，加入松节油、桉油、薄荷油及樟脑细粉，混匀；再将锯末50g、活性炭100g与上述粉末混匀，在搅拌下缓缓加入发热剂510g，搅匀，分装成10袋，即得。

【用法用量】外用。除去最外层塑料袋，将药包揉搓两分钟贴敷患处，半小时左右即发热。一次1包，5包为一疗程。

【功能主治】祛风散寒，活血止痛。用于风寒凝滞引起的筋骨肌肉疼痛，腰肌肉疼痛，腰肌劳损，肩关节周围炎，风湿性关节炎。

 洗剂

1. 痔舒适洗液（《中华人民共和国卫生部药品标准：中药成方制剂》第二十册）

【处方】槐角100g，三七80g，苦参110g，白及100g，蛇床子100g，败酱草100g，艾叶65g，马齿苋80g，金银花65g，防风65g，白矾50g，硼砂50g，冰片5g，甘草30g。

【制法】以上十四味，冰片加适量乙醇溶解；白矾、硼砂用适量水溶解；三七粉碎成粗粉，照流浸膏剂与浸膏剂项下的渗漉法，用70%乙醇作溶剂，浸渍24小时后进行渗漉，漉液回收乙醇，浓缩至相对密度为1.0～1.1（50℃），药渣备用。金银花、蛇床子、艾叶提取挥发油，挥发油加适量聚山梨酯80，混匀，蒸馏后的水溶液另器收集。上述两种药渣合并，与其余槐角等七味加水煎煮三次，第一次2h，第二次1.5h，第三次1h，合并煎液，滤过，滤液浓缩至与生药量比为1：1，加乙醇使含醇量达60%，搅匀，静置48h，取上清液回收乙醇，浓缩至相对密度为0.9～1.1（50℃），加入冰片及上述各药液，加水调整总量至1 000mL，搅匀，灌封，灭菌，即得。

【用法用量】外用，取适量药液，用温开水稀释至10倍以上，坐浴或直接涂洗，一日2次，一周为一疗程。

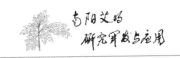

【功能主治】清热燥湿，化瘀解毒，止血消肿，止痛止痒。用于痔疮急性发作。

2. **洁尔阴洗液**（《新药转正标准》12）

【处方】蛇床子 62.5g，艾叶 62.5g，独活 62.5g，石菖蒲 125g，苍术 62.5g，薄荷 125g，黄檗 62.5g，黄芩 62.5g，苦参 62.5g，地肤子 62.5g，茵陈 62.5g，土荆皮 62.5g，栀子 62.5g，金银花 62.5g。

【制法】以上十四味，加水煎煮 2 次，每次 2 小时，同时收集挥发油饱和水溶液，另器贮存，合并煎液，滤过，滤液浓缩至相对密度为 1.022～1.024，加入上述挥发油饱和水溶液，增溶剂 403 10mL 与苯甲酸钠 2g 混匀，调 pH 值为 4.2～6.0，加水调整总量至 8 000mL，搅匀，分装即得。

【用法用量】用 10% 浓度洗液（即取本品 10mL 加温开水至 100mL 混匀），擦洗外阴，用冲洗器将 10% 的洁尔阴洗液送至阴道深部冲洗阴道，一日 1 次，七天为一疗程。

【功能主治】清热燥湿，杀虫止痒。用于妇女湿热带下，症见阴部瘙痒红肿、带下量多、色黄或如豆渣状，口苦口干，尿黄便结；霉菌性、滴虫性及非特异性阴道炎见上述症候者。

五 酒剂

毛鸡补血药酒（《中华人民共和国卫生部药品标准：中药成方制剂》第十七册）

【处方】红毛鸡 28g，熟地黄 36g，当归 28g，白芍 28g，何首乌（蒸）18g，黑豆（炒）46g，党参（蜜炙）28g，甘草（蜜炙）10g，白术 28g，黄芪（蜜炙）18g，续断 18g，菟丝子（盐制）18g，红花 10g，川草 36g，益母草（醋制）18g，丹参 10g，乳香（炮）10g，没药（炮）10g，牡丹皮 10g，五灵脂 18g，延胡索（醋制）18g，艾叶（醋制）10g，砂仁 10g，木香 18g，香附（醋制）18g。

【用法用量】口服，一次 10～20mL，一日 3 次。

【功能主治】补血去瘀。用于产后血虚，腰痛，四肢酸软，月经前后腹痛。

曲剂

闽东建曲（《中华人民共和国卫生部药品标准：中药成方制剂》第十九册）

【处方】山姜子5 357g，高良姜5 357g，丁香17 860g，荆芥17 860g，青蒿5 357g，木香1 786g，羌活3 571g，佛手3 571g，甘松1 786g，白芷5 357g，甘草3 571g，艾叶5 357g，紫苏10 714g，草豆蔻（清炒）5 357g，吴茱萸（甘草汤泡）3 571g，稻芽（微炒）5 357g，麦芽（微炒）5 357g，半夏（煮）5 357g，苍术（麸炒）14 286g，徐长卿5 357g，广藿香5 357g，槟榔8 571g，山奈3 571g，香附（醋制）5 357g，枳实（麸炒）3 571g，厚朴（姜制）10 714g，山楂（清炒）10 714g，陈皮14 286g，茯苓14 286g，桔梗3 571g，枳壳（麸炒）5 357g，白曲28 571g，黄芩5 357g，红曲5 357g，防风8 571g，辣蓼7 143g。

【制法】以上三十六味，辣蓼煎汤，丁香、木香、山姜子、草豆蔻、吴茱萸、红曲、白曲粉碎成细粉，其余高良姜等二十八味粉碎成粗粉，加入面粉714.29g，混匀，加入辣蓼汤，制成软材，发酵4～6天，压制成块，置60℃～80℃干燥，刷去表面霉菌，即得。

【用法用量】煎服，一次15～30g，一日2次，儿童减半。

【功能主治】芳香化湿，疏风解表，消食开胃。用于伤风感冒，夏令中暑，怕冷发热，头痛身痛，呕吐腹泻，消化不良，胸闷腹胀。

 汤剂

1. 经典胶艾汤［《金匮要略》（汉·张仲景）］

【处方】阿胶二两，川芎三两，甘草二两，艾叶三两，当归三两，芍药四两，干地黄四两。

【制法及用法】以水五升，清酒三升，合煮，取三升，去滓，内胶令消尽，温服一升，日三服。不瘥更作。

【功能主治】妇人冲任虚损，血虚有寒证。崩漏下血，月经过多，淋漓不止，产后或流产损伤冲任，下血不绝；或妊娠胞阻，胎漏下血，腹中疼痛。

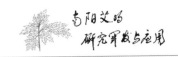

2. **柏叶汤** [《金匮要略》（汉·张仲景）]

【处方】柏叶9g，干姜9g，艾3g。

【制法及用法】上药三味，以水500mL，取马通汁100mL，合煮取200mL，分两次温服。

【功能主治】治吐血不止者。

3. **大胶艾汤**（《备急千金要方》卷二十五）

【处方】阿胶6g，干地黄、芍药各9g，艾叶、甘草、当归、干姜各3g。

【制法】上七味，哎咀。

【用法用量】用水800mL，煮取300mL，去滓，纳胶令烊，分两次服。体虚者，分三次服。

【功能主治】主治妇人产后血崩，下血过多，虚喘欲死，腹中激痛，下血不止；跌打损伤，内伤五脏，微者唾血，甚者吐血。

4. **二白苦艾汤**（《当代中医实用临床效验方》）

【处方】艾叶300g，白头翁、苦参各1 000g，白芍600g。

【制法】将上药加蒸馏水浸泡一晚，首次用武火煎熬半小时，滤取药液，第二次再加水适量，文火煎煮40~60min后过滤，合并两次滤液，浓缩至2 500mL，加1%苯甲酸钠20mL，摇匀，放置一夜，过滤分装。

【用法用量】作高位保留灌肠，成人每次50mL，儿童每次每千克体重2mL，每日2次。

【功能主治】解毒止痢，用于细菌性痢疾。

第六章　艾草的现代综合应用

在前面的章节中主要对艾草的品种及种植、艾草活性成分研究、艾草传统艾灸应用以及艾草的现代药用制剂等进行了概括介绍，随着人们对疾病认知水平的提高以及中医药在养生健康中发挥的重要作用，中医养生、"防未病"的保健方式越来越成为人们日常生活中的一部分。艾草凭借着在"防未病"中的显著优势，备受人们的喜爱。随着制造业、医药行业以及保健养生等产业的快速发展，提取技术和产品开发技术的提升，艾草已经逐步突破简单的艾灸、艾浴和艾食的形式，越来越多地应用在临床、保健、护肤、制造等各个领域。本章主要介绍艾草在不同领域的应用现状和产品形式。

第一节　艾草在现代临床中的应用

艾草在临床上主要用于治疗妇科疾病，如崩漏、痛经、不孕症、流产、妇科炎症等。近年来，通过对艾草的化学成分、药理机制进行更系统深入的研究，发现艾草及其提取物具有更多的生物活性以及更广泛的临床病症治疗作用，如研究证实艾叶挥发油具有镇咳、平喘、祛痰、抗菌、抗病毒、抗过敏等作用，对呼吸道疾病如支气管炎、哮喘、上呼吸道感染等有较好的疗效；艾叶黄酮类成分具有抗炎、抗肿瘤、降压降脂、降胆固醇、免疫调节等作用，对维护消化道健康有重要作用等。除此之外，艾草对风湿类疾病、皮外科疾病、疟疾等疾病的疗效也都被研究证实。现在很多中医学者和药物研究者将艾草或者艾草提取物的相关制剂用于临床病症的治疗研究中。

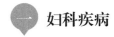

一 妇科疾病

1. 阴道炎

阴道炎是妇科疾病中最常见的一种，是导致外阴阴道症状如瘙痒、灼痛、刺激和异常流液的一组病征。常见的阴道炎主要有滴虫性阴道炎、念珠菌性阴道炎和细菌性阴道炎三种。国外资料显示，大约75%的女性一生中至少患过一次念珠菌性阴道炎，且阴道炎可以在各个年龄阶段发生。现代药理研究证实，艾草活性成分如挥发油等对金黄色葡萄球菌、大肠杆菌、铜绿假单胞菌、伤寒杆菌、肺炎球菌等常见致病细菌，白色念珠菌、堇色毛癣菌等真菌，支原体、衣原体及滴虫均有抑制或杀灭作用，具有广谱杀菌或抑菌作用。自古人们采用燃艾防疫、艾草洗浴的方式，其实也是因为艾草的抗菌效果，只是当时没有现代的研究条件去明确机理。

现在很多临床研究学者研究艾草或艾草提取物制剂治疗阴道炎的效果。徐伟等研究传统艾草复方汤剂椒艾汤治疗细菌性阴道炎的效果。在该研究中，椒艾汤组成及用法为花椒、艾叶、地肤子、蛇床子、白鲜皮、桔梗、蒺藜、薄荷、黄檗、苦参、苍术、生百部、荆芥。将诸药合用，加水煎煮，浓煎本方后熏洗外阴，用于治疗400例细菌性阴道炎患者。研究结果显示，椒艾汤可以改善患者阴道内环境，减轻患者炎症程度，治疗组患者的阴道炎复发率更低，与对照组相比具有显著的差异。冯春蝶等人对另外一种艾草复方汤剂——百艾洗液治疗滴虫性阴道炎的效果进行研究。百艾洗液的主要药材成分是苦参、百部、黄檗、艾叶等。结果显示，联合百艾洗液的治疗组，患者外阴瘙痒、腰腹疼痛、外阴灼痛、白带异常等临床症状消失时间、阴道健康评分、LSIA评分等指标均显著高于对照组，且机体炎性水平指标均显著低于对照组。白静等则研究了艾叶水提物及其发酵物对白色念珠菌阴道炎小鼠的治疗效果。结果显示，艾叶的提取物对模型小鼠的阴道炎具有一定的治疗效果，且根据提取物不同的方式，其效果程度有一定的差异性。

2. 崩漏

崩漏，是指女性在经期发生严重失调的病症，大量出血者为"崩"，量少而不止者为"漏"，崩与漏的出血情况虽不相同，但其发病机理是一致的，而且在疾病发展过程中常相互转化，所以临床上常常崩漏并称。西医学称之为无排卵型功能失调性子宫出血症。东汉名医张仲景在《金匮要略》中记载的"胶艾汤"是最早用于治疗妇人崩漏之症的药用方剂，至今仍被很多中医大家在治疗崩漏症中辨证使用。

闫军堂等梳理总结王庆国教授对妇人崩漏症的临证治验及用法特色，在功能性子宫出血案例辨证施治的过程中，就使用了胶艾汤的加减方成功治愈西药治疗疗效不佳的"功能性子宫出血"患者。从事妇科临床工作20余年的韦丽君教授善用中药治疗围绝经期崩漏。治疗上辨证论治，结合个体组方用药，临证随症加减。韦教授用胶姜汤①加减方治疗阳虚血瘀证患者，经治疗，患者经期恢复正常，腰酸肢冷改善。陈启华辨证一阴道大出血患者为肾气亏虚、冲任不固，用胶艾四物汤②加减方治疗。患者治疗一周即止血，效果显著。

崩漏症是女性月经病中病因复杂、病症严重的一类病征，并发症多且病期长，严重影响患者生活和心理。西药治疗效果容易反复。中医的辨证实治、标本兼治，是治疗崩漏极其合适的选择。上述中医在用经典方剂治疗患者的后期，均进行了调理身体的巩固治疗，如王庆国教授用归脾汤、韦丽君教授用当归补血汤、陈启华医生用八珍益母丸进行患者病征治愈后的巩固治疗，根除导致崩漏症的病因。

3. 痛经

痛经是妇科最常见的疾病之一，指行经前后或月经期出现下腹部疼痛、坠胀，伴有腰酸或其他不适。传统中医将痛经分为气滞血瘀、寒凝血瘀、气血虚弱、肝肾亏虚四种类型。艾叶性温，有温经散寒止痛的功效，故多用艾叶治疗寒凝血瘀型痛经。但也可用艾叶配伍其他药材用于治疗其他类型痛经。艾草的中药方剂艾附暖宫丸、芎归胶艾汤等治疗痛经效果显著。

王秀玲对58例寒凝气滞血瘀引起的原发性痛经患者辨证临证用药，采用

---

① 胶姜汤：当归10g，白芍10g，川芎10g，艾叶6g，熟地15g，炙甘草10g，阿胶12g，炮姜12g，益母草15g，三七粉6g，制附子9g，菟丝子10g，山萸肉10g。日一剂，水冲服，并以附子理中汤合当归补血汤巩固。

② 胶艾四物汤：阿胶10g，艾叶（炭）6g，当归10g，白芍6g，熟地10g，鸡血藤10g，陈皮10g，续断10g，仙鹤草15g，侧柏（炭）10g，香附（炭）6g，炙甘草3g。

艾附暖宫丸加减治疗，总有效率为 86.2%，说明艾附暖宫丸治疗寒凝气滞血瘀型痛经疗效显著，值得推广应用。李玲采用芎归胶艾汤①，联合桂枝茯苓丸治疗子宫腺肌症痛经，与西药左炔诺孕酮相比，可显著减轻痛经程度，减少月经量，且治疗过程中患者病症缓解速度快、程度大。张卫平根据发病机理，结合临床实践，自拟芪艾汤②用于痛经病症治疗，不仅在缓解疼痛程度上作用效果明显，而且在临床中用药安全性高。

4. 胎动不安

妊娠期出现腰酸腹痛、小腹下坠或阴道少量出血者，称为胎动不安。若未能及时干预，极易导致流产发生，严重者可能危及产妇的生命安全。西医称之为先兆流产。胎动不安的主要病机是冲任损伤，胎元不固，症候有虚有实，虚者多因肾虚、气血虚弱，实者多因血热、血瘀，也有虚实夹杂者。治疗以固冲任安胎为总则。早在东晋名医葛洪就用艾叶治疗胎动不安症，后来，历代中医名医总结出多种艾草方剂用于妊娠期安胎，至今艾草方剂也被用于现代妇产科临床中。

朱新在 90 例诊断为先兆流产患者的治疗中，采用胶艾护胎汤联合黄体酮注射液对患者进行调治。治疗结果显示，相对于单用黄体酮注射液的治疗，附加胶艾护胎汤进行联合用药，临床治疗效果更好。朱新采用的胶艾护胎汤方剂组成及用量为当归、艾叶、白芍、生地黄各 15g，川芎、阿胶（烊服）、甘草、黄芪、菟丝子各 10g，茜草、藕节、仙鹤草各 6g。水煎，取汁 300mL，分早、晚 2 次服用，连续服用 2 周。据研究报道，艾草药膳如陈艾叶煮水，再加入鸡蛋做成的陈艾鸡蛋饮也具有治疗先兆流产的作用。习惯性流产的主要病机是虚寒、瘀滞。因此在中医治疗中以暖宫养血、补肾健脾治本，理气、止血治标对习惯性流产患者进行调治，郑彩云用艾草制剂艾附暖宫丸加减方治疗习惯性流产，疗效显著。

5. 其他妇科疾病

女子不孕是临床常见病证之一，孙琼采用艾附暖宫汤加减治疗功能性月

---

① 芎归胶艾汤：阿胶 20g，川芎 15g，赤芍 15g，艾叶 20g，没药 10g，当归 15g，干姜 10g，熟地 10g，肉桂 6g，五灵脂 10g，小茴香 6g，延胡索 10g，甘草 10g。
② 芪艾汤：黄芪 30g，艾叶 15g，酒当归 15g，酒白芍 20g，川芎 15g，鸡血藤 20g，川牛膝 15g，益母草 30g，制乳香 6g，制没药 6g，桂枝 9g，元胡 12g。

经失调不孕患者 26 例，针对不孕病因，她灵活运用艾附暖宫汤加减治疗，临床疗效都很好。气滞血瘀型：理气化瘀，养血调经，采用艾附暖宫汤加柴胡、枳壳、丹皮；寒凝胞宫型：温经散寒，养血调经，采用艾附暖宫汤加干姜、桂枝、苏木；痰湿阻滞型：燥湿化痰，通络调经，采用艾附暖宫汤加苍术、法半夏、南星、陈皮、地龙、白芥子；肝肾亏虚型：滋补肝肾，养血调经，采用艾附暖宫汤加杜仲、巴戟天。

妊娠痒疹是妊娠期出现的一种瘙痒性皮疹，传统治疗采用皮质类固醇激素外用。卢颖州使用艾叶煎液治疗妊娠痒疹，有效率为 91.7%，用药中均未发生不良反应，且对孕妇无刺激及毒副作用。治疗方法为取艾叶 20g 加 500mL 水煎煮 10min，小纱布湿敷患处 15min，每日 3 次，持续一周。

朱洪承研究胶艾四物汤辅助治疗剖宫产术后子宫收缩乏力性出血患者的疗效，结果显示胶艾四物汤可以提高临床止血效果，改善患者的凝血功能和卵巢功能，有效避免单纯外科止血治疗所致的卵巢功能障碍等并发症的发生。其中胶艾四物汤组方组成为川芎 10g（出血期为 5g），阿胶（烊化）10g，艾叶 10g［出血期用艾叶（炭）10g］，当归 10g，白芍 15g，熟地黄 12g。每天 1 剂，水煎分 2 次温服，连续用药 7 天。

二 呼吸系统疾病

1. 上呼吸道感染

上呼吸道感染有 70%～80% 由病毒引起。包括鼻病毒、冠状病毒、腺病毒、流感和副流感病毒、呼吸道合胞病毒、埃可病毒、柯萨奇病毒等。另有 20%～30% 的上感由细菌引起。细菌感染可直接感染或继发于病毒感染之后，以溶血性链球菌最为常见，其次为流感嗜血杆菌、肺炎球菌、葡萄球菌等。引发的临床病症主要有普通感冒、咽炎、喉炎、鼻炎和扁桃体炎等疾病。免疫功能低下或呼吸道局部防御屏障受损极易诱发上呼吸道感染。尤其冬春季湿气寒气较重，发病率更高。艾叶性温，纯阳之性，具有祛湿散寒、暖胃理气血的功效，被称为"医草"。现代药理研究表明，艾草及艾草提取物对多种致病微生物具有抑制和杀灭的作用，对炎症也有抑制作用。许多研究报道艾草及其制剂可以预防或治疗上呼吸道感染。

刘华等研究制备的姜艾醇刮痧剂对普通感冒的临床治疗效果显著，其主要药用材料是艾草和干姜。付杰娜等则用艾叶足浴治疗小儿风寒感冒，治疗有效率达95%。这种艾叶足浴治疗方法，用药简单，费用少，易操作，患者易配合，同时避免口服药物带来的副作用。刘亚娴教授自研出含有艾叶的"鼽宁"栓剂治疗常年性变应性鼻炎，效果显著。"鼽宁"中的药材有生黄芪、生甘草、艾叶、黄芩等。其中艾叶具有通窍疏风、驱除邪气之功，黄芪补肺气，黄芩清肺，生甘草调和诸药，使得全方熔涩、通、补、疏于一炉，达到祛邪扶正、内病外治的作用。陈西希将临床病症慢性咽炎按照中医理论，辨证为任脉虚寒引起的"喉痹"。采用艾灸特定穴位对慢性咽炎进行治疗。艾灸神阙穴，起到温补冲任、疏经通络、协调阴阳的作用。艾灸天突穴，一则发挥其局部治疗作用，改善病变局部循环，行气化滞，祛痰利咽；二则起到温养任脉的作用，调和气血，温阳化气，散寒除痹，防止阴邪成形，为治"喉痹"要穴。

2. 下呼吸道感染

下呼吸道感染主要包括气管炎、支气管炎、肺炎、支气管扩张等疾病，主要病因是病原微生物侵入下呼吸道、肺泡等组织结构，从而引起炎症的产生。艾叶挥发油制剂治疗支气管炎和支气管哮喘有显著疗效。黄学红、唐光华、应茵等通过建立慢性支气管炎动物疾病模型和肺动脉高压大鼠动物模型，研究艾叶油以及含有艾叶油的复方制剂的治疗效果。研究结果显示，在慢性支气管炎动物模型中，艾叶油及其复方制剂可以延长咳嗽潜伏期，降低溢流压力，抑制肺血管病变，降低肺泡中白细胞数量和血浆中炎性因子的含量，说明艾叶油具有止咳、祛痰、平喘以及抗炎的作用。

在支气管炎的临床应用上，林文龙用经过文火干炒和酒灸的艾叶做成的艾敷包放在患有哮喘性支气管炎患者的胃脘部，用以辅佐常规激素治疗。相比较单用激素治疗方式，艾敷包佐治的疗效更好，可以缩短喘息消退、咳嗽消退时间，减轻患者痛苦。也有临床研究将艾叶煎水取汁制成注射剂用于治疗慢性支气管炎，有效率达70.1%，或者用水蒸馏提取物艾叶油制成胶丸剂治疗，有效率达81.9%。

3. 哮喘

哮喘作为气道的炎症性疾病，诱发因素较多且较难根治。一般采用药物缓解，治疗哮喘常用的药物有支气管舒张剂、吸入性糖皮质激素、茶碱类平喘药以及白三烯受体拮抗剂。支气管舒张剂的主要不良反应包括心悸、骨骼肌震颤、低钾血症等。吸入性糖皮质激素常见的不良反应包括引起患者声音嘶哑、口腔念珠菌感染。茶碱类平喘药的不良反应包括恶心、呕吐等消化道症状，还可引起心律失常、血压下降以及排尿增多等反应。艾叶复方具有镇咳平喘、健脾益气的作用，对炎症具有良好的抑制功效，可以作为新型的治疗哮喘的手段，相比西药治疗更安全，不易产生耐药性，治疗成本更低。

姜春彦应用艾叶复方温肺化饮方①对辨证属寒饮伏肺证的咳嗽变异性哮喘患儿进行治疗，对照组口服孟鲁司特钠咀嚼片进行治疗。研究结果表明，温肺化饮方治疗组在咳痰量、咽干或咽痒、鼻痒或喷嚏、面色晦暗、形寒肢冷、舌苔脉象等症状方面均优于对照组，证实温肺化饮方在治疗咳嗽变异性哮喘上有一定的效果。宋楞对符合哮喘病症标准的 30 名患者给予口服艾叶复方制剂艾贝止喘滴丸②，对比硫酸特布他林雾化液、布地奈德混悬液雾化吸入治疗效果，临床研究显示，艾贝止喘滴丸对咳嗽、喘息、胸闷等主要症状及哮鸣音、三凹征、体位等体征的改善与对照组无显著差异，但对纳呆、喷嚏、大便稀薄等次要症状及舌苔、脉象的改善均优于对照组。韩国光州中南国立大学通过建立卵清蛋白诱导的动物哮喘模型，研究艾叶及其活性物质 dehydromatricarin A（DA）对过敏性哮喘的治疗作用。研究结果发现，它们可以减轻哮喘动物的气道高反应，降低炎性细胞累积以及气道黏液过量分泌，并且可以显著降低小鼠体内的 Erk 磷酸化水平，降低基质金属蛋白酶 9 的表达以及活性。由此可见，艾叶具有治疗过敏性哮喘的潜力。

---

① 温肺化饮方：蜜麻黄 6g，桂枝 6g，酒白芍 9g，细辛 3g，醋五味子 6g，生姜 6g，姜半夏 6g，僵蚕 6g，蝉蜕 6g，炒紫苏子 6g，白芥子 6g，檀香 4g，艾叶 6g，大枣 10g，甘草 6g。一剂 2 袋，每日一剂，一日 2 次，用开水溶化，饭后温服。

② 艾贝止喘滴丸：将麻香、木香、百部、浙贝母置于 60% 乙醇溶液回流两次，滤液减压后回收乙醇，制成稠膏，减压干燥制成干膏。将艾叶制成 40℃ 的 90% 乙醇溶液中温浸两次，滤液减压后回收乙醇至稠膏。将所得稠膏和干膏粉末加入 2 倍 80℃ 熔融状态的聚乙二醇 4000 中，搅拌均匀，后将混合物滴入恒温为 10℃ 的二甲硅油 350 中，制成滴丸。

三 消化系统疾病

1. 痢疾

痢疾是常见的肠道传染病，以痢下赤白脓血、腹痛、里急后重为临床特征。病位在肠，与脾胃等有着密切联系。主要病因是外感时邪疫毒，内伤饮食不洁。细菌性痢疾是最常见的痢疾，是由于感染志贺杆菌引起结肠黏膜的炎症和溃疡。艾叶作为药物正式记载始于陶弘景《名医别录》，其中就有这样的论述："艾叶，味苦，微温，无毒。主灸百病，可作煎，止下痢……"现在艾叶方剂也常用于临床痢疾治疗。

在不同病因导致的痢疾治疗中，艾草复方剂应用甚多。如秦竹等人应用白族民间验方木艾饮①治疗慢性迁延性菌痢，总有效率100%，愈显率75%。木艾饮治疗组临床症状消失时间明显短于西药对照组，且未发现毒副作用。万里芳自拟黄榆汤治疗痢疾患者80例，对患者病症进行辨证对症治疗，将痢疾患者分为湿热型痢疾和寒湿型痢疾，进行方剂配伍（湿热型痢疾配伍地榆30g、艾叶10g、大黄6g；寒湿型痢疾配伍地榆10g、艾叶30g、大黄6g）。治疗结果显示，黄榆汤总有效率达96.3%。伍卫章用艾叶复方制剂治疗一血痢患者，该患者病程时间长，下痢常见脓血，时而腹痛，食欲减少，精神不振，形体消瘦，舌苔黄厚。中医辨证为湿热壅盛。伍卫章采用方剂组成：槐花、地榆、白头翁、侧柏叶、茜草、藕节各20g，白芍、当归、生地（炭）、艾叶（炭）、小蓟、山楂各10g，黄连5g，苦参30g。水煎服。连服4剂病情好转，再服3剂痊愈，半月随访未复发。梅全喜利用民间验方艾地汤制成艾地合剂②治疗细菌性痢疾，总有效率为92.8%。后将剂型改为艾地口服液，临床应用2年多，疗效确切。

2. 泄泻

泄泻是指因感受外邪，或被饮食所伤，或情志失调，或脾胃虚弱，或脾

---

① 木艾饮：黑木耳（干品）10g，艾叶15g，粳米20g，红糖10g，绿茶3g，均用铁锅分别炒至微焦，再加（生）鲜车前草30g，生姜3片后，加水煎煮30min，取汁50mL温服，每日1剂，每剂3次，饭前服用。

② 艾地合剂：艾叶400g，地榆600g，5%尼泊金乙酯醇10mL。

肾阳虚等引起的排便次数增多，粪便稀溏，其主要致病因素为湿。艾叶被称为"纯阳之草"，性温，具有散寒、除湿、理气血等作用。唐代孙思邈所著《千金要方》卷二十记载："黄柏、人参、地榆、阿胶各三两，黄连五两，茯苓、樗皮各四两，艾叶一升。主治下焦虚冷，大小便洞泄不止。"

陈运生以"中焦之病，以敷脐为主"为指导原则设计复方，研制出以藿朴、艾叶等为主要成分的复方贴"藿朴止泻贴"敷脐外治小儿泄泻，藿朴止泻贴治疗的总有效率为94%。藿朴止泻贴组方组成为藿香50g，艾叶50g，苍术40g，厚朴40g，丁香30g，用60%乙醇溶液回流2次，每次药液400mL，回流时间为1.5h，再合并回流液，并低温静置24h，减压滤过灌装。每瓶药液10mL，含生药5g。敷贴脐部，每次5～10mL，每天1～2次。任乃杰采用艾叶足浴配合穴位按摩治疗60例小儿脾虚泄泻患者，总有效率达95%，其中足浴包组方为艾叶15g，白胡椒15g，透骨草15g。

现代研究证实肠道菌群失调是腹泻的原因之一。小儿在其生长发育过程中，肠道菌群易受环境干扰而发生改变，如服用抗生素、受凉、更换饮食等，其肠道内有益菌数量明显下降，生物拮抗作用减弱，使得肠道病原菌乘虚而入，导致腹泻发生。刘百祥在椒艾丸（出自孙思邈《千金要方》）的基础上加黄连、黄芩、槟榔（处方变为川椒3g，熟艾叶1g，干姜3g，赤石脂2g，乌梅5g，黄连3g，黄芩4g，槟榔5g，一共8味药物）形成加味椒艾丸，用于治疗59例腹泻患者，总有效率为96.6%，且对肠道病原菌有抑制作用，使肠道微生态恢复平衡。

3. 肝炎

肝炎通常是指多种致病因素如病毒、细菌、寄生虫、化学毒物、药物、酒精、自身免疫等使肝脏细胞受到破坏，肝脏的功能受到损害，引起身体一系列不适症状以及肝功能指标的异常。我们生活中所说的肝炎，多数指的是由甲型、乙型、丙型等肝炎病毒引起的病毒性肝炎，感染恶化后是肝硬化、肝纤维化、肝癌的主要原因之一。现代药理研究证实艾叶具有抗炎和抗乙肝病毒的活性。

王可等人制备艾叶乙酸乙酯提取物，用以研究艾叶提取物对乙肝病毒的作用。研究结果显示，艾叶乙酸乙酯提取物可能是通过抑制 Wnt/β-catenin 信号通路的激活进而诱导 HepG2.2.15 细胞凋亡，抑制 HBV 复制。冯诗杨制备艾叶挥发油纳米脂质体，采用鸭乙肝病毒动物模型来探讨艾叶挥发油的药效。数据结果表明，艾叶挥发油及其纳米脂质体均具有抗 HBV 的作用。南京医科大学第二附属医院对 50 例慢性肝炎患者应用虎杖、艾叶冲剂进行治疗，总有效率为 90%，治疗效果良好。

4. 胃溃疡

胃溃疡是一种常见的消化道疾病，主要诱因是幽门螺杆菌。研究发现艾叶对幽门螺杆菌有抑制作用，有多种艾叶方剂用以进行胃溃疡的临床治疗。云艾散①是南京中医药大学第三临床医学院临床用于治疗消化性溃疡疗效肯定的常用协定处方。张芷嫣利用乙酸性大鼠胃溃疡模型，研究云艾散对胃溃疡的治疗效果。结果表明，云艾散能抑制模型大鼠胃黏膜组织损伤，降低溃疡指数，提高溃疡抑制率。杨记用健脾益气祛瘀方②治疗郁热型胃溃疡患者 60 例，结果显示，经过治疗的患者胃脘灼痛症状明显改善，痊愈率达 70%。

四 皮肤疾病

现代药理研究表明，艾叶具有抗菌抗病毒、消炎止痒、抗过敏、止血等功效，对皮肤疾病如皮炎、湿疹、创面损伤、跖疣、疥癣等病症均有一定的疗效。

1. 皮肤炎症

小儿湿疹在中医属于"湿疮"范畴，其病因病机是小儿体内湿热过盛，不能很好地疏泄排解，或者体内有湿热，同时外感风热侵袭皮肤，湿热内外同时熏蒸皮肤而引发的疾病。治疗对策为清热解毒、燥湿止痒、收敛润肤。

荆艾草本沐浴剂是在民间传统经验方的基础上改进提升后用于临床治疗婴儿湿疹，其组方组成为荆芥 10g，艾叶 10g，寻骨风 10g。十堰市妇幼保健院用荆艾草本沐浴剂治疗湿疹婴儿患者 30 例，治愈率达 76.7%，总有效率为 96.7%。相比于氧化锌软膏治疗，其总有效率高，且安全性高，复发率低。

---

① 云艾散：由云母石 30g，艾叶 10g，炒白芍 10g，海螵蛸 10g，煅瓦楞子 10g，炙甘草 3g 等药物组成。

② 健脾益气祛瘀方：白术 20g，黄芪 20g，党参 15g，陈皮 10g，茯苓 10g，熟地 10g，炮姜 6g，艾叶 10g，益母草 30g，炙甘草 9g，炒蒲黄 15g，阿胶 6g，煎熬而成。

沈桂芳用研制的艾苓湿疹洗剂①治疗 133 例湿疹婴儿，痊愈率 53.4%，总效率为 89.5%，且复发率低，无毒副作用。梁茵收集艾灰与老茶油等配比制成糊状，用于治疗 ICU 病房因胃肠功能紊乱并发失禁性皮炎危重患者，总有效率为 90%。以上临床艾叶方剂在皮肤湿疹和皮炎损伤的治疗中都具有很高的有效率，且治愈者的复发率低，治疗费用低，这也是中药方剂相比于激素药物或者化学药物的优势所在。

2. 创伤

患者李某，右小腿内侧被摩托排气管烫伤深Ⅱ度，在诊所用烫伤膏治疗 3 天后，来院就诊时局部发脓，周边红肿，发热。刘晓荣医师用艾草中药熏洗剂②辅助治疗，有效缩短了患者病程，减少瘢痕形成。武冈中医院采用艾叶煎洗液外敷及丁艾油外涂来治疗烧伤患者，总有效率为 94.7%。艾叶煎洗液治疗后，能不同程度减轻疤痕增生，对止痛止痒有效。张满足研究艾叶和茶叶煎煮汤剂辅助治疗 25 例慢性感染创面患者，相比于常规治疗组，在换药时用艾叶和茶叶的煎煮液清洗伤口 5min。艾叶和茶叶辅助治疗组的患者愈合时间短，比常规治疗组愈合时间缩短 8 天，且在创面色泽、创面渗液量指标上也优于常规组，表明温艾叶和茶叶水能促进慢性感染性创面的愈合。

五 其他疾病

中医辨证认为风湿性关节炎是人体营卫之气虚弱，肌表不固，风寒入侵所致。风寒湿凝聚在关节部位，造成气血流动不畅，关节活动受阻疼痛。艾叶性温，具有温经络、祛湿寒、理气血等功效，是治疗风湿性关节炎的良药。王宏宇利用艾叶散③熏洗联合离子导入治疗风寒湿痹型膝关节骨性关节炎，疗

---

① 艾苓湿疹洗剂：艾叶 30g，土茯苓 30g，野菊花 20g，黄檗 10g，苦参 15g，蛇床子 20g，地肤子 20g。方中药物加水约 500mL，后煎至 200mL，待适温后洗浴 10～15min。每天 1～2 次，15 天为 1 个疗程。

② 艾草中药熏洗剂：秦艽、防风、桑枝、艾叶、赤芍、透骨草、伸筋草各 10g，加水 2 000mL，煎煮 30min。

③ 艾叶散：艾叶 30g，黄连 10g，木香 5g，当归 20g，干姜 10g，龙骨 20g，羌活 10g，威灵仙 3g，狗脊 20g，续断 15g，透骨草 20g，草乌 10g，乳香 10g。

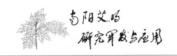

效显著。宁夏医科大学附属银川市中医院采用中药组方①热敷类风湿性关节炎患者 62 例，总有效率为 96.6%。

　　新生儿硬肿症是由寒冷损伤、感染或早产引起的一种综合征，其中以寒冷损伤最多见。诸多文献报道艾叶洗浴能有效地缓解新生儿硬肿症，降低死亡率。张月珍将含防风 30g、艾叶 30g、胡椒 20 粒、干姜 15g 的煎煮液用于新生儿熏洗，配合硬肿处按摩，对于新生儿硬肿症的总有效率达到 94.3%，并且患者出现并发症的情况较少。同样，张芳文对硬肿症新生儿患者在常规治疗中辅助中药组方②熏洗，在治疗的 47 例患儿中，总有效率 95.74%。以上临床的应用说明中药熏洗治疗新生儿硬肿症可缩短病程，提高治愈率，降低死亡率，无毒副作用。

　　痔疮是临床最常见的肛门疾病，中医理论认为饮食不节，燥热内生，下迫大肠，又因久坐久立，或负重运行，均可导致大肠血行不畅而瘀滞，热与血相搏，气血纵横，经络交错，结滞不散而成痔。中医治疗对策在于疏通经络，调和气血。孙芃、张春玲、何爱萍等用艾叶复方熏洗治疗痔疮患者，疗效显著。

第二节　艾草在现代保健养生中的应用

　　除了医用方剂之外，艾草具有温经活络、固元扶阳、提升机体免疫力的"防未病"作用。人们对高品质生活质量的追求，促进了艾草在医疗器械和养生产品上的发展应用。

 艾灸在医疗器械中的应用

　　艾灸既可以养生保健又可以灸治病症，因此在现代生活中，艾灸仍然备受人们喜爱。但是传统艾灸主要是采用手持艾炷或者艾条，燃烧后通过熏蒸

---

　　①　中药组方：制川乌 20g，制草乌 20g，桂枝 20g，伸筋草 30g，透骨草 30g，艾叶 10g，小茴香 10g，刘寄奴 20g，红花 20g，桑枝 20g，冰片 5g，川芎 20g。
　　②　中药组方：防风、艾叶、透骨草、红花各 20g，白矾 5g。

人体穴位达到保健治病的作用，但是存在温度不易控制、容易烫伤、艾烟大、操作过程烦琐的问题。为了更为便捷有效地艾灸，人们在艾灸辅助设备上进行了许多改良创新。如采用烟雾倒流技术的温灸贴，具有红外线、自动控温控烟控时等多功能的电子艾灸仪等。目前在我国已经完成医疗器械注册的艾灸设备共计 37 件，截至 2021 年艾灸设备相关专利申请共计 1 399 件，近五年呈现指数趋势增长，也间接反映了艾灸市场正在快速发展。艾灸设备功能的开发由单一穴位艾灸逐步向多元化功能艾灸转变。

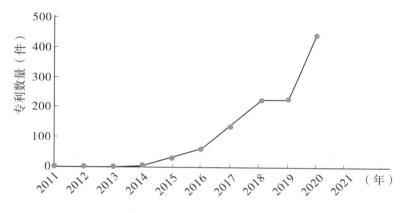

图 6-1　艾灸设备专利申请趋势

新兴的艾灸设备主要的优势：

（1）实现绿色艾灸，传统艾灸产生的艾烟会造成一定的污染，浓度过高可能会造成身体不适。为了克服这一缺点，提高灸治过程中的舒适感，减少艾烟浓度甚至做到无烟艾灸是现代艾灸设备研制的首先要解决问题。通过调节艾条或者艾绒的充分燃烧，减少有害物质产生，在艾灸仪上安装艾烟回收过滤排放装置，这样可以减少室内艾烟浓度，也可以过滤掉艾烟中的颗粒有害物质，降低对空气的污染。

（2）实现控温艾灸，避免烫伤。在临床医学中，细胞长时间处于高于42℃的环境就会引起细胞凋亡，49℃热源持续作用皮肤 3 分钟就会导致表皮受损。常规手持艾条进行艾灸如果控制不好距离和时间，容易烫伤肌肤。目前新型的艾灸仪可以设计安装温度探测仪、传感器，实现对表皮温度的检测，通过传感器和温度调节控制实现艾灸时对皮肤表面温度的实时监控，调节艾灸距离或者加热强度来稳定艾灸温度，提高艾灸效果。

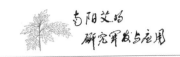

（3）实现多功能高效艾灸。新开发的艾灸仪可以进行多穴位艾灸、推拿艾灸、促药物吸收艾灸等多功能灸疗。这些功能的开发可以提高艾灸的效率，同时还能加强艾灸对病症的治疗效果。

 艾草在保健养生产品中的应用

艾草及其相关制品在生活中应用广泛，尤其在日常保健中，是使用最广的一种中草药。在"治未病"的中医保健文化影响下，人们从不同的角度提升自身机体健康，艾草因为特有的药理药效备受人们钟爱，艾草制品产业得到极大的发展。现已开发出许多实用新产品，提高了艾制品的附加值和产品竞争力。其中艾草保健日用品是开发及生产规模最大的艾制品，主要包括以下几大类别。

1. 艾灸制品

艾灸是人们日常生活养生最常用的方法，具有温经活络、祛风散寒、安神助眠、缓解压力、治病防病的作用。艾灸产品除了上述的艾灸设备外，还开发了很多简单方便、效果不错的艾灸产品。

艾条、艾饼、艾塔、艾片、艾炷等产品，均是艾叶经反复晒杵、捶打、粉碎，筛除杂质、粉尘而得到的软细如绵的艾绒，再经加工包装成不同规格、形状的灸用产品。艾条是最原始的艾灸材料，后来在此基础上，又开发出艾草复方灸用艾条，根据艾草经验方或者经典医方，配伍其他中草药，提升艾灸的治疗效果。艾灸产生烟雾是许多人不愿意用艾条的原因，厂家为提高人群接受度，先将艾绒碳化处理，制成无烟艾灸产品，大大减少了艾灸时产生的烟雾量。艾绒制品配合先进的艾灸设备使得艾灸保健更加安全、有效。

温灸贴（见图6-2）就是一种简单、便捷、安全的家用艾灸产品。它主要由艾炷、置物架、艾灸端口等组成，这类产品利用虹吸原理对烟雾及焦油的流动进行控制，使艾炷在燃烧时产生的烟雾及焦油会沿着艾炷中间的通孔向下通过导烟孔进入理疗腔室。产品结构简单，操作便捷，不易烫伤并具有一定的除烟效果，更重要的是艾绒燃烧挥发成分被吸附在皮肤表面，利用燃烧时的热力增加其吸收，艾灸的效果更好。

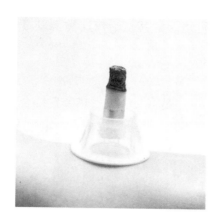

图6-2　温灸贴

（暨南生物医药研究开发基地授权）

2. 艾草疼痛贴

艾草疼痛贴（见图6-3）一般是由含艾草粉、艾绒或者艾草提取物（有的会复配其他药效成分物质）、医用胶带、离心纸和发热贴组成，使用时撕开离心纸，发热贴透气面接触空气发生氧化反应释放热量，热量传递到保健贴，从而起到热灸和药灸的效果。根据使用部位、使用人群、药包配方的不同，厂家开发出各种艾灸贴，包括肩颈贴、腰背贴、关节贴、眼贴、足贴、感冒贴、暖宫贴、便秘贴、咳喘贴、腹泻贴等产品，具有通经活络、增强血液循环、缓解疲劳等功效。

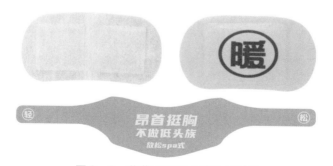

图6-3　艾草不同形式的贴剂制品

（广州少伯健康科技授权）

这类产品备受年轻群体的喜欢，这是因为现在的生活方式如喜食寒凉饮品导致体质湿寒，长期使用电脑和手机等物品导致肩颈、四肢以及腰腹疼痛

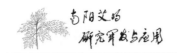

等慢性疾病。艾灸制品可以缓解甚至治疗这类不良习惯导致的身体不适，备受人们喜爱。

3. 艾草腰带

艾草腰带（见图6-4）是将艾绒和发热装置结合制成腰带，其原理和艾灸贴类似，对腰部劳损、畏寒、痛经等症均有一定的改善。

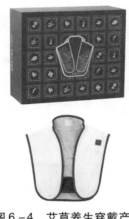

图6-4　艾草养生穿戴产品

（广州少伯健康科技授权）

4. 床上用品

艾草枕头、艾草床垫、艾草棉被等艾草床上用品，除了能够保暖、增加舒适度外，还具有驱虫防霉、防潮杀菌、改善睡眠等功效。目前市场上有两种常见类型，第一种是直接用陈艾叶或其组合物填充，另一种是将药材和发热装置一起填充。近年来日本兴起了"艾蒿药枕"保健潮，即将艾叶带茎粉碎，干燥处理后装入枕套，制成枕头，其因使用口碑良好颇受日本消费者欢迎。

5. 艾草香薰产品

艾草香薰产品最初来源于艾草熏蒸。随着提取技术的发展，艾草主要的活性成分艾草精油（见图6-5）被提炼出来。艾草精油具有促进肌肤微循环、抗炎抗氧化、杀菌抗病毒等生物活性。艾草按摩油就是用艾草精油复配基底油制备的，用于缓解肌肉酸痛等症，在推拿按摩、精油浴中使用。除此之外，艾草提取物具有艾草特异的清香气味，可以用在花露水或者香薰产品中，不仅可以安神助眠、赋香遮臭，还可以杀菌驱虫、净化空气。

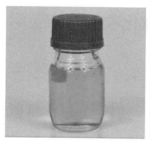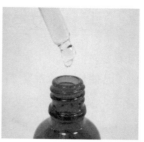

图6-5 艾草精油

（暨南生物医药研究开发基地提供）

6. 足浴产品

中药足浴疗法是以中医理论为基础，采用中草药进行治疗、保健的一种绿色疗法。足浴疗法历史悠久，我国传统医学典籍记载："人之有脚，犹似树之有根，树枯根先竭，人老脚先衰。"晋代《肘后备急方》最早记载了渍足法治疗一些急症，春秋《礼记》翔实记载了以中草药煎汤熏、浸泡的熏、蒸、浸、泡疗法，药王孙思邈在《千金要方》中也记载了足浴外治法。

艾草足浴可以防止真菌感染、通络活血、祛湿除寒，具有多种保健效果，因此多种多样的艾草足浴产品备受人们喜爱。比较简单的艾草足浴是使用干艾叶煮沸后晾凉足浴。后来艾草复配其他中药材如红花、生姜等制备成中药足浴包（见图6-6），或者对艾草复方进行提取制备成足浴药液，在增加保健防治功效的同时使用更加便捷。

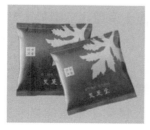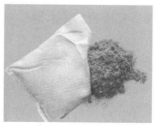

图6-6 艾草足浴包

（广州少伯健康科技授权）

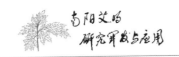

第三节　艾草在化妆品中的应用

在 2021 年版《已使用化妆品原料名称目录》中艾草提取物作为化妆品原料允许添加在日化产品中，分别是艾叶油（*artemisia argyi* leaf oil）、艾叶提取物（*artemisia argyi* leaf extract）、北艾提取物（*artemisia vulgaris* extract）、北艾油（*artemisia vulgaris* oil）。艾叶油和艾叶提取物因艾草品种、地理气候因素、种植采收方法、保存时间年限、提取部位、提取方法等不同，导致提取物的外观气味、理化性质、成分含量等均有差异。目前市场上的艾草提取物主要是经过水蒸馏提取技术获得艾叶油和艾叶纯露。艾叶纯露是艾叶在水蒸馏提取中提取艾叶油后的水溶性物质。本节中将《已使用化妆品原料名称目录》中艾叶油和艾叶提取物统称为艾草提取物。第二章中介绍了艾草以及艾草提取物的生物活性，这也是艾草提取物应用在不同类别的日化产品中的基础。

 艾草提取物在化妆产品中的主要功效

1. 抗炎抗过敏活性

研究发现，艾叶中挥发油、黄酮及艾叶水提液具有抗炎作用，可添加到化妆品中防止皮肤炎症，有效缓解痤疮、瘙痒、过敏、红肿等症状。

陈鹏晓、曹谨玲等人在体外细胞水平建立不同的炎症细胞模型，研究并证实艾叶挥发油具有抗炎活性。陈鹏晓博士采用水蒸馏提取和 CO_2 超临界联合分子蒸馏萃取艾叶挥发油，比较研究不同提取方式获得的艾叶挥发油对炎症的抑制作用机制。结果显示两种方式提取的艾叶油都可以抑制炎性因子 IL-1β、TNF-α 等的表达分泌，但是 CO_2 超临界联合分子蒸馏萃取的艾叶挥发油的细胞毒性更小，对炎性因子的抑制效果优于水蒸馏提取的艾叶挥发油。进一步的研究还揭示了艾叶油抗炎的作用机制是通过阻止 caspase-1 的加工进而抑制 NLRP3 炎症小体的激活这一通路抑制炎症的发生。

纪薇、张正兵、蒋涵等通过建立不同的炎症动物模型，研究艾叶油和艾叶水提取物体内抗炎活性。他们分别建立了兔耳实验性痤疮模型、小鼠耳郭肿胀炎症模型和大鼠迟发性过敏反应模型，研究艾叶提取物（艾叶油、艾叶水提取物）对炎症反应的作用效果。结果显示艾叶提取物在建立的体内炎症模型中发挥了显著的抗炎、抗过敏活性，能够减轻组织病理反应，降低组织中炎性因子水平和肥大细胞数量。此外，提取的艾叶黄酮研究显示艾叶黄酮可以防止皮肤过敏主要是通过抑制巨噬细胞释放炎性介质，抑制免疫细胞的渗透和表皮增生，进而缓解接触性皮炎小鼠的过敏炎性表征。幼儿肌肤容易出现瘙痒红疹，老年人群肌肤容易出现干裂，用艾草精油进行按摩或者艾草煎煮液进行洗浴，都可以有很好的缓解作用，也是因为艾草精油、艾草水提液具有抗炎舒缓的功效。

2. 抑菌活性

许多研究已经证实艾草提取物具有抑菌活性，尤其是艾草挥发油具有光谱抗菌性，对多种真菌、细菌都有很好的抑制和灭杀作用。

吕丰等对多地产艾叶挥发油的抑菌效果进行了研究，通过检测对 9 种细菌（金黄色葡萄球菌、大肠埃希菌、铜绿假单胞菌、伤寒沙门菌、肠炎沙门菌、炭疽芽孢杆菌、肺炎克雷伯菌、芽孢杆菌以及李斯特菌）的抑菌圈直径、最低抑菌浓度和最低杀菌浓度等参数结果进行分析统计，发现不同产地的艾叶挥发油对革兰氏阳性菌和革兰氏阴性菌都表现出广谱抗菌活性。除此之外，暨南生物医药基地检测艾叶精油对常见的皮肤微生物菌金黄色葡萄球菌、表皮葡萄球菌、乳酸杆菌、大肠杆菌、铜绿假单胞菌、白色念珠菌以及丙酸痤疮杆菌的抑菌活性，结果显示艾叶油对这几种皮肤微生物菌类都具有很好的抑制作用，促进因为这些致病菌感染导致的受损肌肤的恢复。

此外，艾草其他组分也具有不同程度的抑菌活性，如马烁提取艾蒿黄酮研究对大肠杆菌、金黄色葡萄球菌、黑曲霉菌、白曲霉菌的抑菌活性，结果显示大肠杆菌和金黄色葡萄球菌对黄酮较敏感。孙义玄研究结果显示水提艾叶多糖对革兰氏阳性细菌如金黄色葡萄球菌和枯草芽孢杆菌抑制作用较强，对革兰氏阴性菌大肠杆菌的抑制作用较弱。同时发现多糖的抑菌活性对温度和紫外线照射具有较好的稳定性，在不同的 pH 值条件下抑菌活性相对不稳定，酸性处理条件下抑菌活性较强，碱性处理条件下抑菌活性较弱。

3. 抗氧化活性

氧化是肌肤衰老的主因之一，不健康的饮食和外界的污染刺激都能使肌

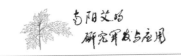

肤产生自由基，造成肌肤缺水、面色暗淡等氧化现象。及时补充抗氧化物质，可以减少机体自由基的产生，加速已有自由基的清除。研究发现，艾叶挥发油、黄酮、多糖等多种成分均具有抗氧化作用，是天然的抗氧化剂。

刘艺秀、许俊洁、马婧等都通过不同的提取技术（水蒸馏提取技术或者 CO_2 超临界联合分子蒸馏萃取技术）获得艾叶挥发油，检测艾叶挥发油的抗氧化作用。研究结果显示，不同提取方法的艾叶挥发油对 DPPH 自由基、羟基自由基、ABTS 自由基的清除能力和还原能力都具有很好的作用，具有显著的抗氧化作用。

胡倩、杨理萍都对艾叶黄酮成分进行了抗氧化活性研究。两人的结果都显示艾叶总黄酮具有较强的清除自由基能力，且呈现剂量效应关系。胡倩采用秀丽隐杆线虫这一模式生物研究艾叶黄酮的抗氧化活性，结果显示其能显著延长线虫在热应激和 H_2O_2 氧化应激下的存活时间，显著提高线虫体内超氧化物歧化酶（SOD）和谷胱甘肽过氧化物酶（克 SH-Px）的活力，显著降低线虫体内 MDA 含量，提示艾叶总黄酮具有较好的体内抗氧化作用。

胡岗测定不同浓度的艾叶多糖对羟基自由基、超氧阴离子自由基及 DPPH 自由基的清除能力。结果显示艾叶多糖对各种自由基均有明显的清除作用，其清除率与其质量浓度存在着一定的量效关系，结果说明艾叶多糖具有一定的体外抗氧化活性，作为自由基清除剂和脂质抗氧化剂具有进一步研究的价值。何柳等分别采用去离子水和柠檬酸溶液提取艾叶，通过 DPPH 自由基、羟自由基及 ABTS 自由基来评价提取物的抗氧化能力。结果表明：艾叶水提物中总黄酮、总多酚及多糖含量分别为 208.03、51.77 和 398.72mg/g，艾叶酸提物分别为 80.39、25.44 和 453.45mg/g。在一定浓度范围内，艾叶水提物和艾叶酸提物均有较强的抗氧化能力；对 DPPH 自由基清除率的半数抑制浓度（IC50）分别为 33.10 和 54.52μg/mL；对羟自由基清除率的 IC50 值分别为 2.92 和 1.63mg/mL；对 ABTS 自由基清除率的 IC50 值分别为 0.17 和 0.32mg/mL。

4. 艾草提取物的其他功效

（1）美白功效：Huang 等首次对艾叶精油进行了相关的美白功效评价。结果显示艾叶精油可以显著抑制黑色素含量及酪氨酸酶活性。艾叶精油的美白机制可能是通过阻断信号通路或者是损耗细胞内的氧化应激来抑制酪氨酸酶活性。

（2）止血修复功效：易筠采用超声波法提取艾叶中的鞣酸，研究其凝血作用。结果显示，凝血时间由低到高的顺序为鞣酸＜艾焦油＜5-叔丁基连苯三酚＜醋艾炭＜艾灰＜生理盐水＜挥发油，说明鞣酸是艾叶中有效的凝血物质，将其应用到化妆品可加速皮肤伤口愈合，减少疤痕产生。

 ## 已有的艾草提取物原料

1. 艾草精油

艾草精油泛指艾叶油，是指从艾叶中提取的一类挥发性成分。提取方法包括水蒸馏提取、有机溶剂提取、CO_2 超临界提取等。何正有等采用水蒸馏萃取、CO_2 超临界萃取、石油醚有机溶剂萃取三种提取方法提取艾草精油。结果显示，CO_2 超临界萃取的艾叶精油得率高、香味纯正，品质高；桉油素、龙脑、蒿醇、萜品烯醇、石竹烯等含量占比相比另外两种提取方法高。在前面章节介绍的陈鹏晓等人的研究也证明 CO_2 超临界萃取的艾叶精油相比水蒸馏萃取的艾叶精油细胞毒性小、抗炎效果好。但是因为水蒸馏提取成本低，设备简单，因此规模化提取的艾叶油目前大多是采用这种提取方法。随着人们对产品品质要求的提高，CO_2 超临界萃取技术也逐渐用于艾草精油的规模化提取。

艾草种植地域、采收时间、晾晒程度、提取方式等不同导致艾草精油中的成分种类和含量、色泽和气味等都会有很大的不同。目前在行业中已有行业标准 QB/T 4237－2011《艾蒿（精）油》对艾草精油的品质进行规范，但是该方法仍然局限于水蒸馏提取方式，且对艾草不同地域、采收时间等影响艾叶精油质量的因素没有进行详细界定，存在一定的局限性。暨南生物医药研究开发基地团队正在推进超临界萃取技术在艾草精油提取方面的应用推广。

艾草精油的多种生物活性适用于多种功效的护肤产品中，如肌肤按摩精油、滋润乳膏等。梅霜等用艾草精油制备祛痘贴剂，主要成分是青蒿精油、艾草精油、橄榄油和冰片。结果显示，祛痘贴剂具有很好的抗炎祛痘效果。暨南生物医药研究开发基地研发的产品艾草膏（见图6－7），其主要成分是艾叶油，配伍矿脂、薄荷脑、鲨肝醇、牡丹根提取物。试验研究结果显示，其可以抑制皮肤炎性因子表达、消肿，对表皮的角化具有显著的缓解效果，

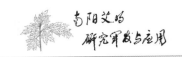

使得感染丙酸痤疮杆菌组织中的痤疮杆菌数量大幅减少,具有很好的消炎滋润作用。

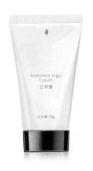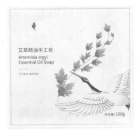

图6-7 艾草膏

(暨南生物医药研究开发基地提供)

2. 艾草纯露

市场上的艾草纯露是在艾草进行艾草精油提取过程中的副产物,水蒸馏提取过程中在回收冷凝管里有艾草精油和艾草纯露,艾草精油密度小且不溶于水,浮在艾草纯露的上面,艾草纯露也含有微量的艾草精油,其余都是艾草的水溶性成分。简单地说,在水蒸馏提取过程中除去艾草精油,剩下的水溶性物质就是艾草纯露。这个和艾叶煎煮液相似但不同。

艾草纯露外观澄清透明,具有艾草的清香,含有艾草黄酮、多糖以及蛋白质等水溶性成分,具有抗炎抗氧化的作用。艾草纯露和艾草煎煮液的不同是艾草纯露含有微量的艾草精油,但是艾草煎煮液因为没有冷凝回收,所以挥发性成分含量更少,一般艾草煎煮时间都比水蒸馏提取时间短,艾草活性成分提取不够充分,因此艾草活性成分含量上也比艾草纯露要低。

艾草纯露因为具有艾草清香、水溶性好,因此在日化产品中应用更为普遍,可以用来复配爽肤水、艾草花露水、艾草喷雾等产品。

3. 艾草原浆

艾草原浆源自英文单词 protoplasm,是指艾叶经过 CO_2 超临界萃取后除了艾叶浸膏,还有一类艾草水溶性物质被夹带出来。因为在 CO_2 超临界萃取中没有外源水分的加入,获得的艾草水溶性物质就是艾草细胞组织中的原生胞质溶液成分,因此叫作艾草原浆。这类物质的成分和艾草纯露成分相似,但在成分种类以及含量上都比艾草纯露要高，其中的主要成分艾草多糖和黄酮的含量都显著高于艾草纯露。暨南生物医药研究开发基地研究了艾草原浆的抗氧化和保湿性能。结果显示，艾草原浆可以有效清除 DPPH 自由基，并可以提高表皮细胞的水通道蛋白和透明质酸合成酶的表达，促进细胞透明质酸的合成以及营养物质和水分的运输。

暨南生物医药研究开发基地对艾草原浆进行了系统的提取工艺研究、理化性质和成分分析、安全及生物活性以及在不同制剂中的稳定性等研究，并建立了原料质控标准对这一类新的艾草原料进行质量规范。同时，应用艾草原浆，还进行了护肤精华液、肌肤修复面膜液等产品制剂和类别的开发研究。

4. 其他艾草提取物

除了上述的艾草精油、艾草纯露、艾草原浆等艾草提取物外，研究比较多的还有艾草多糖、艾草黄酮等成分，针对这些成分的提取以及生物活性研究已经在第二章中进行详述，本节不再赘述。这些艾草提取物目前还没有进行产品应用，主要是因为艾草的主要成分是挥发油，艾草多糖和黄酮类成分提取过程复杂，成本较高。艾草原浆、艾草纯露都是艾叶油在不同的提取工艺过程中的具有生物活性的副产物，生产成本低，容易规模化生产。

 艾草提取物作为化妆品原料存在的问题

艾草提取物作为化妆品原料，主要存在以下的问题：

（1）原料稳定性不足。不同地区、采收时间、提取方法以及储存方式的艾草提取物在成分、色泽和气味上差异较大。作为化妆品原料，成分的差异会影响功效活性，色泽和气味的差异会影响产品配伍的外观和理化性质。虽然目前有行业标准［QB/T 4237-2011《艾蒿（精）油》］对艾叶油气味和色泽的范围进行界定，但产品配伍不易把控。

（2）质控体系不完善。随着提取技术的快速发展，先进的提取技术获得的艾草提取物纯度更高、活性更好。但是针对可以产业化的新型的提取技术的提取工艺、提取物质控体系不够完善，导致产业化生产的艾草提取物质量良莠不齐。

（3）安全使用研究不足。针对艾草提取物在其生物活性方面已经研究很

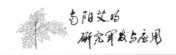

多，包括促进血液循环、提高机体新陈代谢、抗炎、抗菌、抗氧化、抗病毒等不同方面。但是作为化妆品原料，安全有效的添加使用量是最重要的。目前针对艾叶油、艾叶提取物进行的毒理学研究不足，功效使用剂量以及原料的透皮吸收利用率等都存在研究资料少的问题。2020 年化妆品新规的实施，将会推进化妆品原料在安全和活性剂量、生物利用度上的研究。

第四节　艾草的其他应用

上述章节中介绍了艾草在现代临床、保健养生、化妆品领域的主要应用情况。除此之外，艾草还在饮食、生物饲料以及消毒产品中都有应用。

艾草食用

艾草食用自古流传至今，是我国多地的饮食风俗之一，如广东、广西以及福建等地，都有在清明节前后食用艾饼、艾糍粑的习惯。经常食用艾草，具有健胃、促进胃液分泌、增进食欲、暖宫滋补、增强免疫力、预防感冒等功效，因此艾草其实可以称得上一种保健型蔬菜。在现代越来越多的人喜欢把艾草作为保健饮食进行食用，发展出了近 30 种艾草食物。在早春时节，采摘艾草嫩叶做艾草饮食，如艾草糍粑、艾叶炒蛋、艾叶煮蛋、艾叶饼、艾叶粥等佳肴美味。在《汤阴北艾的研究开发与应用》一书中我们介绍了多种艾草膳食的制作方法和功效，在这里就不再赘述。

艾草在养殖饲料中的应用

在第三章中已详细介绍艾叶在防疫上的应用，这里不再赘述。有人在养殖场及周边环境熏艾叶，能明显驱赶蚊、蝇、寄生虫等有害生物，对细菌、真菌及病毒的抑制或杀灭作用能有效净化空气，对畜禽及人的健康有益。

经成分分析，我们发现艾叶营养丰富，其中所含的氨基酸与鸡的全价饲料基本相似，完全能满足鸡的生长需要；维生素含量超高，尤其是 B 族维生素含量是鸡需要量的几千倍，维生素 C、胡萝卜素含量也很高，具有强化维生素功能的作用，能有效改善肉质、改善生殖功能、抗应激；其常量钙磷及微量锌、铁、铜等元素的含量虽然稍低，但其多为有机形式存在，吸收率很高。因此艾草可以作为饲料成分应用在养殖产业中，具有多种作用。

1. 提升免疫力

艾叶其药性可入动物肝肾，帮助动物肝脏解除长期服药带来的药物毒素，并能够很好地保护动物肾脏，帮助肾脏排出体内毒素，消除肾肿，从而达到保肝护肾的功效，大大提升了动物的免疫力。

2. 促进生长，节省饲料

艾叶中富含蛋白质、氨基酸、维生素、微量元素等动物生长发育所需要的营养物质。艾叶中的活性成分能改善胃肠道健康，促进饲料中营养物质的消化与吸收，在育肥的同时又能节省饲料，降低饲养成本。

3. 改善动物产品品质

艾叶中丰富的营养物质可增加产品中的营养物质。据报道在肉牛的青饲料中添加 1% 新鲜青艾叶，经 160 天饲喂，屠宰后发现试验组的牛肉肌纤维仅为对照组的 1/3，肌肉色泽提高，肉烹调后鲜香味明显优于对照组。研究表明，在蛋鸡日粮中添加 3% 艾叶粉，可使蛋黄色提高 4.5 个级别，蛋中胆固醇含量降低 48.3%，用艾叶粉作羊精饲料添加剂，可明显降低羊肉原有的腥味，使香鲜加浓。

4. 提升繁育

艾叶具有止漏安胎、温经止血的功效，可强直性收缩并兴奋动物子宫。在其营养物质中，含有蛋白质、微量元素以及大量维生素 C、胡萝卜素等，这些营养物质可促进动物繁殖。在传统的促进牲畜怀孕、保胎的保健方剂中，艾叶是首选的一味重要药品。

5. 诱食作用

艾叶的挥发油中含有浓郁的馨香气味，可有效改善饲料中某些不良气味，使饲料变为清香气味，提高饲料的适口性，提高食欲，缩短吃食时间，特别是作为淡水养殖鱼的饲料诱食剂时，诱食效果显著。

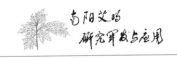

6. 驱虫作用

艾叶具有明显的驱除蚊虫的作用，并能驱除动物体内的寄生虫，抑制虫卵在动物粪便中生存，从而防止二次污染。

7. 饲料防霉

艾叶中的绿缘酸等物质可抑杀霉菌等治病菌，在贮藏的饲料中拌入适量艾叶粉，可替代脱霉剂使用，作为饲料的天然防霉防腐剂。据报道，艾叶的提取物可作为水产品的保鲜防腐剂。

 食物防腐

李军红等采用艾叶提取液浸泡鸡爪不同时间，取出鸡爪让其自然腐败，24h后检测鸡爪上的细菌总数，对照组采用无菌水浸泡，其余操作相同。结果显示，艾叶水提取物浓缩比为1:7.5时浸泡鸡爪8h，抑菌效果最好，提示艾叶水提取物应用到食品保鲜剂的潜在价值。陈纯研究了艾蒿对果蔬保鲜的影响，发现随着艾蒿全粉用量的增加，其抑菌效果增强，呈剂量效应；生药浓度1.0g/mL的艾蒿乙醇提取液能够抑制香蕉和黄瓜表皮的细菌和霉菌的生长；用80g/300g香蕉的艾蒿全粉复配10%的氧化铝（吸湿剂）作为保鲜剂，结合相对温度为（12℃±0.5℃）、相对湿度为（90%±3%）条件的低温保鲜，能够在贮藏21d时保持较好的香蕉品质；用含15%艾蒿提取液的浸泡液浸泡黄瓜7min能取得较好的防腐保鲜效果，并且能够较好地保持黄瓜的原有风味。

 染色剂

任洪利采用阳离子改性剂LD-8202对棉织物进行改性，使其在水中带正电，增大与艾蒿天然染料的亲和力，以提高染色深度及牢度。改性棉织物经艾蒿色素提取液直接染色后，耐摩擦牢度及皂洗牢度达到国家一般纺织品标准。染色后的改性棉织物UPF值又有明显的提高，这可能是由于艾蒿色素中含有较多的苯环，可以有效吸收紫外线。

第七章　艾草产业化现状

　艾草产业现状

　　我国地大物博，历史悠久。辽阔疆域内存在高山、丘陵、平原、峡谷、草原、沙漠等各种错综复杂的地形地貌，并且横跨寒、温、热三带，气候条件差异明显。在迥异的自然生态和地理环境之中，蕴藏着极为丰富的中药资源。经过中医临床长期应用优选出来的，产在特定地域，与其他地区所产同种中药材相比，品质和疗效更好，且质量稳定，具有较高知名度的中药材被称为道地药材，据统计，我国共有200余种道地药材，而南阳艾就位列其中。

　　艾草因特有的药用、保健价值，在"治未病"的中医保健文化影响下，艾茶、艾皂、艾绒、艾条、挥发油、艾灸贴等艾制品近年来需求增长迅速。由于受传统和现代认识的局限，艾草开发水平与利用程度尚不够深入、系统，导致在原料生产、产品制造等产业化过程中存在资源严重浪费、利用效率低下的问题。针对艾草资源进行综合利用与产品开发的主要目的是满足人类不断增长的健康需要和促进社会经济的发展，主要任务包括寻找、扩大资源，研究用途，开发产品，规范过程。科学并充分有效地利用已开发资源，使之可持续，做到"物尽其用"，不断开发新资源和新产品。让艾草"物尽其用"，需要对艾草进行多层次、多方面的研究和开发。

 艾草需要多样性发展

艾草多样化发展，一是指艾草应用领域的多样性，除了传统的制剂和艾灸之外，还可以在香料、农药、饮料、保健品、化妆品、防腐剂、饲料兽药、家居用品、建材、消毒用品、民俗文化等多领域具有广泛的应用前景。二是指艾草的全面利用，除了艾叶之外的艾草根和茎也可以开发，还要开发艾草多糖、艾草黄酮等活性物质成分作为艾草原料。三是要运用多学科理论和技术手段，包括农学、生物学、化学、工程学、医学、食品科学、经济学、法学、市场营销学等多方面，提高产业附加值，实现社会效益和经济效益。

艾草的多层次发展

　　多层次是指开发利用过程中从原料生产到产品生产具有不同侧重点或阶段，一般分为三级，以种植药材和生产原料为主的一级开发，以开发中药产品和保健产品为主的二级开发，以开发天然化合物单体为主的深度开发或多产品开发为主的综合应用为三级开发，各层次是有机关联的。充足的原料供应能促进二级、三级的产品开发推向市场、开发市场和扩大市场，搞好一级开发是二级和三级开发的保障。反过来，二级和三级产品的综合应用能促进开发新的供应途径和扩大原料的生产。

　　艾草的一级开发主要是保证资源的数量和质量，包括资源的保育、生产、采收和初加工等，开发的手段侧重于农学、生物学、生态学等方面。艾叶野生资源产能有限，无法满足日益增长的市场需求，因此发展加大艾草种植产业势在必行。围绕艾草产业，南阳政府出台了一系列产业支持政策（见附录一）。河南南阳正在打造艾草种植、收购、加工、销售、使用及产品研发的完整产业链。目前，南阳市艾草种植面积近 30 万亩，野生艾草年开发利用 12 万吨，各县区均有艾草种植基地，其规范化种植面积居全国首位。而且艾草规模生产企业众多，在工商部门注册的艾草企业有 1 529 家，年产值在 2 000 万元以上的艾草企业有近 70 家，年产值在 5 000 万元以上的艾草企业有近 30 家，年产值上亿元的艾草企业有 10 余家，社会化艾灸馆 1 300 多家，带动 30 多万农民从种植、采收、加工、销售中获益，艾草产业种植面积、产量产值、出口贸易额均居全国首位。在大力推进艾草种植、加工、研发、体验全方位发展，打造艾草全产业链的同时，南阳市加强校企联合，组建研发平台，开展技术攻关，与规模化生产加工企业合作加大科研和新产品的开发力度。以

"艾+"为思路，开发实用新产品，如艾绒、艾条、艾炷、挥发油、灸器、自贴、洗护等系列医用、保健、日用产品六大类近两百个品种，获得专利证书100多项。

艾草的二级开发主要是指以中医药理论为指导开发而成的中药保健产品，艾草提取物作为原料或产品也属于二级开发。现代研究表明，艾草含有多糖、黄酮类、萜类、苯丙素类、甾体类、脂肪酸类等多种活性成分，具有治疗溃疡、活血、抗氧化、抗炎、抗菌、抗癌和免疫调节等生物活性。艾叶作为中药材被收载于《中国药典》（2020年版），主要用于治疗经寒不调、宫冷不孕、吐血、鼻出血等，外治皮肤瘙痒，临床上还用于治疗胎动不安、风寒湿痹、慢性支气管炎、支气管哮喘、慢性肝炎等。二级开发的形式多种多样，包括以下几点：

（1）提取技术多样化：如微波萃取、超临界萃取、分子蒸馏等新型分离工艺的运用，减少有效成分的流失和破坏，提高有效部位的提取率，减少有机试剂污染。

（2）配伍多样化：从古方、验方中开发新的产品，站在前人的肩膀上突破创新。

（3）研究多样化：加强活性成分研究，对艾草挥发油类、黄酮类、多糖类、鞣质类、有机酸类等组分进行药理活性研究及作用机制研究等。

（4）药用多样化：基于艾草药理研究的临床应用，除了妇科疾病，还广泛应用于呼吸系统疾病、消化系统疾病、皮外科疾病等。

（5）灸用多样化：多种艾草灸用品，形式多样的灸具，熏灸特定穴位或部位，起到养生保健和治疗疾病的作用。

（6）药物制剂多样化：便于使用，提高艾草产品疗效，降低副作用。

（7）副产品和废弃物的综合利用：废渣废水回收利用，变废为宝，实现再生利用的循环经济理念。

艾草的三级开发主要是指在分子水平上深入挖掘中药天然化合物单体，寻找新成分，发现新功能，开发新产品。如石杉碱甲是从中药石杉属植物千层塔中提取出来的天然植物碱，是一种强效、可逆和高选择性的第二代乙酰胆碱酯酶抑制剂，适用于良性记忆力障碍和各种痴呆；从青蒿中提取分离得到的青蒿素已成为最主要的抗疟疾药物，其发现者获得诺贝尔医学奖。青蒿

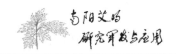

素还能应用于抗肿瘤、治疗肺动脉高压、抗糖尿病、抗真菌、免疫调节等。暨南生物医药研究开发基地正在开展艾草单体活性成分的分离鉴定及综合应用，目前已经分离出新倍半萜类化合物10余种。艾草的三级开发还包括传统应用领域之外的综合应用，比如艾叶挥发油在护肤品中的美白作用、艾叶挥发油在水果保鲜上的应用、艾草作为饲料添加剂在畜禽增产上的应用等，让老资源新用，达到"物尽其用"的目的。

目前全国规模最大的艾草产业集聚区在河南南阳，近年来因政府政策扶持而快速发展，除了上游产业位居全国首位，还加大了对下游产业的研发投入，在药物制剂开发、艾灸养生、消毒防腐、日用品、保健食品以及饲料添加剂等不同领域开发系列产品180多个品种，拥有100多项发明专利，消字号30多个。艾草下游应用主要包括药用、灸用、食用、日用、畜禽用。智研咨询数据显示，2020年我国艾草国内市场规模为5.96亿元，其中药用领域艾草需求规模为0.76亿元，灸用领域艾草需求规模为4.31亿元，日用品及其他领域艾草需求规模为0.89亿元。我国艾草行业下游应用发展极不均衡，2020年艾灸领域占比72.3%，且有逐年增长的趋势；药用领域占比12.8%；日用品及其他领域总和仅占比14.9%。主要原因如下：

（1）正所谓"经济基础决定上层建筑"，在"治未病"的中医保健文化影响下，通过艾灸来进行中医养生保健的方法已经进入大众视野。如今，艾灸在健康领域和美容领域的消费成为热点。

（2）艾草产业一直处于无标准体系下畸形发展，企业生产管理粗放、不规范，产品质量参差不齐，制约了艾草在日用品及其他领域的发展。

（3）研究投入不足，对艾草灸用、药用的活性功效及作用机制等缺乏系统的深入研究，新技术、新产品研究开发能力不足，产品科技含量不高，难以扩大市场规模及销售业绩。尤其是药用研发高投入、高风险，极少企业能成为医药研发的主体。

（4）艾灸产品技术含量低，进入门槛低，"贴牌"产品横行市场。许多商家借国家互联网平台迅速发展之际，在各电商平台、直播短视频平台赚快钱，短期回报远远高于投入。

第二节 艾草研究现状

 艾草的现代研究现状

中医药发展一直是我国重点创新发展的领域，党中央、国务院高度重视中医药发展，发布了一系列的政策措施推动中医药行业的良性发展。2002 年科技部、国家食品药品监督管理局等发布《中药现代化发展纲要（2020—2010 年）》，2007 年 16 部委联合发布《中医药创新发展规划纲要（2006—2020 年）》，2016 年国务院发布《中医药发展战略规划纲要（2016—2030 年）》，三大纲要文件中都强调了要坚持 "继承与创新并重，中医中药协调发展，现代化与国际化相互促进，多学科结合" 的基本原则，在中草药规范种植、中药材质量标准、中医基层医疗服务等方面都发挥了极大的推动作用。

在中医药发展的洪潮中，艾草作为我国应用历史最为悠久的一种中草药也进入快速发展的轨道。但采用现代生物学技术对其进行研究的时间却是很短的。通过在中国知网检索 "艾叶" 作为主题词，得到研究和综述论文共计529 篇。从 2011 年开始艾草的研究才呈现突飞猛进的趋势（见图 7 - 1）。

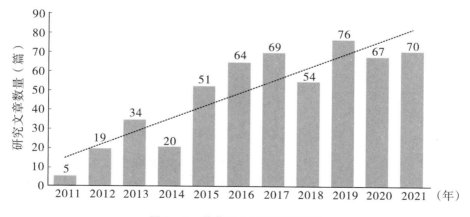

图 7 - 1 艾草近十年的研究趋势

　　艾草的现代化研究主要涵盖了活性成分研究、功效研究、临床应用研究等方向，在中国知网检索的 469 篇研究论文中，根据研究主题，发现研究数量前 20 位的研究主题集中在艾叶成分分析、提取工艺、临床研究、质量标准以及应用研究等（见图 7-2）。

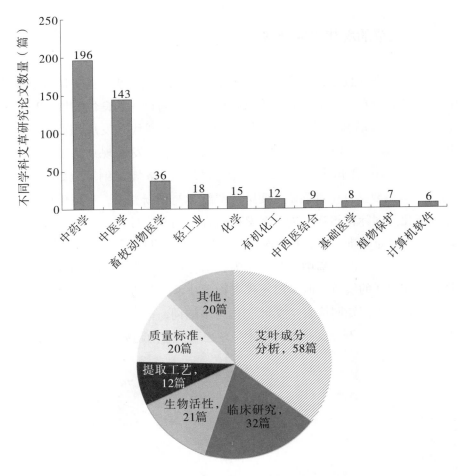

图 7-2　艾草研究主要领域分布情况

　　近十年来随着艾草应用领域的不断扩展，艾草的研究越来越集中在艾草道地性考证、活性成分提取工艺及生物活性研究、艾绒及艾草活性成分的相关质量控制研究等方面。艾草研究趋势的变化说明了两点：一是目前艾草行业正在蓬勃发展，亟须高品质艾草及其相关产品来满足人们的需求；二是艾草行业的发展缺乏规范化，相关质量标准欠缺，需要通过对艾草的深入研究来建立相关行业标准以规范市场发展。为了探究艾草药效药理作用机制，研究大多集中在艾草成分分析上，这一趋势也促进了艾草活性成分如艾叶挥发油、黄酮类提取物、艾水提取物等艾草提取成分在化妆品产品、养生护理产品等领域的应用，促进了艾草的现代化应用方式的发展。

 ## 二　艾灸的研究现状

艾灸就是用燃烧的艾绒对腧穴或病变部位进行烧灼、温熨以达到防治疾病的方法。艾灸具有温经散寒、消瘀散结、温阳固脱、防病保健等作用。自古以来，艾灸一直被用于防治疾病特别是传染性疾病。唐代名医孙思邈很重视疾病的预防，常告诫人们"勿以康健便为常然，常须安不忘危，预防诸疾也"，艾灸就是他积极推广的一种"防未病"的康养方式。在抗击新冠肺炎疫情中，艾草和艾灸发挥了重要作用。艾灸被河南、湖北、山东、甘肃、南京、福建等多地纳入抗疫方案，要求居家人员和医疗机构在疫情防控期间使用艾灸预防或者艾烟杀菌，并且取得了良好的防治效果。同时艾灸对老年慢性病、常见疼痛病症如颈椎病、膝关节病等具有独特的治疗作用，因此在推进中医"治未病"预防保健服务体系建设过程中，中医艾灸是极为重要的部分。近十年来艾灸也是中医学者的主要研究领域（见图7-3）。

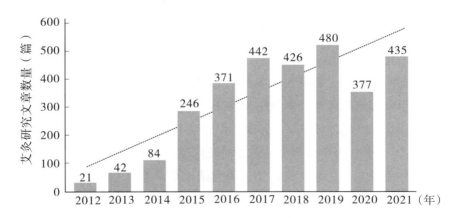

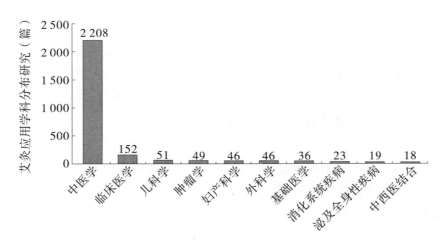

图 7-3　艾灸研究现状及趋势

　　目前针对艾灸的研究主要集中在灸穴、灸效和对应的临床病症上，但是近些年也有很多学者对艾灸的作用机制、安全性和创新应用进行了初步的探索。张帆通过建立大鼠创面损伤皮肤模型，研究艾灸的烟热效应对创面的影响，结果显示艾灸所产生的烟、热可以促进创面的快速愈合，降低损伤组织的炎症。陈滢滢、狄曼宁、郭莹莹分别研究了艾灸联合推拿、针刺等治疗方式对腰椎间盘突出症、小儿面瘫、颈椎病的治疗效果。这都是艾灸治疗方式的创新应用，尤其对常见的慢性疼痛病症，相比于单独使用艾灸进行治疗具有更好的疗效。

　　针对艾灸的安全性研究主要从艾烟、灸温灸量进行。蒋志明利用大鼠模型，研究不同浓度的艾烟吸入对嗅黏膜上皮细胞的影响。刘津艺等研究艾灸和艾烟对小鼠肺组织病理及血清中 IL-4、IFN-γ 的影响，结果显示艾灸和艾烟对小鼠肺组织病理没有显著影响，但是艾灸及艾烟能够提高 IL-4 水平，降低 IFN-γ 水平，可明显降低动脉粥样硬化过程中的炎性反应。北京中医药大学韩丽详细研究了艾烟的毒理学，研究结果显示艾烟不属于危险废物，艾烟的毒性与浓度有关，随着艾烟浓度的增高及染毒时间的延长，艾烟可能具有遗传毒性，在使用艾灸进行治疗时应控制艾烟浓度及接触时间，建议艾灸场所应注意通风，改善设施设备，提高安全性。

第三节　艾草相关标准现状

 艾草及其制品相关标准现状

目前艾草行业蓬勃发展，产品种类多样，更新迭代的速度也很快，但是艾草产业存在严重的"散、小、乱"特征，产品质量参差不齐，存在严重的以次充好现象。因此亟须建立艾草行业的质量标准体系，促进艾草产业的规范发展。

近 5 年艾草相关的标准发展迅速，团体标准的申请数量激增。目前各类标准共计 202 项（附录二），其中国际标准 3 项，国家标准 6 项，行业标准 1 项，地方标准 14 项，团体标准 41 项。艾草相关标准主要涉及艾草种植栽培技术、艾草品质评价、艾草初加工品、艾草提取物 4 类，其中初加工品为艾绒、艾条相关制品。

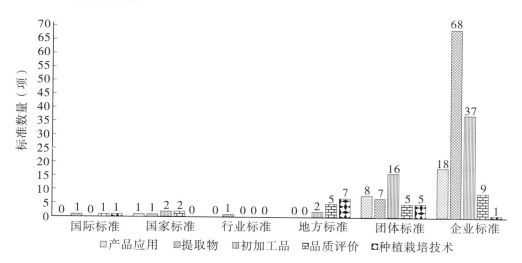

图 7-4　艾草标准主要内容分布

艾草种植标准主要为地方标准和团体标准，其中以彭艾、蕲艾、汤阴北艾的标准为特色。比如 DB36/T 1428-2021《艾草种植技术规程》、DB34/T 3275-2018《中药材栽培技术规程　艾草》和 DB41/T 2049-2020《艾栽培

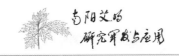

技术规程》就是以汤阴北艾、蕲艾作为研究材料而制定的地方标准。

艾草的品质标准主要是已有通用国家标准层面的《中国药典》及 1 项国际标准（ISO 20759 – 2017），还有汤阴北艾、蕲艾、大凉山高原艾草特有品种的多项地方标准及团体标准。

目前艾草相关产品主要是艾绒、艾条、艾足浴包等，相关标准目前国内已有 2 项国家标准处于征求意见阶段，其余均为团体标准及企业标准。主要规范内容包括了外观、包装、形态，少数含有燃烧热值测定等。

随着提取技术和检测技术的发展，除了艾草初加工产品，艾草提取物是近些年主要的研究对象，主要是艾叶精油及其他提取物。艾草提取物拓展了艾草的应用领域和产品类型，艾草提取物质量控制一直是研究的热点。目前精油及水提液复合物已有 1 项相近的国际标准《ISO 6571 香料、调味品和中草药挥发油含量的测定（水蒸馏法-龙蒿）》、1 项国家标准《GB/T 26516 按摩精油》、1 项行业标准《QB/T 4237 – 2011 艾蒿（精）油》及多项团体标准、企业标准。超临界-分子蒸馏联用技术的精油目前已有 1 项团体标准、多项企业标准（附录二）。

艾草标准体系发展目前的问题

对艾草的深入研究和开发使得艾草更加广泛地应用在生活中，但是质量标准没有形成统一规范。市场上艾制品种类多样，且产品更新迭代速度较快，产品标准多由生产者自己制定，无法做到统一。由于原料、配方、工艺的不透明性，同时又缺乏有组织的监管，流通于市场的艾制品往往在质量上参差不齐，价格也无法与之匹配，以次充好的现象更是屡见不鲜，更有商家对产品药效虚假宣传。这就造成了艾制品市场的混乱，对于消费者和部分生产者以及整个市场大环境而言，都是不利的。针对目前已有的标准文件内容以及后续艾草标准应该加深加强的地方，主要集中在如下几个方面：

（1）艾草品种及种植标准方面：艾草的品种繁多，同一地区存在多种品种，同一品种可以在不同地区生长，但都表现出一定的变化，尤其是成分和药效上。艾草的种植过程、采收时期、晾晒时长、加工方式等都会影响艾草制品的质量，导致同一种艾草制品在不同的环境条件下生产效果相差甚远。

因此在源头上的质量标准体系的控制成为重中之重。

（2）目前艾草的品种鉴定方法不够统一。针对艾草种属的划定尤其是产业化种植品种的鉴定是各地种植基地容易忽略的一点。目前很多地区的艾草产业种植很少是由当地野生艾草繁种驯化成种植品种，更多的是异地取种。关于种植品种的信息建档不够齐全，比较传统的鉴定方法是聘请植物学或者中药学相关专家学者根据其外观、气味等信息进行鉴定，但是我国研究艾草的专家学者甚少，再加上艾草在不同地区的生长形态也会发生变化，导致品种信息鉴定不准确。也有采用现在先进的基因测序的方式进行基因组学上的鉴定，好比是做 DNA 鉴定，这一鉴定方法具有一定的精准性。但是我国存在的野生艾草和种植艾草的基因图谱并不健全，对比资料不够完善，因此这种"基因鉴定"的方法也存在一定的局限。如何对艾草种植品种进行种源信息鉴定和保存目前还缺乏更为科学合理的方式。

（3）艾草产业种植的标准体系建立缺乏地域引导。一方水土养一方人，一方水土种一种艾，不同的艾草在不同的地区种植会有一定的差异，在前面的章节中也有提及。大力发展艾草种植产业各地应该根据当地的环境条件和种植技术，建立种植标准体系和区域性标准体系，这需要当地相关部门通力协作，实现统一。另外，特色的艾草代用品种缺少特定的种植采收标准。

（4）艾草产业链上对新工艺的艾草相关产品缺乏质量标准体系。艾草提取物产业化主要体现在水蒸馏提取方法获得的艾草提取物和艾叶油。随着新的提取技术的发展，新工艺获得的艾草产物也更精细化，比如 CO_2 超临界提取等方式获得的艾草浸膏、艾草精油、艾草蜡等成分缺乏相应的质量标准。目前关于采用先进的提取工艺获得艾草精油的相关标准也有地方和企业在进行，如广州暨南生物医药研究开发基地开发的超临界联合分子蒸馏获得艾草产物的技术已经实现河南南阳、三门峡、汤阴以及广东惠州等多地的产业化应用。该技术获得艾草产物类别多，对艾草的充分开发具有重要的意义，但是没有相关的行业标准体系对新的工艺技术产物进行统一。

（5）目前已有的标准体系需要完善。目前已经公开的国家标准、行业标准以及团体标准（附录二）有很多，但是标准内容还不够完善全面，如特征性指标检测方法落后、特征成分单一等。而大部分的团体标准中，初加工品的标准精细程度需要进一步的提升。

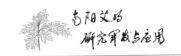

第四节　艾草知识产权现状

经 incopat 检索，截至 2020 年涉及艾草提取技术专利全球申请量为 4 995 件，其中有效的有 949 件，审中的有 1 872 件，失效的有 1 440 件（其余专利状态尚未确认）。中国申请量为 2 955 件，有效专利占 20.17%，有 596 件；审中专利占 46.67%，有 1 379 件；失效专利有 980 件。

表 7 -1　艾草提取技术专利有效性

（单位：件）

地区	有效	失效	审中
全球专利申请量 4 995	949 （19.00%）	1 440 （28.83%）	1 872 （37.48%）
中国专利申请量 2 955	596 （20.17%）	980 （33.16%）	1 379 （46.67%）

 艾草专利申请趋势

在 2007 年之前，艾草提取技术领域的专利申请数量较少，每年的专利申请量低于 100 件，但在 2007 年之后，该领域的专利申请量开始呈现波动性增长的趋势，该趋势在 2014 年之后表现得尤为明显，这与乙醇蒸馏法、CO_2 超临界萃取法等提取方法的出现存在一定的关系。在专利申请数量未完全公布的情况下，2018 年已申请有 600 多件专利，这表明在艾草提取和应用技术领域，仍有较多的研发力量涌入，同时鉴于艾草提取和应用市场仍在开拓之中，预计未来一段时间仍会有较多的专利申请出现，为更好地占领市场并提高企业竞争力，需要尽早进行相关专利的申请布局。

艾草提取技术相关专利中，专利主要来源于中国，共申请有 2 955 件专利，其次是韩国，共申请有 1 054 件专利，此外美国申请有 322 件，PCT 申请有 201 件。其余国家和地区的专利公开数量均在 200 件以下。可见，目前中国对艾草提取技术的相关专利申请处于领先地位，企业可同时在关注的国外目标市场提前进行专利布局。

　　通过检索并阅读艾草技术领域专利，对核心技术进行筛选，得到艾草提取技术国内专利的主要技术点分布表，艾草相关专利技术主要体现在提取工艺方法、装置类、应用类领域专利申请。这三类中主要的技术点如表7-2。

表7-2　艾草提取技术国内专利的主要技术点分布

	主要技术点	专利总数量（件）	占专利总量（%）
工艺方法	乙醇蒸馏法	66	22.07
	传统煎煮法	35	11.71
	CO_2超临界萃取法	27	9.03
	水蒸气蒸馏法	46	15.38
	超声波辅助提取法	32	10.70
	微波辅助萃取法	5	1.67
	酶联辅助萃取法	15	5.02
	水提取法	29	9.70
	无菌发酵—蒸馏法	1	0.33
	固相萃取—索氏提取法	2	0.67
	溶剂萃取法	38	12.71
	打浆离心分离法	3	1.00
装置类	艾草的提取装置相关	356	/
应用类	艾草的应用相关	287	/

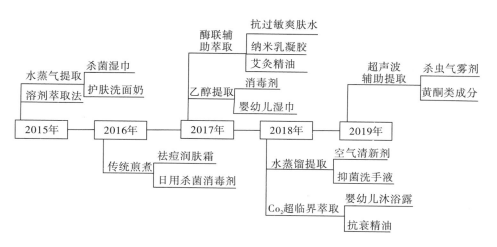

图7-5　专利申请艾草提取技术工艺及对应产品举例

结合表 7-2 和图 7-5 可以看出，艾草提取工艺技术点集中在乙醇蒸馏法、CO_2 超临界萃取法和水蒸气蒸馏法，而固相萃取—索氏提取法、微波辅助萃取法、酶联辅助萃取法、超声波辅助提取法在艾草的提取中应用比较少。对比分析可知，艾草提取的工艺方法呈现以下特点：

（1）乙醇蒸馏法的专利申请量是最多的，但占专利总量的比例只有22.07%，未超过专利总量的30%，可见关于艾草提取工艺方法的研究呈现广而泛的状态，并未对某个技术点集中且明确地进行研究。当然，这也与这项技术研究出现的时间较早，不同专利发明人在不同时间段里对其的攻克重点不同有关。

（2）水蒸气蒸馏法和传统煎煮法是艾草提取工艺方法研究初期的重点，且在研究初期主要集中在具有营养及杀菌作用的艾草提取物的生活用品应用方面。

（3）艾草提取工艺方法的快速发展时期为近五年，2015 年申请的专利主要涉及水蒸气蒸馏法和溶剂萃取法，2016 年主要是传统煎煮法，2017 年主要是酶联辅助萃取法和乙醇蒸馏法，2018 年主要是水提取法和 CO_2 超临界萃取法，2019 年主要是超声波辅助提取法。

专利申请量在 2017 年达到高峰，随后 2018 年和 2019 年的专利申请量都有所下降，这可能是由于技术研发遇到了瓶颈，也可能与专利公开的滞后性有关。从专利申请人排名看，朱立华和皖南医学院的专利申请量并列第一。两者专利申请中的提取技术都是乙醇蒸馏法。

水蒸气蒸馏法用于艾草提取的技术专利出现时间较早，专利申请量在2017 年出现高峰，随后两年申请量有所下降。从专利申请人排名看，大连民族大学的申请量排在首位，其专利涉及泡脚包和外用膏体，专利中艾草精油的提取方法为水蒸气蒸馏法。

CO_2 超临界萃取法提取艾草成分的相关专利也是近几年开始出现。从专利申请人排名看，暨南大学是此领域专利申请量的排名之首，专利内容中的艾叶提取物采用的是 CO_2 超临界萃取法。

艾草应用专利分析

通过检索，艾草在个人护理领域的应用专利共 573 件，分析专利申请内容发现其中与护肤相关的专利数量最多，有 343 件；其次是毛发护理相关专利，有 141 件；沐浴用品相关专利最少，有 89 件。护肤产品专利内容显示艾草或其提取物主要应用于面膜，主要有美白、补水、除螨、防晒修复等功效，应用于皂类则主要有除螨、抑菌、清热活血等功效。而关于防晒、面霜和精华液的专利数量较少。

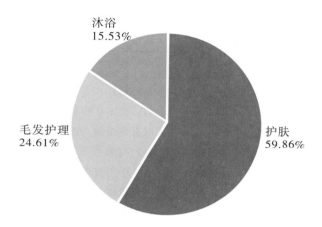

图 7-6　艾草在个人护理领域专利申请分类情况

通过检索"艾叶"，发现有效及审中的发明专利共 3 292 项，其中排名前五的发明人分别是广州暨南生物医药研究开发基地、杨波、南阳理工学院、暨晴生物医药科技、江西中医药大学。作为艾草专利发明人最多的广州暨南生物医药研究开发基地，其专利主要涉及三个方面，一是艾草提取技术、艾叶检测方法；二是艾草在日化产品中的应用案例申请，如艾草膏、手工皂、面膜液、洗发液等；三是中药组方。

附录一 艾草产业发展相关政策文件

发布时间	政策文件	发布单位	主要内容
2015 年 4 月	国办发〔2015〕27 号《中药材保护和发展规划（2015—2020 年)》	国务院办公厅	发展目标：到 2020 年，中药材资源保护与监测体系基本完善，濒危中药材供需矛盾有效缓解，常用中药材生产稳步发展；中药材科技水平大幅提升，质量持续提高；中药材现代生产流通体系初步建成，产品供应充足，市场价格稳定，中药材保护和发展水平显著提高。主要任务：实施野生中药材资源保护工程；实施优质中药材生产工程；实施中药材技术创新行动；实施中药材生产组织创新工程；构建中药材质量保障体系；构建中药材生产服务体系；构建中药材现代流通体系
2015 年 5 月	国办发〔2015〕32 号《中医药健康服务发展规划（2015—2020 年)》	国务院办公厅	发展目标：到 2020 年，基本建立中医药健康服务体系，中医药健康服务加快发展，成为我国健康服务业的重要力量和国际竞争力的重要体现，成为推动经济社会转型发展的重要力量。重点任务：大力发展中医养生保健服务；加快发展中医医疗服务；支持发展中医特色康复服务；积极发展中医药健康养老服务；培育发展中医药文化和健康旅游产业；积极促进中医药健康服务相关支撑产业发展；大力推进中医药服务贸易

（续上表）

发布时间	政策文件	发布单位	主要内容
2016 年 2 月	国发〔2016〕15 号《中医药发展战略规划纲要（2016—2030 年)》	国务院	发展目标：到 2030 年，中医药治理体系和治理能力现代化水平显著提升，中医药服务领域实现全覆盖，中医药健康服务能力显著增强，在治未病中的主导作用、在重大疾病治疗中的协同作用、在疾病康复中的核心作用得到充分发挥；中医药科技水平显著提高，基本形成一支由百名国医大师、万名中医名师、百万中医师、千万职业技能人员组成的中医药人才队伍；公民中医健康文化素养大幅度提升；中医药工业智能化水平迈上新台阶，对经济社会发展的贡献率进一步增强，我国在世界传统医药发展中的引领地位更加巩固，实现中医药继承创新发展、统筹协调发展、生态绿色发展、包容开放发展和人民共享发展，为健康中国建设奠定坚实基础
2021 年 2 月	国办发〔2021〕3 号《关于加快中医药特色发展的若干政策措施》	国务院办公厅	夯实中医药人才基础；提高中药产业发展活力；增强中医药发展动力；完善中西医结合制度；实施中医药发展重大工程；提高中医药发展效益；营造中医药发展良好环境
2020 年 12 月	国药监药注〔2020〕27 号《国家药监局关于促进中药传承创新发展的实施意见》	国家药监局	促进中药守正创新；健全符合中药特点的审评审批体系；强化中药质量安全监管；注重多方协调联动；推进中药监管体系和监管能力现代化

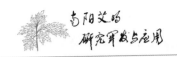
（续上表）

发布时间	政策文件	发布单位	主要内容
2016年7月	豫政办〔2016〕118号《河南省中药材保护和发展规划（2016—2020年）》	河南省人民政府	发展目标：到2020年，中药材资源保护与监测体系初步完善，中药材种植科技水平大幅提升，中药材现代生产流通体系基本建成，中药材保护和发展水平明显提高 主要任务：实施野生中药材资源保护工程；实施优质中药材生产工程；实施中药材技术创新行动；实施中药材生产组织创新工程；构建中药材质量保障体系；构建中药材生产服务体系；构建中药材现代流通保障体系
2017年2月	豫政办〔2017〕34号《河南省中医药发展战略规划（2016—2030年）》	河南省人民政府	发展目标：到2030年，全面建成中医药强省，综合实力全面提升，主要指标居全国前列。建成设施优良、功能完备、特色突出、健康运行的中医医疗、教育、科研体系，现代中药产业、中医药健康服务业发展跻身全国先进行列。现代中药产业和研发生产能力居全国先进行列，打造一批中药制药龙头企业和知名品牌，中药研发、生产、流通形成完整体系。中药材生产产业化水平进一步提高，成为全国中药材生产和种植的优势区域 重点任务：中医药服务能力持续提升；大力发展中医养生保健服务；扎实推进中医药继承创新；全面提升中药产业发展水平；大力弘扬中医药文化；积极推动中医药对外开放
2020年4月	豫发〔2020〕4号《中共河南省委、河南省人民政府关于促进中医药传承创新发展的实施意见》	河南省人民政府	健全服务体系，发挥独特优势；改革培养模式，巩固优化队伍；提升中药质量，推动产业发展；坚持守正创新，推动开放合作；完善管理机制，制定保障政策

（续上表）

发布时间	政策文件	发布单位	主要内容
2020 年 9 月	豫市监〔2020〕110 号《关于下达 2020 年河南省地方标准制修订计划的通知》	河南省市场监督管理局	艾绒加工技术规程，艾饼加工技术规程制定
2021 年 3 月	豫药监药注〔2021〕55 号《关于促进我省生物医药产业高质量发展的措施》	河南省药品监督管理局	支持打造豫产美妆。依托产地种植优势，支持艾草、辛夷花、牡丹、玫瑰等植物原料的深加工产品精油和配方精油研发力度，培育具有地方特色的化妆品产业集群；以原料备案制度改革为契机，大力发展植物性原料、香料香精等原辅料上游产业。支持化妆品企业加大对天然安全和高科技、高功效原辅料的研发，开发中国传统和河南特色原料，增加中高端化妆品供给，推出一批科技含量高、附加值高的精品，研发富有地方文化和民族特色的化妆品
2021 年 7 月	《支持南阳中药产业健康发展依法监管的十二项措施》	河南省药品监督管理局	1. 助力艾草产业的药械化产品申证上档 2. 建立标准体系，为南阳中药上档升级提供保障。《南阳艾标准化种植技术规范》《南阳艾》两项市级地方标准已经发布 3. 强化品牌建设，为南阳中药走出去打造"金字招牌"。对全市艾产业知识产权创造、运用和保护情况进行全面调查 4. 狠抓质量提升，为南阳中药做大做强激发动能。提升艾草制品小微企业生产管理水平；提升检验检测技术能力；引导中药产业精深发展；提升中医药炮制标准及技术能力

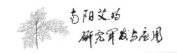

（续上表）

发布时间	政策文件	发布单位	主要内容
2015 年 11 月	宛政〔2015〕53 号《南阳市生命健康产业行动计划（2015—2020 年)》	南阳市人民政府	1. 推进中医药标准化建设。推进张仲景健康养生技术体系的推广应用、南阳道地艾绒的行业标准制定 2. 加快中药产业化发展。整合以南阳道地艾草为主的生产加工企业，生产开发传统艾条、无烟艾条、艾叶精油系列、迷你灸系列的研发，打造"宛艾"品牌，形成规模发展
2019 年 12 月	宛政办〔2019〕46 号《南阳市艾产业发展规划（2019—2023 年)》	南阳市人民政府	到 2023 年，建成以艾草种植为基础，精深加工为主体，灸疗服务为依托，文旅康养为支撑的全链条产业体系。以"艾"为载体建设文旅大健康生态产业园区，打造集康养体验、民俗观光、特色餐饮、休闲度假为一体的旅游综合体，推进三产联动融合，助力乡村振兴，实现市域经济特色发展。创建国家现代农业示范区、国家特色产业发展集群区、国家中医药健康旅游示范区，打造世界最大规模的艾草全产业链高端健康服务业发展集群，巩固壮大"南阳艾"品牌，稳步提升市场占有率，实现"世界艾乡"的发展目标
2020 年 1 月	宛防指办〔2020〕6 号《关于迅速落实艾灸等预防措施的通知》	南阳市新型冠状病毒感染的肺炎疫情防控指挥办公室	恢复艾草生产，推广艾草防治措施，充分发挥艾产品在新型冠状病毒感染的肺炎防控中的作用

（续上表）

发布时间	政策文件	发布单位	主要内容
2020 年 8 月	宛市监〔2020〕68 号《关于下达 2020 年南阳市地方标准制订计划的通知》	南阳市市场监督管理局	南阳艾标准化种植技术规范、南阳艾鲜叶质量标准
2021 年 2 月	宛政办〔2021〕6 号《南阳市现代中药产业发展暂行奖励办法》	南阳市人民政府	奖励主要分为四部分：①中药标准化生产奖励。针对中药材种植加工基地、地理标志认定、生产质量规范管理及中药材质量溯源建设四方面给予奖励。②中药新药研发奖励。针对科技成果转化、技术转让、中药创新研发、中药改良型新药研发、古代经典名方研发、中药同名同方药研发、中药大品种培育、保健品、消毒产品、化妆品研发以及创新型中医药类医疗器械研发给予奖励。③中药产业集聚发展奖励。针对现代中药产业园和中药物流集散基地项目建设给予奖励。④公共服务平台建设奖励。支持建设 GLP（药物非临床研究质量管理机构）、GCP（药物临床试验质量管理机构）、CRO（合同研究组织）、CDMO（合同研发生产组织）、中药产业化中试平台等机构组织
2021 年 4 月	2021 年全市农业农村工作要点	南阳市农业农村局	发展特色产业优势，在巩固粮、畜、菜、油四大基础产业的基础上，重点发展"四特经济"，包括以山茱萸、辛夷、宛艾草、唐栀子为代表的中药材产业

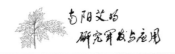

（续上表）

发布时间	政策文件	发布单位	主要内容
2021年8月	宛政办〔2021〕28号《南阳艾产业高质量发展倍增计划（2021—2025年）（试行）》	南阳市人民政府	工作目标：发挥南阳艾资源优势，建立健全以艾草原料供应、生产加工、装备制造、灸疗服务、文旅康养、人才培养、科研创新为一体的艾草全产业链体系，促进一、二、三产融合，推动产业集约化转型发展，巩固全国市场份额第一优势，打响"世界艾乡""南阳艾""仲景灸"品牌，建成全国最大的艾草原材料供应基地、生产加工基地、装备制造基地、科技创新基地、灸疗技术培训基地和灸疗健康服务大市，引领全国艾产业高质量发展 主要措施：延链条补链环，构建完整艾产业体系；建园区建市场，促进企业集聚和改造升级；建标准定规程，促进产业规范化发展；强科研促创新，提升产品质量和竞争力；育人才建队伍，提升产业发展智能；抓质量重监管，加强"南阳艾"品牌建设；优服务重奖励，吸引产业发展要素集聚
2021年8月	宛发〔2021〕14号《南阳市促进中医药传承创新发展若干措施》	南阳市人民政府	本措施三个特点：一是涵盖中医药"医、保、教、产、研、文、贸、养"八位一体，融合了中医药事业和产业，指明了今后一个时期南阳中医药传承创新发展的方向。二是着力突出仲景文化、八大宛药、中医药健康产业、人才建设、仲景品牌打造等，具有南阳特色。建设区域医疗中心、打造"世界艾乡"、复建张仲景国医大等重点工作均有体现。三是措施具体，市政府各有关部门和单位高度重视支持中医药工作，各相关部门都有具体的支持措施，如加大财政投入、完善中医药医保政策以及在土地、税收、金融等方面予以支持，坚持中医药优先发展、加强组织领导等，这些措施将进一步释放中医药发展活力，成为南阳建设中医药强市的有力保障

（续上表）

发布时间	政策文件	发布单位	主要内容
2021 年 8 月	《南阳市人民政府关于公布第六批南阳市非物质文化遗产代表性项目名录的通知》	南阳市人民政府	艾绒制作技艺、艾灸作为第六批南阳市非物质文化遗产代表性项目
2021 年 9 月	南阳市召开中医药事业和产业发展情况新闻发布会	河南省人民政府	南阳市中医药产业也呈现蓬勃发展态势，年产值达 300 亿元。种植中药材 79 个品种 185 万亩，已建成 22 个"中药材规范化种植基地"、28 个"中药材产业扶贫示范基地"，中药材种植年产值 60 亿元。现有中药材国家地理标志保护产品 6 个、国家地理标志证明商标 4 个。拥有以宛西制药、河南福森 2 家企业为代表的规模以上中药企业 53 家，获得 GMP 认证的中药企业 14 家。艾产业规模全国第一
2021 年 10 月	宛政〔2021〕21 号《中国（南阳）跨境电子商务综合试验区建设行动计划（2021—2025 年)》	南阳市人民政府	艾草产业带。以卧龙区、宛城区为龙头，引导艾制品企业组织标准化、规范化发展，应用跨境电商，探索中医药出海新通道
2021 年 10 月	南阳：中药产业迎机遇	河南省人民政府	南阳市充分发挥丰富的中药材资源优势，深入开发"八大宛药"，提升"宛药"品质，建设规范化的中药材种植基地和"定制药园"，建立现代中药公共研发平台和现代中药科技产业园，打造河南省现代中药优势产业走廊，完善中药全产业链，形成全省中药产业高地

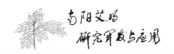

（续上表）

发布时间	政策文件	发布单位	主要内容
2021年12月	宛政〔2021〕25号《南阳市打造"全球中医圣地、全国中医高地、全国中医药名都"行动方案》	南阳市人民政府	主要目标：打造"全球中医圣地""全国中医高地""全国中医药名都" 发展路径：通过特色发展、重点突破、创新驱动、项目联动和开放共享等途径，实施"1366"行动计划："1"即建好"一区"：南阳"国家中医药综合改革试验区"。以试验区为平台，推进中医药文化事业产业高质量协同创新发展。"3"即中医药文化"三大工程"：仲景文化地标建设工程、仲景文化传播工程、仲景品牌提升工程。第一个"6"：中医药事业"六个一项目"：建设一所"双一流"中医药大学、打造一个国家中医区域医疗中心、培育一批名院名科名医、培养一批高素质人才队伍、搭建一批科研创新平台、构建一个智慧中医系统。第二个"6"：中医药产业"六名塑造行动"：种"名药"、塑"名企"、建"名园"、育"名艾"、办"名展"、创"名城"

附录二 艾草部分标准一览表

级别	标准号及名称	主要内容	领域
国际标准	ISO 20759 – 2017 Traditional Chinese medicine – *Artemisia argyi* leaf	This document specifies the minimum requirements and test methods of artemisia argyi leaf for medicinal use. It is suitable for identification and quality control of this herbal medicine（规定了药用艾叶的最低限度要求和试验方法。适用于艾叶的鉴别和质量控制）	药材
国家标准	GB/T 40976 – 2021 《灸用艾绒》	规定了灸用艾绒的产品分类与使用、质量要求、试验方法、检验规则、标识标签以及包装、运输和储存。适用于干燥后的艾叶经加工制成的各种灸用艾绒产品	种植加工
国家标准	GB/T 40975 – 2021 《清艾条》	规定了清艾条的技术要求、测试方法、标志、包装、运输和贮存内容。适用于单纯用艾绒制成的艾条	保健养生
国家标准	GB/T 21709.1 – 2008 《针灸技术操作规范 第1部分 艾灸》	规定了常用艾灸的术语和定义、操作步骤与要求、操作方法、注意事项与禁忌。适用于常用艾灸技术操作	保健养生
行业标准	QB/T 4237 – 2011 《艾蒿（精）油》	规定了艾蒿（精）油的要求、试验方法、检验规则和标志、包装、运输、贮存、保质期。适用于对艾蒿（精）油的质量进行分析评价	提取物

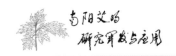

（续上表）

级别	标准号及名称	主要内容	领域
地方标准	DB4413/T 18－2020《艾草栽培技术规程》	规定了艾草的产地环境、备耕、栽培技术、病虫草害防治及采收。适用于惠州地区艾草栽培	种植加工
地方标准	DB4203/T 207－2022《武当艾绒质量分级》	规定了武当艾绒质量分级的要求、检验方法及标识、包装、运输和储存。适用于以十堰市辖区内所生产的艾为原料加工制成的艾绒的质量和分级要求	种植加工
地方标准	DB42/T 926－2013《地理标志产品　蕲艾》	规定了蕲艾的术语、定义、地理标志产品保护范围、自然环境、采收技术、要求、试验方法、检验规则及标志、标签、包装、运输和贮存。适用于由国家质量技术监督检验检疫行政主管部门根据《地理标志产品保护规定》批准保护的蕲艾	药材
地方标准	DB42/T 925－2021《中药材　蕲艾生产技术规程》	规定了蕲艾生产的产地环境、一般要求、栽培方法、田间管理、采收干燥及包装、标志、贮存与运输等。适用于蕲艾的规范化生产	种植加工
地方标准	DB42/T 925－2013《中药材　蕲艾栽培技术规程》	规定了蕲艾生产的产地环境、一般要求、栽培方法、田间管理、采收干燥及包装、标志、贮存与运输等。适用于蕲艾的规范化生产	种植加工
地方标准	DB42/T 1524－2019《蕲艾绒分级质量标准》	规定了蕲艾绒和蕲艾绒分级的质量要求、检验方法及标识、包装、运输和储存。适用于蕲艾绒的分级和质量要求	种植加工

（续上表）

级别	标准号及名称	主要内容	领域
地方标准	DB42/T 1367－2018《艾及艾制品名词术语》	界定了艾及艾制品的通用名词术语。适用于艾及艾制品的生产加工和商品流通。也可为艾及艾制品研究提供相应的基础	种植加工
地方标准	DB4113/T 007－2021《南阳艾》	规定了南阳艾的术语定义、生产范围、生长环境、种植与管理、质量要求、检验方法、检验规则、标志、包装、运输和贮存。适用于南阳艾的生产、销售及使用	药材
地方标准	DB4113/T 003－2021《南阳艾种植技术规范》	规定了南阳艾的术语定义、产地环境、选地整地、品种选择、种植方式、田间管理、病虫草害防治、采收与储存等技术规范。适用于南阳艾生产	种植加工
地方标准	DB4105/T 113－2018《汤阴北艾质量技术规范》	规定了汤阴北艾的名词术语、保护范围、感官要求、理化指标、检验方法、检验规则及标志、包装、运输和贮存。适用于保护范围内种植的汤阴北艾	药材
地方标准	DB41/T 2049－2020《艾栽培技术规程》	规定了艾栽培的术语与定义、产地环境、选地整地、种植方式、田间管理、病虫害防治、采收。适用于艾的生产	种植加工
地方标准	DB41/T 2022－2020《地理标志产品　汤阴北艾》	规定了地理标志产品汤阴北艾的保护范围、环境条件、技术要求、试验方法、检验规则、标志、包装、运输和贮存。适用于原国家质量监督检验行政主管部门批准保护范围的汤阴北艾	药材

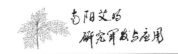

（续上表）

级别	标准号及名称	主要内容	领域
地方标准	DB36/T 1428－2021《艾草种植技术规程》	规定了艾草的术语和定义、基地建设、栽种、田间管理、采收、包装和储存、田间档案等要求。适用于江西省境内艾草种植	种植加工
地方标准	DB34/T 3806－2021《中药材加工技术规程 艾绒》	规定了艾绒的艾叶采收、加工分类与要求、加工流程、包装盒贮存。适用于以艾叶为原料加工而成的艾绒	种植加工
地方标准	DB34/T 3275－2018《中药材栽培技术规程 艾草》	规定了艾草栽培技术的产地环境、选地整地、繁殖方式、田间管理、采收。适用于艾草栽培和采收	种植加工
地方标准	DB21/T 2543－2015《艾蒿栽培技术规程》	规定了艾蒿（Artemisia argyi Lév. & Vaniot）的产地环境、种子、种子的选用及处理、选地与整地、栽培方法、田间管理、病虫害防治、采收等技术要求。适用于艾蒿栽培	种植加工
地方标准	DB13/T 5462－2021《艾草栽培技术规程》	规定了艾草的术语和定义、栽培方法、繁殖方法、病虫害防治及采收技术等。适用于艾草的栽培	种植加工
地方标准	DB4105/T 114－2018《汤阴北艾种植技术规程》	规定了汤阴北艾种植的产地环境、生产技术、病虫害防治、采收和生产档案。适用于汤阴北艾的生产	种植加工
团体标准	T/CACM 1020.86－2019《道地药材　第86部分：蕲艾》	规定了道地药材蕲艾的来源及形态、历史沿革、道地产区及生境特征、质量特征。适用于中华人民共和国境内道地药材蕲艾的生产、销售、鉴定及使用	药材
团体标准	T/CACM 1021.45－2018《中药材商品规格等级 艾叶》	规定了艾叶的商品规格等级。适用于艾叶药材生产、流通以及使用过程中的商品规格等级评价	药材

（续上表）

级别	标准号及名称	主要内容	领域
团体标准	T/CACM 1075 – 2018《中医治未病技术操作规范 艾灸》	规定了艾灸相关的术语和定义、操作步骤与要求、注意事项与禁忌。适用于对各级各类医院及医疗保健机构进行艾灸疗法治未病操作的规范管理，指导相关医师及技术正确使用中医艾灸疗法防治疾病。个人自行进行艾灸疗法防治疾病，也可以此作为参考	保健养生
团体标准	T/CAS 379 – 2019《艾灸调理保健服务通用要求》	规定了艾灸调理保健服务的术语和定义、机构管理、从业人员、环境设施、服务项目、服务对象、服务流程、艾灸异常情况处理等内容。适用于保健服务机构为消费者提供非医疗性艾灸调理保健服务的实施与管理	保健养生
团体标准	T/GTAC 001 – 2018《艾叶及艾制品包装标签标示通则》	规定了艾叶及艾制品包装标签标示的原则、内容和基本要求。适用于艾叶及艾制品包装的标签标示	种植加工
团体标准	T/GTAC 001 – 2019《道地药材彭艾栽培技术标准》	规定了彭艾的术语与定义、栽培技术、繁殖方法、病虫害防治、采收技术等	种植加工
团体标准	T/GTAC 002 – 2018《彭艾绒》	规定了艾绒的定义、彭艾的定义、彭艾绒的定义、原料要求、感观要求、理化指标、净含量	种植加工
团体标准	T/GTAC 002 – 2019《道地药材彭艾种苗标准》	规定了彭艾种苗的术语与定义、分级要求、检测方法、检验规则、包装、贮藏和运输等。适用于彭艾种苗生产者、经营管理者和使用者在种苗采收、调运、种植、贮藏以及种苗的生产和销售	种植加工

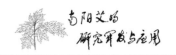

（续上表）

级别	标准号及名称	主要内容	领域
团体标准	T/GTAC 003 – 2019《彭艾培训规程》	规定了彭艾培训相关定义、培训对象、培训内容、培训教材、培训形式、培训机构要求、考核要求以及培训效果评估、总结评价。适用于本协会从事艾灸技术培训的相关机构	保健养生
团体标准	T/GTAC 005 – 2019《灸法行业服务规范》	规定了灸法服务行业人员的接待流程标准，服务信息标准，服务安全、卫生标准，服务环境保护标准，保护消费者权益标准，艾灸师资质标准，艾灸注意事项、灸后反应处理，艾灸操作流程。适用于本协会灸法服务行业	保健养生
团体标准	T/HBAS 001 – 2018《艾叶及艾制品包装标签标示通则》	规定了艾叶及艾制品包装标签标示的原则、内容和基本要求。适用于艾叶及艾制品包装的标签标示	种植加工
团体标准	T/HBAS 002 – 2018《蕲艾叶》	规定了蕲艾叶的要求、试验方法、检验规则、标志、包装、运输及贮存。适用于商品蕲艾叶	药材
团体标准	T/HBAS 003 – 2018《蕲艾绒》	规定了蕲艾绒的产品、要求、试验方法、检验规则和标志、包装、运输、贮存。适用于以蕲艾叶为原料，按一定生产工艺加工制得的细软绒状物	种植加工
团体标准	T/HBAS 004 – 2018《蕲艾条（炷）》	规定了蕲艾条（炷）的要求、试验方法、检验规则、标志、包装、运输、贮存、保质期。适用于以蕲艾绒为原料，按一定工艺加工制成的蕲艾条或蕲艾炷	保健养生

（续上表）

级别	标准号及名称	主要内容	领域
团体标准	T/HBAS 005 – 2018《蕲艾浴足包》	规定了蕲艾浴足包的要求、试验方法、检验规则、标志、标签、包装、运输、贮存及保质期。适用于以蕲艾叶为原料，用经粉碎加工去除艾绒后所得的粉末定量包装制成的蕲艾浴足包	保健养生
团体标准	T/HBAS 006 – 2018《蕲艾灸贴》	规定了蕲艾灸贴的要求、试验方法、检验规则、标志、包装、运输、贮存及保质期。适用于以蕲艾为主要原料制成的灸贴产品	保健养生
团体标准	T/HBAS 008 – 2019《蕲艾产地初加工与贮藏技术规范》	规定了蕲艾产地初加工与贮藏技术要求。适用于药用和灸用蕲艾的产地初加工与贮藏管理	种植加工
团体标准	T/HBAS 009 – 2019《蕲艾收购分级标准》	规定了蕲艾收购的分级要求、试验方法、检验规则、标志、包装、运输及贮存。适用于蕲艾收购时的质量分级	药材
团体标准	T/HBAS 010 – 2019《蕲艾绒贴》	规定了蕲艾绒贴的要求、试验方法、检验规则、标志、包装、运输、贮存及保质期。适用于 3.1 规定的蕲艾绒贴	保健养生
团体标准	T/HBAS 011 – 2019《蕲艾足贴》	规定了蕲艾足贴的要求、试验方法、检验规则、标志、包装、运输、贮存及保质期	保健养生
团体标准	T/HBAS 012 – 2019《蕲艾精油》	规定了蕲艾精油的要求、试验方法、检验规则、标志、包装、运输、贮存及保质期。适用于采用水蒸气蒸馏法从蕲艾的鲜叶或鲜茎叶、干叶中提取的挥发油	提取物

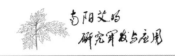

（续上表）

级别	标准号及名称	主要内容	领域
团体标准	T/HNJK 04－2020《艾条（柱）保健用品生产技术规范》	规定了艾产品的术语和定义、技术质量要求、检测方法、标志、包装、运输和贮存等内容。规定了艾产品是指直接或间接作用于人体皮肤表面，不以预防和治疗疾病为目的，具有日常保健、促进康复和健康功能，方法简便，安全有效，具有调节身体机能、缓解身体不适症状、促进健康作用，适用于亚健康人群用于调理及养生保健的产品。适用于以艾叶为原料，经烘干、粉碎、提绒、卷条、包装加工而成的灸用艾条、艾柱及各种艾绒产品等	保健养生
团体标准	T/HNJK 05－2020《中医艾灸操作规范标准》	规定了艾灸的术语和定义、作用和适应范围、注意事项、操作方法、禁忌证、施术过程中可能出现的不良反应及处理措施	保健养生
团体标准	T/HSIPA 013－2021《伏羲门元气导引艾灸疗法》	本规范给出了伏羲门元气导引艾灸疗法的术语和定义、施术前准备、操作步骤与要求、施术后处理、注意事项与禁忌。本规范适用于非医疗类中医养生保健机构的从业人员	保健养生
团体标准	T/HYBX 0002－2018《艾灸产品》	规定了艾灸产品的技术要求、试验方法、检验规则、标志、标签、包装、运输、贮存等。适用于以艾草经制绒、制条（或制块等）、卷纸、切割、包装而成的艾灸产品，具有对人体颈肩腰腿等部位或穴位通过点燃对局部加热散发艾草气味对机体调理与缓解不适症状的保健用品	保健养生

（续上表）

级别	标准号及名称	主要内容	领域
团体标准	T/HYBX 0002－2021《红脚艾灸保健用品》	规定了红脚艾［菊科蒿属植物南艾蒿（Artemisia Verlotorum Lamotte）的地方品种，又称"鲍姑艾""神艾"］灸保健用品的技术要求、试验方法、检验规则、标志、标签、包装、运输、贮存等	保健养生
团体标准	T/HYBX 0003－2018《艾草类保健垫（枕)》	规定了艾草类保健垫（枕）的技术要求、试验方法、检验规则、标志、标签、包装、运输、贮存等。适用于以艾草为主，添加本草植物类原料和相关辅料经烘干、粉碎、调配、装袋、包装而成，具有对人体颈肩腰腿等部位通过或加装在电热毯上对局部加热散发气味对机体调理与缓解不适症状的保健用品	保健养生
团体标准	T/HYBX 0003－2020《艾草类保健饼（丸)》	规定了艾草类保健饼（丸）的技术要求、试验方法、检验规则、标志、标签、包装、运输、贮存等	保健养生
团体标准	T/HYBX 0003－2021《野艾蒿灸类保健用品》	规定了野艾蒿（Artemisia lavandulae-folia DC.）为菊科蒿属多年生草本植物，灸类保健用品的技术要求、试验方法、检验规则、标志、标签、包装、运输、贮存等	保健养生
团体标准	T/HZBX 032－2021《红脚艾精油》	规定了红脚艾精油的特征组分含量、折光指数、旋光度、溶混度和酸值等指标参数。适用于对红脚艾精油（Artemisia verlotorum Lamotte）的质量进行分析评价	提取物

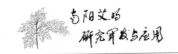

（续上表）

级别	标准号及名称	主要内容	领域
团体标准	T/JZXW 0013－2020《艾草香熏》	规定了艾草香膏的要求、试验方法、检验规则、标志、标签、包装、运输及贮存。适用于以艾叶、甘草、苦参、冰片为原料，加酸氯已定、凡士林充分乳化均匀分装而成的艾草香熏	香料
团体标准	T/JZXW 0020－2021《艾香》	规定了艾香的产品分类、要求、试验方法、检验规则、标志、标签、包装、运输、贮存。适用于以蕲艾粉适量添加榆树粉、檀香粉、桂枝粉等为辅料，按适合配比，加水拌匀，经压制、干燥、切割、包装制成，用于改善室内外环境的艾香	香料
团体标准	T/NWAX 001－2018《艾绒》	规定了艾绒的要求、试验方法、检验规则、标志、标签、包装、运输及贮存要求。适用于南阳卧龙区境内，以艾叶为原料，经烘干、粉碎、提绒、分装、包装而成的艾绒	保健养生
团体标准	T/NWAX 002－2021《艾条（柱)》	规定了艾条（柱）的质量要求、试验方法、检验规则、标志、标签、包装、运输和贮存等要求。适用于南阳市卧龙区境内，以干燥艾叶为原料，经烘干、粉碎、提绒、卷条、包装而成的艾条（柱)	保健养生
团体标准	T/NWAX 003－2021《艾绒被》	本文件规定了艾绒被的要求、试验方法、检验规则、标志、标签、包装、运输、贮存及保质期。适用于南阳市卧龙区境内，以艾绒为被芯主要原料，通过加工制成的艾绒被	保健养生

（续上表）

级别	标准号及名称	主要内容	领域
团体标准	T/NWAX 004 – 2021《艾草足浴包》	规定了艾草足浴包的要求、试验方法、检验规则、标志、标签、包装、运输及贮存要求。适用于南阳卧龙区境内，以艾叶为原料，经烘干、粉碎、分装、包装而成的艾草足浴包	保健养生
团体标准	T/NWAX 005 – 2021《艾灸宝》	规定了艾灸宝的要求、试验方法、检验规则、标志、标签、包装、运输、贮存及保质期。适用于以艾绒混合中药粉为原料制成艾绒中药包内芯，以纺织件为外部防护体，通过加工制成的进行电加热使用的艾灸宝	保健养生
团体标准	T/NWAX 006 – 2021《艾灸贴》	规定了艾灸贴的要求、试验方法、检验规则、标志、标签、包装、运输、贮存及保质期。适用于以艾叶为主要原料制成的灸贴产品	保健养生
团体标准	T/NWAX 007 – 2021《艾叶饼》	规定了艾叶饼的要求、试验方法、检验规则、标志、标签、包装、运输、贮存及保质期。适用于南阳卧龙区境内，以艾的干燥叶片为原料，经分拣、除去杂质及梗、筛去灰屑、压饼、干燥、包装而成的艾叶饼产品	保健养生
团体标准	T/NWAX 008 – 2021《艾枕》	规定了艾枕的要求、试验方法、检验规则、标志、标签、包装、运输、贮存及保质期。适用于南阳卧龙区境内，以艾叶、艾绒为原料，用织物包裹缝制，释放艾特异气味的枕头产品	保健养生

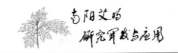

（续上表）

级别	标准号及名称	主要内容	领域
团体标准	T/NWAX 009－2021《无烟艾条（柱)》	规定了无烟艾条（柱）的要求、试验方法、检验规则、标志、标签、包装、运输、贮存及保质期。适用于以艾叶为原料，经筛选、碳化、制条、烘干、包装而成的无烟艾条（柱）	保健养生
团体标准	T/SHMHZQ 031－2021《无烟型艾灸仪通用规范》	规定了无烟型艾灸仪的要求、试验方法、检验规则、标志、包装、运输和贮存。适用于上海盛益精密机械有限公司生产的无烟型艾灸仪产品	保健养生
团体标准	T/STNY 006－2019《生态农业产品 大凉山高原艾草》	规定了大凉山高原艾草的定义、产地要求、栽培管理、绿色防控、采收、检验规则、试验方法、标识、分级、贮藏及运输等生态生产技术规范和要求。适用于大凉山高原艾草的生产和流通	种植加工
团体标准	T/YQAC 0001－2022《艾草种植技术规程》	规定了艾草的繁殖方法、基地建设、栽种技术、田间管理、病虫害防治、采收、包装和储存等要求。适用于阳泉市区域范围内的艾草种植	种植加工

参 考 文 献

一、中文文献

［1］《2020 艾草行业发展现状及前景分析》.

［2］杭州第二中药厂. 艾叶油胶囊和艾叶油气雾剂［J］. 中草药通讯，1976（9）.

［3］白静，胡雷，张丽，等. 艾叶水提物及其发酵物对小鼠白色念珠菌性阴道炎的治疗作用［J］. 中国实验方剂学杂志，2014，20（16）.

［4］班固. 汉书［M］. 北京：中华书局，2007.

［5］卞如濂，周汉良，谢强敏，等. 新平喘药——α–萜品烯醇的药理作用［J］. 中国药理学通报，1987（6）.

［6］小儿卫生总微论方［M］. 吴康健，点校. 北京：人民卫生出版社，1990.

［7］曹础基. 庄子浅注［M］. 修订本. 北京：中华书局，2000.

［8］曹春林. 中药制剂汇编［M］. 北京：人民卫生出版社，1983.

［9］曹晖，邵鹏柱，毕培曦，等. 中药分子鉴定技术与应用［M］. 北京：人民卫生出版社，2016.

［10］曹谨玲，陈剑杰，李丽娟，等. 艾叶挥发油对脂多糖诱导的巨噬细胞的抗炎作用［J］. 动物营养学报，2021，33（6）.

［11］曹利，卢金清，叶欣. HS–SPME–GC–MS 联用分析不同栽培品种与蕲艾不同部位的挥发性成分［J］. 中国实验方剂学杂志，2017，23（2）.

［12］曾世荣. 活幼心书［M］. 北京：人民卫生出版社，2006.

［13］曾天治. 科学针灸治疗学［M］. 重庆：重庆科学针灸医学

院，1944.

[14] 曾添成，费琳，张建斌. 灸疗器具源流考 [J]. 中医药文化，2018，13（5）.

[15] 曾婷，贺卫和，蒋孟良，等. 不同炮制方法对艾叶止血作用的影响 [J]. 湖南中医药大学学报，2011，31（5）.

[16] 陈昌婕，罗丹丹，苗玉焕，等. 基于农艺性状和叶片表型性状的艾种质资源多样性分析 [J]. 中国中药杂志，2021，46（11）.

[17] 陈朝霞. "四大名艾"之一的海艾在四明山有了规模种植 [N]. 宁波日报，2019 – 06 – 05（A08）.

[18] 陈朝阳，李娜，柳莺南，等. 艾叶与艾叶炭对小鼠虚寒性出血的影响实验研究 [J]. 亚太传统医药，2016，12（15）.

[19] 陈纯. 艾蒿的抑菌作用及其在果蔬保鲜中的应用 [D]. 福州：福建农林大学，2009.

[20] 陈佳，柯生海，赵芳，等. 中药热敷治疗类风湿性关节炎 62 例 [J]. 中医研究，2015，28（3）.

[21] 陈剑杰，曹谨玲. 艾叶粉对鲤鱼生长性能、抗氧化功能和非特异性免疫力的影响 [J]. 饲料研究，2021，44（5）.

[22] 陈金文，靳明武. 艾叶粉作猪饲料添加剂试验 [J]. 饲料研究，1991（9）.

[23] 陈盼碧，宣锦，史林威，等. 热敏灸对过敏性鼻炎大鼠血清 IgE、IL-4 含量的影响 [J]. 中国现代医学杂志，2017，27（4）.

[24] 陈启华. 胶艾四物汤治疗崩漏举隅 [J]. 中国民间疗法，2005，13（6）.

[25] 陈勤，吴庆凤，辛范华，等. 艾条熏蒸与紫外线空气消毒的对照观察 [J]. 江苏大学学报（医学版），2002（5）.

[26] 陈庆忠，安同伟，于月忠. 具有涩肠止痢功效的兽用注射液及其制备方法：201410519457.3 [P]. 2015 – 01 – 21.

[27] 陈绍斐. 艾灸配合超声波治疗皮肤光老化的疗效观察 [J]. 上海针灸杂志，2020，39（7）.

[28] 陈士林. 中国药典中药材 DNA 条形码标准序列 [M]. 北京：科学

出版社，2015.

［29］陈寿. 三国志［M］. 裴松之，注. 北京：中华书局，2011.

［30］陈维岩，王贞友. 艾叶的化学分析及含艾叶饵料对鱼的饲效观察［J］. 兽医大学学报，1989（2）.

［31］陈西希，金荣疆，许嗣立，等. 从任脉虚寒论治慢性咽炎 1 例［J］. 河北中医，2014，36（7）.

［32］陈霞，黄伟，刘保延，等. 艾灸疗法防治新型冠状病毒肺炎：非接触式诊疗模式构建与应用［J］. 中国针灸，2020，40（10）.

［33］陈修园. 女科要旨［M］. 太原：山西科学技术出版社，2012.

［34］陈元靓. 岁时广记［M］. 上海：上海古籍出版社，1993.

［35］陈运生，熊翠凤，邓顺省，等. 藿朴止泻贴外敷治疗小儿泄泻的临床观察［J］. 中国中西医结合杂志，2001，21（12）.

［36］程慧. 艾叶中黄酮类化合物研究进展［J］. 光明中医，2014，29（9）.

［37］程桃英，高清华，楼一层. 蛇艾卫生巾对皮肤刺激及抑菌实验观察［J］. 湖北中医杂志，2003，25（8）.

［38］楚维斌. 艾蒿水提物对肉仔鸡生产性能和免疫功能的影响［D］. 呼和浩特：内蒙古农业大学，2016.

［39］中医出版中心. 灵枢经［M］. 北京：人民卫生出版社，2012.

［40］崔宴. 四民月令辑释［M］. 缪启愉，校释. 北京：农业出版社，1981.

［41］青岛大众网官方百家号. 艾草熏蒸祛除疫毒胶州市里岔镇卫生院中医药防控疫情［EB/OL］.（2020 – 01 – 29）［2021 – 02 – 20］. https://baijia-hao. baidu. com/s?id = 1657028333181722500&wfr = spider&for = pc.

［42］戴卫波，李拥军，梅全喜，等. 12 个不同产地艾叶挥发油的 GC-MS 分析［J］. 中药材，2015，38（12）.

［43］戴喜末，熊子文，罗丽萍. 响应面法优化野艾蒿多糖的超声波提取及其抗氧化性研究［J］. 食品科学，2011，32（8）.

［44］丁圆平，刘靖怡，田洋，等. 艾叶挥发油对 A549 细胞的抑制作用［J］. 中成药，2019，41（9）.

［45］董鹏鹏，梅全喜，戴卫波. 不同产地艾叶总黄酮、重金属和硒元素的含量比较研究［J］. 时珍国医国药，2016，27（1）.

［46］窦材. 扁鹊心书［M］. 北京：中医古籍出版社，1992.

［47］窦桂芳. 黄帝明堂灸经［M］. 北京：人民卫生出版社，1983.

［48］杜森有. 种鸡饲料中添加艾叶粉对蛋质量的影响［J］. 饲料研究，2008（2）.

［49］范崔生，钟虹光. 中药鉴定学通论：方法·应用·图谱：上册［M］. 上海：上海科技出版社，2020.

［50］范晔. 后汉书［M］. 张道勤，点校. 杭州：浙江古籍出版社，2000.

［51］方静. 桐柏县艾草产业的发展前景［J］. 河南农业，2019（4）.

［52］冯春蝶，徐静，崔利娜，等. 百艾洗液联合奥硝唑阴道栓治疗滴虫性阴道炎的临床研究［J］. 现代药物与临床，2020，35（10）.

［53］冯诗杨. 艾叶挥发油纳米结构脂质载体的制备及其抗乙肝病毒活性的研究［D］. 郑州：郑州大学，2017.

［54］付杰娜，宋桢桢，尹昊. 艾叶足浴治疗小儿风寒感冒40例疗效观察［J］. 山西中医学院学报，2014，15（6）.

［55］甘昌胜，尹彬彬，张靖华，等. 艾叶精油蒸馏制取对相应水提液活性成分的影响及其抑菌性能比较［J］. 食品与生物技术学报，2015，34（12）.

［56］高宏伟，陈维岩. 艾叶用作饲料添加剂的研究概况［J］. 饲料工业，1992，13（12）.

［57］高宏伟，陈维岩. 日粮中添加艾叶不同提取物对鲤鱼和大鼠增重的影响［J］. 中国兽医学报，1991（4）.

［58］葛洪. 肘后备急方［M］. 北京：人民卫生出版社，1982.

［59］耿文慧，陈良华，耿雪梅，等. 抗疫植物艾的本草考证及艾叶化学成分与抗菌抗病毒最新研究［J］. 亚热带植物科学，2020，49（3）.

［60］龚金晖，黄宁. 藤椒艾洗剂治疗小腿湿疹疗效观察［J］. 临床医药文献电子杂志，2019，6（74）.

［61］龚敏，卢金清，肖宇硕. 不同产地艾叶中总黄酮及其3种主要苷元的含量测定［J］. 中国药师，2019，22（5）.

［62］龚廷贤. 寿世保元［M］. 上海：上海科学技术出版社，1959.

［63］顾海科，刘桂君，宋梅芳，等. 艾草标准化人工栽培技术［J］. 现代农业科技，2018（4）.

［64］关金龙. 超临界二氧化碳萃取技术在中药提取中的应用［J］. 机电信息，2015（29）.

［65］管先军，李爱英. 濮阳县艾草高产栽培技术［J］. 中国农技推广，2018，34（6）.

［66］郭世余. 中国针灸史［M］. 天津：天津科技出版社，1989.

［67］国家药典委员会. 中华人民共和国药典：2015年版一部［M］. 北京：中国医药科技出版社，2015.

［68］国家药典委员会. 中华人民共和国药典：2020年版一部［M］. 北京：中国医药科技出版社，2020.

［69］韩鄂. 四时纂要校释［M］. 缪启愉，校释. 北京：农业出版社，1981.

［70］韩明. 针灸临床集验［M］. 北京：中国中医药出版社，1994.

［71］韩轶，戴璨，汤璐瑛. 艾叶挥发油抗病毒作用的初步研究［J］. 氨基酸和生物资源，2005（2）.

［72］郝近大. 实用中药材经验鉴别［M］. 2版. 北京：人民卫生出版社，2009.

［73］何爱萍，何海玉. 大黄牡丹汤加味熏洗坐浴辅助治疗痔疮及其护理［J］. 湖南中医药导报，2003，9（7）.

［74］何立威，付晨青，王秀萍，等. 我国艾草标准化栽培技术及加工应用研究进展［J］. 安徽农业科学，2021，49（16）.

［75］何柳，王云鹏，谢卫红，等. 艾叶水提物和酸提物的抗氧化及抗菌活性比较［J］. 现代食品科技，2021，37（10）.

［76］何树苗，陈元堃，曾奥，等. 基于网络药理学与分子对接技术预测艾叶抗动脉粥样硬化的分子机制［J］. 海南师范大学学报（自然科学版），2021，34（1）.

［77］何湘蓉，隆雪明，刘湘新. 艾叶挥发油对小鼠生理生化指标影响［J］. 中兽医医药杂志，2009，28（5）.

［78］何正有，张艳红，魏冬，等．三种不同提取方法制备的艾叶挥发油化学成分分析［J］．中国医药生物技术，2008，（4）．

［79］贺成功，蔡圣朝，龙红慧，等．灸具灸法创新促进灸法发展［C］//全国名医学术思想研究分会年会资料汇编，2014．

［80］洪宗国．艾叶燃烧产物化学成分的分析［J］．中国针灸，2009，29（S1）．

［81］胡宝春，应慧群．陈艾鸡蛋饮治疗冲任虚寒证先兆流产观察［J］．实用中西医结合临床，2003，3（5）．

［82］胡岗，尹美珍，喻昕，等．艾叶多糖体外抗氧化作用研究［J］．时珍国医国药，2015，26（11）．

［83］胡国胜．艾叶油利胆作用的实验研究［J］．贵阳中医学院学报，1988（3）．

［84］胡吉清，万定荣，蒲锐，等．中、韩不同产地艾叶的质量评价及其道地性考察［J］．中华中医药杂志，2019，34（2）．

［85］胡力川，梅霜，杨通秀，等．天然中草药提取物用于功能性化妆品的研究［J］．绵阳师范学院学报，2013（2）．

［86］胡林峰，崔乘幸，吴玉博，等．艾蒿化学成分及其生物活性研究进展［J］．河南科技学院学报（自然科学版），2010，38（4）．

［87］胡倩，李静，刘大会，等．艾叶总黄酮提取物体内外抗氧化活性研究［J］．食品工业科技，2021，42（6）．

［88］胡同瑜．实用中药品种鉴别［M］．北京：人民军医出版社，2012．

［89］胡伟尚，吴巧凤．中药熏蒸防疫历史沿革与现代应用探讨［J］．中草药，2020，51（4）．

［90］华佗．华氏中藏经［M］．北京：人民卫生出版社，1963．

［91］华中科技大学同济医学院附属同济医院．关于新型冠状病毒感染的肺炎中医诊疗方案及预防方案［J］．中西医结合研究，2020，12（1）．

［92］化丹丹．艾蒿提取液纯化及在驱虫防蚊功能性纺织品上的应用［D］．苏州：苏州大学，2014．

［93］黄畅，蒋洁，刘钧天，等．艾灸及艾烟对化疗所致白细胞减少症模型小鼠的影响［J］．中华中医药杂志，2016，31（8）．

［94］黄崇浩. 中韩端午节祭之关联性论略［J］. 湖北师范学院学报（哲学社会科学版），2008（1）.

［95］黄凤岐，朝鲁. 东北亚研究：东北亚文化研究［M］. 郑州：中州古籍出版社，1994.

［96］黄贺儒. 艾叶粉代替稻谷糠饲喂肉用兔的试验效果［J］. 广西畜牧兽医，2003（1）.

［97］黄菁，陈友香，侯安继，等. 蕲艾挥发油对小鼠的免疫调节作用［J］. 中药药理与临床，2005，21（2）.

［98］黄仙保，谢丁一，邱祺，等. 热敏灸治疗新型冠状病毒肺炎临床观察［J］. 中国针灸，2020，40（6）.

［99］黄显章，康利平，高丽，等. 基于古代本草记载的不同产地艾叶中棕矢车菊素和异泽兰黄素的含量研究［J］. 中国中药杂志，2017，42（18）.

［100］黄学红，谢元德，朱婉萍，等. 艾叶油治疗慢性支气管炎的实验研究［J］. 浙江中医杂志，2006，41（12）.

［101］黄玉燕，胡镜清，卢红蓉，等.《黄帝内经》疫病发病与防治理论概述［J］. 中国中医基础医学杂志，2020，26（4）.

［102］吉双，卢桂荣，孟大利，等. 艾叶的化学成分（Ⅱ）［J］. 沈阳药科大学学报，2010，27（7）.

［103］纪薇，沈德凯，唐洁. 艾叶挥发油对兔耳痤疮模型的作用及其机制的实验研究［J］. 云南中医学院学报，2017，40（1）.

［104］季梅景，杜一新. 艾草的开发利用前景及其人工栽培技术［J］. 科技视界，2016（13）.

［105］蹇强，张陶靓，潘永年. 藿艾洗剂联合六神丸局部封包治疗多发性跖疣疗效观察［J］. 世界最新医学信息文摘，2019，19（96）.

［106］建平县建平公社兽医站. 艾叶注射液［J］. 新农业，1977（4）.

［107］江丹，易筠，杨梅，等. 不同产地艾叶总黄酮含量比较［J］. 中南民族大学学报（自然科学版），2009，28（1）.

［108］江苏新医学院. 中药大辞典［M］. 上海：上海科学技术出版社，1986.

［109］江叶. 中医古方配合艾灸治疗肺结核13例疗效观察［J］. 中国医

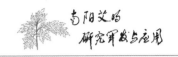

药指南，2017，15（1）.

　　［110］姜春彦. 自拟温肺化饮方治疗咳嗽变异性哮喘发作期（寒饮伏肺证）的临床研究［D］. 济南：山东中医药大学，2019.

　　［111］蒋涵，侯安继，项志学，等. 蕲艾挥发油的抗炎、抗过敏和镇痛作用［J］. 医学新知杂志，2005（2）.

　　［112］蒋纪洋，李同永，赵钦祥. 艾叶炮制研究初探［J］. 中药材，1987（2）.

　　［113］蒋林，林有润. 蒿属与邻近属的谱系分支分析［J］. 植物研究，1992（4）.

　　［114］蒋林，林有润. 中国蒿属植物比较形态和解剖学研究：（Ⅰ）叶表皮结构［J］. 植物研究，1993（4）.

　　［115］蒋林，林有润. 中国蒿属植物比较形态和解剖学研究Ⅱ：花粉形态［J］. 热带亚热带植物学报，1996（3）.

　　［116］蒋林，林有润. 中国蒿属植物比较形态和解剖学研究Ⅲ：茎、叶解剖构造［J］. 仲恺农业技术学院学报，1997（1）.

　　［117］蒋示吉. 医宗说约［M］. 北京：中国中医药出版社，2004.

　　［118］蒋晓煌，蒋孟良，贺卫和，等. 胶艾汤不同炮制组方对动物子宫收缩、凝血酶原时间与纤溶活性的影响［J］. 中国医院药学杂志，2017，37（9）.

　　［119］蒋秀玲. 艾灸配合四黄膏治疗亚急性、慢性湿疹28例疗效观察［J］. 海峡药学，2017，29（9）.

　　［120］焦倩，刘爱朋，郭利霄，等. 艾叶价格趋势分析［J］. 中国现代中药，2017，19（7）.

　　［121］金南洙. 针通经络灸调阴阳［M］. 长春：吉林文史出版社，2009.

　　［122］靳然，于密密，赵百孝，等. 电感耦合等离子质谱测定不同产地艾叶的微量元素研究［J］. 环球中医药，2011，4（6）.

　　［123］靖媛，张苗，游世晶. 艾灸关元穴对D-半乳糖诱导的衰老大鼠皮肤氧化应激及MMP-1、TIMP-1 mRNA表达的影响［J］. 福建中医药，2018，49（5）.

　　［124］康海平. 艾草的发展前景及栽培注意事项［J］. 河南农业，2017（22）.

［125］康向奎. 超临界二氧化碳萃取的优点与前景［J］. 化工设计通讯，2020，46（6）.

［126］孔繁荣. 艾条灸配紫草油治疗外伤致皮肤溃疡症的体会［J］. 中国针灸，2002，22（S1）.

［127］寇宗奭. 本草衍义［M］. 颜正华，常章富，黄幼群，点校. 北京：人民卫生出版社，1990.

［128］兰晓燕，张元，朱龙波，等. 艾叶化学成分、药理作用及质量研究进展［J］. 中国中药杂志，2020，45（17）.

［129］雷华平，葛发欢，卜晓英. 超临界 CO_2 萃取工艺集成与中药提取分离现代化［J］. 中草药，2007（9）.

［130］李宝灵，朱亮锋，林有润，等. 中国蒿属植物化学分类的初步研究：精油化学成分与系统分类的相关性［J］. 华南植物学报，1992（1）.

［131］李秉宁，苏玉华. 中药塌渍疗法联合艾灸治疗跖疣38例［J］. 皮肤病与性病，2018，40（2）.

［132］李超，崔占虎，黄显章，等. 不同产地艾叶35种矿物元素的分析与评价［J］. 光谱学与光谱分析，2021，41（5）.

［133］李红英，向级钎. 千层塔中石杉碱甲的提取方法选择［J］. 安徽农业科学，2009，37（33）.

［134］李宏睿，王新，张文波，等. 艾叶多糖提取率影响因素分析及提取条件优化［J］. 植物资源与环境学报，2012，21（2）.

［135］李华生，骆航，孙兴力，等. 加压同步萃取艾叶挥发油、总黄酮和多糖的工艺研究［J］. 中国食品添加剂，2016（10）.

［136］李慧敏. 梅花针配合艾灸治疗亚急性湿疹临床疗效观察［J］. 湖北民族大学学报（医学版），2020，37（4）.

［137］李建民. 艾火与天火：灸疗法诞生之谜［J］. 自然科学史研究，2002（4）.

［138］李军，赵百孝. 灸材艾绒的制作工艺研究［J］. 环球中医药，2011，4（6）.

［139］李军红，朱光亚，程仁功，等. 艾叶/荷叶提取液抑菌作用及其对鸡爪保鲜作用的研究［J］. 肉类工业，2015（8）.

［140］李凯，张新学，张建虎，等．不同种植模式对宁南山区艾草生长的影响［J］．宁夏农林科技，2020，61（9）．

［141］李玲．芎归胶艾汤联合桂枝茯苓丸治疗子宫腺肌症痛经 42 例［J］．内蒙古医学杂志，2020，52（3）．

［142］李鹏飞，张瑜，张超，等．艾叶等中药及配伍合剂对致病菌的体外抑菌活性的研究［J］．海南医学，2018，29（16）．

［143］李蔷，杨倩，方丽莎．艾绒制备方法的改进［J］．中成药，1996（12）．

［144］李秋娜，苑帆．妈富隆联合固冲汤、艾灸治疗育龄期非妊娠女性异常子宫出血［J］．实用中西医结合临床，2021，21（3）．

［145］李瑞红，蒋雪松．艾条熏蒸空气消毒预防流感的临床观察［J］．中华医院感染学杂志，2011，21（8）．

［146］李胜华，袁跃红，王少峰．艾叶在卷烟中的应用［J］．安徽农学通报（下半月刊），2009，15（10）．

［147］李时珍．本草纲目［M］．北京：人民卫生出版社，1982．

［148］李梴．医学入门［M］．北京：中国中医药出版社，1995．

［149］李喜所．五千年中外文化交流史［M］．北京：世界知识出版社，2002．

［150］李新民．乳增宁的配方及其制备工艺：95113789.1［P］．1995 - 11 - 23．

［151］李鑫，段广有，张伟，等．2019 新型冠状病毒 S 蛋白可能存在 Furin 蛋白酶切位点［J］．生物信息学，2020，18（2）．

［152］李悦，林昶东．新型冠状病毒（SARS-CoV-2）概述［J］．生命的化学，2021，41（3）．

［153］李真真，吕洁丽，张来宾，等．艾叶的化学成分及药理作用研究进展［J］．国际药学研究杂志，2016，43（6）．

［154］梁繁荣，吴曦．国外针灸发展现状与展望［J］．中国针灸，2006（2）．

［155］梁茜．自制艾灰加茶籽油调糊治疗失禁性皮炎的疗效观察［J］．实用临床护理学电子杂志，2018，3（28）．

［156］林芳花，林桂青，徐建国，等．艾叶油微胶囊的制备工艺研究

［J］. 中国野生植物资源，2017，36（4）.

［157］林文龙. 艾叶佐治哮喘型支气管炎 22 例疗效观察 ［J］. 安徽医学，2003，24（6）.

［158］林向成，汤泉. 紫外分光光度法测定艾草中还原型维生素 C 含量 ［J］. 理化检验（化学分册），2012，48（5）.

［159］林永青，赵百孝. 艾灸防治疫疾的历史与现状 ［J］. 辽宁中医杂志，2010，37（S1）.

［160］林有润. 论蒿属的演化系统兼论蒿属与邻近属的亲缘关系：敬献吾师林镕教授 ［J］. 植物研究，1982（2）.

［161］林煜芬，卢健敏，苏燕娜，等. 热敏灸治疗变应性鼻炎的临床疗效及其腧穴热敏化规律研究 ［J］. 针刺研究，2017，42（6）.

［162］蔺卓. 荆防汤联合艾灸理疗在皮肤湿疹治疗中的应用效果探讨 ［J］. 中国疗养医学，2020，29（6）.

［163］刘百祥，符逢春，魏高文，等. 椒艾合剂对小儿泄泻肠道菌群影响的临床研究 ［J］. 湖南中医杂志，2006，22（4）.

［164］刘保财，陈菁瑛，王骥. 艾草生产现状与展望 ［J］. 农业科技通讯，2021（2）.

［165］刘蓓蓓，郭双喜，万定荣，等. 艾草规范化种植技术 ［J］. 亚太传统医药，2020，16（12）.

［166］刘飞，任平，徐雅丽，等. 艾灸防治绝经后骨质疏松的实验研究 ［J］. 中国老年学杂志，2012，32（8）.

［167］刘华，王秀彩，魏永刚，等. 自制姜艾醇刮痧治疗感冒病案 2 则 ［J］. 中国民间疗法，2017，25（7）.

［168］刘临，袁琳，付美兰，等. 艾中微量元素原子吸收光谱法测定及简要作用分析 ［J］. 安徽农业科学，2007（28）.

［169］刘美凤，周惠. 艾叶挥发油与燃烧烟雾的化学成分比较 ［J］. 华南理工大学学报（自然科学版），2012，40（1）.

［170］刘梦菲，江汉美，肖宇硕，等. HS-SPME-GC-MS 联用技术分析不同产地艾叶挥发性成分 ［J］. 中国实验方剂学杂志，2018，24（10）.

［171］刘谋升. 复方艾叶煎浸洗法防治烧伤疤痕增生及创面瘙痒症 56 例

小结 [J]. 湖南中医杂志，1990，6（5）.

[172] 刘强. 疑难杂症治疗秘方 [M]. 西宁：青海人民出版社，1998.

[173] 刘蓉华，吴明. 足浴在预防和护理中的应用进展 [J]. 解放军护理杂志，2013，33（6）.

[174] 刘胜利，戴玉厚. 虎杖、艾叶冲剂治疗慢性肝炎 50 例临床观察 [J]. 南京医科大学学报，1995（2）.

[175] 刘寿永，江丹. 当代中医实用临床效验方 [M]. 北京：学苑出版社，1989.

[176] 刘晓荣，任永安. 中药熏洗治疗四肢小面积烫伤 48 例 [J]. 陕西中医，1999（12）.

[177] 刘亚娴，景尚华，张莉，等. 鼽宁治疗常年性变应性鼻炎疗效观察 [J]. 河北中医，2000，22（1）.

[178] 刘艳，匡颖文，吕景芳. 荆艾草本沐浴剂治疗婴儿湿疹的临床疗效观察 [J]. 中医临床研究，2020，12（20）.

[179] 刘艺秀. 野艾蒿挥发油的提取工艺及抗氧化作用研究 [D]. 西安：陕西科技大学，2019.

[180] 刘振威，邓鑫，莫金花，等. 艾灸联合高效抗反转录病毒疗法对 HIV 感染者 CD_4^+ 及 γ 链细胞因子的干预研究 [J]. 中国针灸，2018，38（1）.

[181] 刘仲宇. 攀援集 [M]. 成都：巴蜀书社，2011.

[182] 柳得恭. 京都杂志 [M]. 影印版. 沈阳：东方文化书局，1971.

[183] 龙彬，陈桂芝. 中药足浴的方法及护理要点 [J]. 中国民族民间医药，2011，20（21）.

[184] 楼鑰. 北行日录 [M]. 北京：中华书局，1991.

[185] 卢颖州，高谋. 艾叶煎液治疗妊娠痒疹疗效观察 [J]. 中国妇产科临床杂志，2013，14（5）.

[186] 罗天益. 卫生宝鉴 [M]. 北京：商务印书馆，1959.

[187] 罗旋，胡昌猛，沈远娟，等. 艾叶多糖对小鼠免疫功能影响的研究 [J]. 大理大学学报，2016，1（2）.

[188] 吕飞，赵亚男. 中国茶的起源学说研究 [J]. 佳木斯大学社会科学学报，2013，31（6）.

［189］吕丰，丛萌，沈秉正，等．艾叶挥发油抗病原微生物活性研究进展［J］．中国医药生物技术，2020，15（2）．

［190］率红莉，张庆伟．艾叶总黄酮的提取及含量测定［J］．首都医药，2011，18（22）．

［191］马芳芳．艾灸养生与禁忌的古代文献研究［D］．北京：北京中医药大学，2018．

［192］马惠兰，富秀玉，唐素珍．艾条熏蒸与紫外线照射空气消毒效果比较［J］．新疆医学，2006，36（1）．

［193］马士林．关于灸法的历史和现状［J］．针灸学报，1989（4）．

［194］马烁，吴朝霞，张琦，等．艾蒿中黄酮的提取纯化及抑菌实验［J］．中国食品添加剂，2011（2）．

［195］马政发，吴文旋，王菲，等．艾叶对黔北麻羊生长性能、血浆生化指标和瘤胃发酵参数的影响［J］．饲料工业，2020，41（7）．

［196］毛小平，毛晓健，周述华，等．艾叶、香附配伍的实验研究［J］．云南中医学院学报，1998（S1）．

［197］毛增荣，陈伟，毛爱鑫．艾叶灰治疗猪直肠脱出出血［J］．中兽医学杂志，2008（6）．

［198］梅全喜，高玉桥，董鹏鹏．艾叶的毒性探讨及其研究进展［J］．中国药房，2016，27（16）．

［199］梅全喜，高玉桥．艾叶化学及药理研究进展［J］．中成药，2006，28（7）．

［200］梅全喜．艾地合剂治疗细菌性痢疾［J］．时珍国药研究，1996（5）．

［201］梅全喜．艾叶的研究与应用［M］．北京：中国中医药出版社，2013．

［202］梅全喜．艾叶考证拾零［J］．基层中药杂志，1997（4）．

［203］梅全喜．艾叶辟邪的传说、真实起源及科学道理［J］．中华养生保健，2011（11）．

［204］梅全喜．白蒿的本草考证［J］．中药材，1995（11）．

［205］梅全喜．端午：艾香氤氲驱病邪［J］．大众医学，2012（6）．

［206］梅全喜．食艾保安康［J］．中医健康养生，2021，7（4）．

［207］孟洗，张鼎．食疗本草［M］．北京：人民卫生出版社，1984.

［208］苗晋鑫，郭晓芳，苗明三．艾叶水煎液外用对瘙痒及皮炎模型的影响［J］．中药药理与临床，2012，28（5）.

［209］刘文泰．本草品汇精要［M］．北京：人民卫生出版社，1982.

［210］缪卫群．艾叶提取物 α－萜品烯醇对哮喘小鼠气道炎症及外周血Th1/Th2 平衡的影响［D］．杭州：浙江大学，2005.

［211］南京中医药大学．中药大辞典［M］．2 版．上海：上海科学技术出版社，2006.

［212］史定训．南阳市志［M］．郑州：河南人民出版社，1989.

［213］聂利华．潮汕中草药野艾蒿中氨基酸和矿物元素分析［J］．安徽农学通报（上半月刊），2009，15（11）.

［214］聂韡，刘畅，单承莺．艾草的本草考证及资源分布［J］．中国野生植物资源，2019，38（4）.

［215］牛壮．艾蒿多糖对肉仔鸡生长性能及肠道相关指标的影响［D］．呼和浩特：内蒙古农业大学，2019.

［216］农文．艾草种植技术［J］．农家之友，2018（7）.

［217］欧阳修，宋祁．新唐书［M］．北京：中华书局，1975.

［218］彭大翼．山堂肆考［M］．上海：上海古籍出版社，1992.

［219］彭子辉，李刚．艾条隔蒜灸治疗跖疣［J］．中国针灸，2012，32（2）.

［220］戚守登，何楠．饲料中添加艾叶粉用于保育猪保健的比较试验报告［J］．科学种养，2021（7）.

［221］齐仲甫．女科百问［M］．上海：上海古籍出版社，1983.

［222］岐黄．妇人大全良方［J］．现代养生，2015（2）.

［223］秦琴琴，韦丽君，陈慧侬．韦丽君教授从阳虚血瘀论治围绝经期功能失调性子宫出血［J］．大众科技，2017，19（11）.

［224］秦竹，胥筱云，张晓琳．白族民间验方木艾饮治疗慢性迁延性菌痢12 例疗效观察［J］．中国民族医药杂志，2000（3）.

［225］瞿燕，秦旭华，潘晓丽．艾叶和醋艾叶炭止血、镇痛作用比较研究［J］．中药药理与临床，2005，21（4）.

［226］张家口 News. 郑州市中医院：门诊大厅艾烟氤氲驱疫戾［EB/OL］．（2020-01-29）［2021-02-20］．https://www.163.com/dy/article/F426AL5F0525WA0B.html.

［227］任红云. 中药足浴疗法在临床护理中的应用［J］. 湖南中医杂志，2014，30（8）.

［228］任洪利，吴赟敏，李志强. 棉织物阳离子改性及艾蒿天然色素染色［J］. 山东纺织科技，2016，57（1）.

［229］任乃杰，王绍洁，孙小迪. 艾叶浴足剂治疗小儿脾虚泻 60 例［J］. 辽宁中医杂志，2012，39（10）.

［230］任伟光，林森森，李文涛，等. UPLCQ-TOF/MS 法研究艾叶抑制 EGFR 激酶的活性部位［J］. 华西药学杂志，2013，28（6）.

［231］荣春蕾，秦涛，管鸽，等. 桐柏县桐艾的产业发展现状与对策［J］. 光明中医，2018，33（3）.

［232］尚喜雨，曲震理，刘尚书，等. 艾叶提取物对 2 型糖尿病小鼠血糖和氧化应激的影响［J］. 中国现代医药杂志，2020，22（5）.

［233］邵宏伟，朱婉萍. α-萜品烯醇止咳平喘作用的实验研究［J］. 中国药业，2006（9）.

［234］申湘忠. 艾叶总黄酮的提取及纯化工艺条件［J］. 湖北农业科学，2011，50（12）.

［235］沈桂芳. 艾苓湿疹洗剂治疗小儿湿疹的临床效果观察［J］. 实用中西医结合临床，2015，15（12）.

［236］沈金鳌. 妇科玉尺［M］. 上海：上海科学技术出版社，1958.

［237］沈玲. 常吃瓜果蔬菜让你健康多［M］：郑州：中原农民出版社，2005.

［238］施仁波，宋会东，仲华政. 艾叶作畜禽饲料添加剂的试验［J］. 中兽医学杂志，2003（5）.

［239］史娟，葛红光. 艾草多酚的提取纯化及抗氧化性能研究［J］. 粮食与油脂，2021，34（4）.

［240］司马迁. 史记［M］. 北京：作家出版社，2017.

［241］松田有利子. 天然食物治百病［M］. 吴玮原，译. 杭州：浙江科

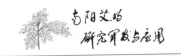

学技术出版社，2000.

[242] 宋楞. 艾贝止喘滴丸治疗小儿急性发作期寒性哮喘的临床观察 [D]. 济南：山东中医药大学，2016.

[243] 宋林皋. 宋氏女科撮要 [M]. 王英，校注. 北京：中国中医药出版社，2015.

[244] 宋林晓，邵娟娟. 黄酮类化合物提取方法研究进展 [J]. 粮食与油脂，2020，33（1）.

[245] 宋如英，孙家麟. 百病一穴灵 [M]. 北京：中国科学技术出版社，1994.

[246] 宋太平. 太平惠民和剂局方 [M]. 北京：人民卫生出版社，2007.

[247] 苏敏，朱丹烨. 灸药并用治疗原发性骨质疏松脾肾阳虚证的临床疗效 [J]. 中国老年学杂志，2016，36（22）.

[248] 苏颂. 图经本草 [M]. 辑复本. 福州：福建科学技术出版社，1988.

[249] 孙会忠，宋月芹，赵春玲，等. 蒿属两种药用植物的形态学鉴别 [J]. 时珍国医国药，2008，19（11）.

[250] 孙建. 中国艾文化遗产研究 [D]. 南京：南京农业大学，2016.

[251] 孙建，丁晓蕾，李群. 中日韩艾草利用比较研究 [J]. 中国农史，2015，34（5）.

[252] 孙建，李群. 艾草茶发展与保护研究 [J]. 农业考古，2014（5）.

[253] 孙克年. 艾叶的开发利用 [J]. 饲料研究，1997（6）.

[254] 孙克年. 艾叶在动物养殖业中的开发与应用 [J]. 饲料世界，2006（6）.

[255] 孙良明，陈劲松，薛燕星，等. 国医大师薛伯寿治疗新型冠状病毒肺炎思路 [J]. 世界中西医结合杂志，2020，15（3）.

[256] 孙芃. 中药熏洗联合痔疮栓治疗痔疮的临床疗效观察 [J]. 中国卫生产业，2013，10（31）.

[257] 孙琼. 艾附暖宫汤加减治疗功能性不孕26例 [J]. 云南中医中药杂志，2011，32（2）.

［258］孙瑞健，张文兵，徐玮，等. 饲料蛋白质水平与投喂频率对大黄鱼生长、体组成及蛋白质代谢的影响［J］. 水生生物学报，2013，37（2）.

［259］孙守琢. 艾叶喂兔效果好［J］. 中国养兔杂志，1996（1）.

［260］孙思邈. 备急千金要方［M］. 北京：中国医药科技出版社，2011.

［261］孙义玄，包怡红. 艾蒿多糖抑菌活性及稳定性［J］. 食品与生物技术学报，2017，36（9）.

［262］覃文慧，黄克南，黄慧学. 不同炮制法对广西五月艾总黄酮含量及镇痛作用的影响［J］. 中国实验方剂学杂志，2012，18（12）.

［263］唐德智. 黄酮类化合物的提取、分离、纯化研究进展［J］. 海峡药学，2009，21（12）.

［264］唐光华，黄启福，姜良铎. 艾麻口服液对慢性支气管炎大鼠气道炎症影响的实验研究［J］. 北京中医药大学学报，2007（11）.

［265］唐生安，孙亮，翟慧媛，等. 艾叶化学成分的研究［J］. 天津医科大学学报，2011，17（4）.

［266］唐苏琳. 火针加艾灸联合西药治疗带状疱疹急性期的临床疗效［J］. 内蒙古中医药，2021，40（3）.

［267］陶弘景. 名医别录辑校本［M］. 尚志钧，辑校. 北京：中国中医药出版社，2013.

［268］天然原色. 家庭必备草药秘方：台湾青草药［M］. 福州：福建科学技术出版社，2001.

［269］田维君. 艾叶煮蛋治疗习惯性流产［J］. 家庭医药（快乐养生）2019（2）.

［270］仝小林，李修洋，赵林华，等. 从"寒湿疫"角度探讨新型冠状病毒肺炎的中医药防治策略［J］. 中医杂志，2020，61（6）.

［271］脱脱. 宋史［M］. 北京：中华书局，1985.

［272］脱脱. 辽史［M］. 北京：中华书局，1966.

［273］万军梅，郭群. 艾叶油对豚鼠平喘作用的实验研究［J］. 中国民族民间医药，2014，23（9）.

［274］万里芳. 黄榆汤治疗痢疾80例［J］. 湖北中医杂志，1994（3）.

［275］万鹏，潘银霞．一种艾叶油软胶囊及其制备方法：20110178533.5
［P］．2011－06－29.

［276］汪启贤，汪启圣．济世全书［M］．北京：中医古籍出版
社，1996.

［277］汪维辉．朝鲜时代汉语教科书丛刊［M］．北京：中华书
局，2005.

［278］王臣，路芳，关旸，等．东北蒿属艾组12种植物核型研究［J］.
植物研究，2001（2）.

［279］王登奎，吴刚，程向晖，等．野艾蒿中氨基酸、维生素、微量元
素的含量分析［J］．中成药，2006（11）.

［280］王宏宇．艾叶散熏洗联合离子导入治疗膝关节骨关节炎60例临床
观察［D］．沈阳：辽宁中医药大学，2019.

［281］王华，周孝琼，陈慧芳，等．艾叶水煎醇提液对肉兔血液及生化
指标的影响［J］．动物医学进展，2017，38（8）.

［282］王华，张鲁滨，张雪冰，等．艾叶水提液增强家兔抗大肠杆菌免
疫的研究［J］．畜牧兽医学报，2019，50（11）.

［283］王慧．逆灸应激法预防传染性非典型肺炎初探［J］．中医研究，
2003（5）.

［284］王剑，梅全喜．不同产地艾叶浸出物含量比较［J］．时珍国医国
药，1992（4）.

［285］王可，闫文明．艾叶提取物对HepG2.2.15细胞凋亡和乙型病毒
性肝炎病毒复制的影响［J］．中国临床药理学杂志，2021，37（15）.

［286］王丽梅，王占新，鲁俊鹏，等．中药提取物与化学药物对鸡新棒
恙螨的体外杀灭试验［J］．中国家禽，2018，40（10）.

［287］王明洁，张秀琢，杨骏．艾灸辅助治疗新型冠状病毒肺炎7例
［J］．中国针灸，2020，40（10）.

［288］王珊珊，徐昊，陈青，等．艾叶提取物对凝血因子Ⅻ的作用机制
和药效物质研究［J］．中国药理学通报，2020，36（8）.

［289］王珊珊，成绍武，宋祯彦，等．艾叶提取物激活凝血因子Ⅻ发挥
止血活血功能［J］．中华中医药学刊，2017，35（10）.

［290］王世冬. 中医理论本质是气化论［J］. 现代中西医结合杂志，2006（13）.

［291］王焘. 外台秘要方［M］. 太原：山西科学技术出版社，2013.

［292］王维德. 外科证治全生集［M］. 胡晓峰，整理. 北京：人民卫生出版社，2006.

［293］王伟. 馆陶县艾草产业发展及种植技术［J］. 河北农业，2018（9）.

［294］王伟江. 天然活性单萜：柠檬烯的研究进展［J］. 中国食品添加剂，2005（1）.

［295］王卫京，詹世平，丁仕强. 多靶点分子对接研究艾叶抗乙肝病毒的有效成分［J］. 化工设计通讯，2020，46（9）.

［296］王小俊，邓玉环，张丽萍，等. UPLC-DAD-MS 定性和定量分析蕲艾中的酚酸和黄酮类成分［J］. 中国中药杂志，2019，44（5）.

［297］王小俊. 艾叶黄酮的化学成分、纯化工艺和药理活性研究［D］. 武汉：湖北中医药大学，2019.

［298］王秀玲. 艾附暖宫丸加味治疗寒凝气滞血瘀型痛经 29 例疗效观察［J］. 甘肃中医学院学报，2015，32（3）.

［299］王艳荣，何云，苗志国，等. "绿色"饲料添加剂：艾叶的研究进展［J］. 粮食与饲料工业，2009（10）.

［300］王益杰，郑国华，王桂红. 艾的文化属性和艾灸疗法源流考证［J］. 亚太传统医药，2019，15（6）.

［301］王宇卿，耿榕徽，张须学. "宛艾"及其他产地艾叶中的桉油精、樟脑、龙脑含量［J］. 世界中医药，2020，15（22）.

［302］王宇卿，耿榕徽，张须学. 宛艾及其他产地艾叶 GC-MS 比较分析［J］. 国医论坛，2018，33（4）.

［303］危亦林. 世医得效方［M］. 上海：上海科学技术出版社，1964.

［304］韦乃球，邓家刚，郝二伟，等. 白茅根艾叶止血与药性寒热相关性的实验研究［J］. 时珍国医国药，2015，26（3）.

［305］魏国会，杜梅素，宋宁，等. 艾叶油的平喘作用研究：小鼠卵蛋白复制法［J］. 时珍国医国药，2010，21（1）.

［306］吴本立. 女科切要［M］. 北京：中医古籍出版社，1993.

［307］吴登虎，姚勇，潘永全，等．中药艾叶对野生鸟类禽流感病毒 H9株的临床防治观察［J］．医学动物防制，2009（9）．

［308］吴芳．艾叶 EA 部位抗 HBV 活性成分分析［D］．郑州：郑州大学，2016.

［309］吴桂花．艾叶挥发油和多糖提取工艺及生物活性研究［D］．上海：华东理工大学，2011.

［310］吴明霞，吴炳煌，刘献祥，等．艾灸对绝经后骨质疏松症影响的实验和临床研究［J］．中国针灸，2002（5）．

［311］吴明霞，刘献祥，吴炳煌，等．艾灸对去势大鼠骨质疏松性骨折愈合的影响［J］．现代康复，2001（12）．

［312］吴娜．艾蒿黄酮的提取分离纯化、结构鉴定及其抗氧化性研究［D］．武汉：华中农业大学，2008.

［313］吴其濬．植物名实图考［M］．北京：商务印书馆，1957.

［314］吴生兵，曹健，汪天明，等．艾叶挥发油抗真菌及抗带状疱疹病毒的实验研究［J］．安徽中医药大学学报，2015，34（6）．

［315］吴小飞，应灵妹，谈伟芬，等．艾洛松软膏联合艾灸治疗经外周静脉中心静脉置管致皮肤湿疹 30 例［J］．中国针灸，2019，39（2）．

［316］吴仪洛．本草从新［M］．北京：人民卫生出版社，1990.

［317］吴有华，刘力，王敬，等．艾叶粉对肉鸡免疫器官指数及生长的影响［J］．湖北畜牧兽医，2015，36（3）．

［318］伍卫章．血痢［J］．四川中医，1988（12）．

［319］武娟．艾绒的鉴定、质量分析及蕲艾绒分级标准研究［D］．武汉：中南民族大学，2020.

［320］武天凤，张倩怡，孙喆．艾草保健首饰：珠宝与中药结合实践性探索［J］．中外企业家，2018（10）．

［321］武之望．济阴纲目［M］．北京：人民卫生出版社，2006.

［322］香港特别行政区政府卫生署中医药事业部．香港中药材标准第五期［S］．2013.

［323］箱岛大昭，黄涛．明治以来日本灸法的发展历史与现状［J］．内蒙古中医药，2003（5）．

［324］项丽玲，王瑞，苗明三. 艾烟防疫毒的特点与思考［J］. 中国实验方剂学杂志，2020，26（11）.

［325］肖建琪，徐健，束方荣，等. 艾叶乙醇提取物对糖尿病小鼠血糖和血脂的影响［J］. 中国药科大学学报，2021，52（1）.

［326］肖少卿. 中国针灸学史［M］. 银川：宁夏人民出版社，1997.

［327］肖宇硕，卢金清，孟佳敏，等. 气质联用法对蕲艾及不同产地艾叶中挥发油成分分析比较［J］. 中国药师，2018，21（3）.

［328］谢强敏，卞如濂，杨秋火，等. 艾叶油的呼吸系统药理研究Ⅰ，支气管扩张、镇咳和祛痰作用［J］. 中国现代应用药学，1999（4）.

［329］谢薇，杨万凤，董画千，等. 艾灸器具研究进展［J］. 医疗卫生装备，2019，40（2）.

［330］谢泽青，陈润成，陆小娟，等. 艾灸疗法对促进单纯顽固性皮肤溃疡愈合的临床运用［J］. 黑龙江中医药，2020，49（2）.

［331］辛袁波. 朝医加味八物汤对胃溃疡的保护作用及其机制研究［D］. 吉林：延边大学，2019.

［332］熊曼萍. 超声波－酶法提取艾叶多糖的条件研究［J］. 食品工业科技，2012，33（9）.

［333］熊子文. 野艾蒿的化学组成及抗氧化、抑菌活性研究［D］. 南昌：南昌大学，2011.

［334］徐春甫. 古今医统大全［M］. 北京：人民卫生出版社，1991.

［335］徐赫，李荣华，夏岩石，等. 黄酮类化合物提取、分离纯化方法研究现状及展望［J］. 应用化工，2021，50（6）.

［336］徐伟. 师承椒艾汤加减在妇科细菌性阴道炎中的应用［J］. 智慧健康，2021，7（4）.

［337］许俊洁，卢金清，郭胜男. 蕲艾挥发油的化学成分及其体外抗氧化活性研究［J］. 中国医院药学杂志，2017（1）.

［338］许慎. 说文解字［M］. 北京：中国书店出版社，1989.

［339］薛永新. 治疗妇科病、皮肤病的中药及其制法：03135225.1［P］. 2003－06－18.

［340］闫军堂，刘晓倩，马春雷，等. 仲景对妇人崩漏病的临床辨治

［J］. 吉林中医药, 2011 (7).

　　［341］严健民. 五十二病方注补释 ［M］. 北京: 中国古籍出版社, 2005.

　　［342］阎纯德. 汉学研究 ［M］. 北京: 中华书局, 2000.

　　［343］杨朝令, 汪宏良, 喻昕, 等. 艾叶多糖预防对乙酰氨基酚肝中毒机理的研究 ［J］. 时珍国医国药, 2012, 23 (10).

　　［344］杨根生. 消痛合剂在伤科的应用 ［J］. 中医外治杂志, 2003, 12 (5).

　　［345］杨红菊, 于庆海. 艾叶挥发油对速发型 ［Ⅰ型］ 变态反应的作用研究 ［J］. 沈阳药科大学学报, 1995 (2).

　　［346］杨记康, 邢志芳, 邢志园, 等. 健脾益气祛瘀方在郁热型胃溃疡患者中的临床研究 ［J］. 中医临床研究, 2016, 8 (28).

　　［347］杨理萍, 刘梦婷, 郑雯琪, 等. 响应面优化蕲艾总黄酮提取工艺及其抗氧化活性研究 ［J］. 保鲜与加工, 2022, 22 (2).

　　［348］杨晓希, 周美启, 万四妹, 等. 艾烟临床运用的古今对比 ［J］. 河南中医, 2020, 40 (9).

　　［349］杨长江, 田继义, 张传平, 等. 艾叶不同炮制品对实验性炎症及出血、凝血时间的影响 ［J］. 陕西中医学院学报, 2004, 27 (4).

　　［350］姚长风, 胡吴斌, 胡玲, 等. 艾灸"关元""三阴交"对去卵巢大鼠骨形态、代谢及骨髓间充质干细胞 $ER\alpha$ 的影响 ［J］. 中国针灸, 2019, 39 (3).

　　［351］要瑞丽. 艾叶及其制剂在畜禽养殖业中的研究进展与应用 ［J］. 兽药市场指南, 2013 (2).

　　［352］叶静渊. 中国农学遗产选集·甲类第十六种·落叶果树 ［M］. 北京: 中国农业出版社, 2002.

　　［353］叶隆礼. 契丹国志 ［M］. 贾敬颜, 林荣贵, 点校. 上海: 上海古籍出版社, 1985.

　　［354］易筠. 蕲艾鞣酸的提取分离、药理研究和结构鉴定 ［D］. 武汉: 中南民族大学, 2011.

　　［355］阴晟, 严钰璋, 黄腾, 等. 艾叶提取物对大鼠口腔溃疡的治疗作

用［J］. 中南大学学报（医学版），2017，42（7）.

［356］尹美珍，胡岗，苏振宏，等. 艾叶多糖Ⅰ型糖尿病小鼠的降血糖作用［J］. 时珍国医国药，2015，26（9）.

［357］应茵. 艾叶油对野百合碱诱导的肺动脉高压的防治作用及机制研究［D］. 杭州：浙江大学，2014.

［358］永溶，等. 四库全书总目［M］. 北京：中华书局，1965.

［359］于德鑫，刘乃仲，何帅，等. 青蒿素的合成与应用研究综述［J］. 山东化工，2019，48（20）.

［360］俞桥. 广嗣要语［M］. 北京：中国中医药出版社，2015.

［361］雨城. 大醋坊［M］. 北京：中国友谊出版公司，2010.

［362］袁民，傅莉萍，陈雪华，等. 艾灸对荷瘤小鼠免疫功能的影响［J］. 针刺研究，2003，28（2）.

［363］袁阳. 桐柏县艾草种植技术［J］. 河南农业，2017（13）：49.

［364］詹永，廖霞，杨勇，等. 宛艾多酚类物质的提取工艺优化及组分分析［J］. 河南农业大学学报，2021，55（1）.

［365］詹忠根. 野艾蒿黄酮对活性氧自由基的清除作用及其脂肪酸成分的 GC－MS 分析［J］. 食品科技，2008（11）.

［366］张春玲，周云波. 熏洗治疗痔疮 30 例［J］. 中国民间疗法，2013，21（12）.

［367］张芳文，苏萍，陈亚莉. 中药水浴治疗及护理新生儿硬肿症 47 例［J］. 陕西中医，2007，28（7）.

［368］张富治. 楚风汉韵·南阳［M］. 郑州：河南科学技术出版社，2018.

［369］张华，刘波. 艾叶炭炮制工艺探讨［J］. 中药材，1993，16（1）.

［370］张华. 博物志：卷四［M］. 上海：上海大学出版社，2010.

［371］张佳乐，张卓雅，杨莉，等. 艾叶熏蒸在新型冠状病毒肺炎空气消毒中的应用思路［J］. 赣南医学院学报，2020，40（3）.

［372］张建芳. 论中国端午节文化在日本的传承与发展［J］. 赤峰学院学报（汉文哲学社会科学版），2010，31（7）.

［373］张满足. 温艾叶和茶叶水在慢性感染性创面治疗中的应用研究

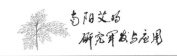

[J]. 安徽医药, 2010, 14 (8).

[374] 张梦雪, 关玲, 赵百孝. 能治大病的艾灸 [J]. 中医健康养生, 2017 (12).

[375] 张苗, 纪峰, 陈友义. 逆灸足三里抗自然衰老大鼠皮肤老化的研究 [J]. 中国中医基础医学杂志, 2020, 26 (7).

[376] 张其正, 郑志学, 童葵塘, 等. 苍术艾叶烟薰预防流感效果观察 [J]. 新医学, 1979 (9).

[377] 张仁. 灸法的历史与现状 [J]. 中西医结合学报, 2004 (6).

[378] 张仁. 针灸的探索·经验·思考 [M]. 北京: 人民卫生出版社, 2009.

[379] 张汝明. 艾草健康法 [M]. 台北: 大展出版社, 1988.

[380] 四川省食品药品监督管理局. 四川省中药饮片炮制规范 [M]. 2015 年版. 成都: 四川科学技术出版社, 2016.

[381] 张瑞雪, 黄震, 张庆萍, 等. 艾灸结合桂附黄和汤对过敏性痤疮患者特禀质转化积分及血清总 IgE 和血中嗜酸性粒细胞的影响 [J]. 针刺研究, 2021, 46 (9).

[382] 张枢, 王宇, 张宇. 艾叶挥发油治疗大鼠变应性鼻炎的实验研究 [J]. 中国免疫学杂志, 2011, 27 (9).

[383] 张树人. 白蒿本草考证 [J]. 时珍国医国药, 1999 (4).

[384] 张彤, 戴国华. 重灸翳风穴治疗青少年面瘫及其对细胞免疫功能的影响 [J]. 中国针灸, 2000, 20 (10).

[385] 张万铨. (乾隆) 祁州志 8 卷 [M]. 1756.

[386] 张维青, 高毅清. 中国文化史·三 [M]. 济南: 山东人民出版社, 2002.

[387] 张卫平. 艾芪汤治疗原发性痛经的疗效观察及对血清 $PGF_{2\alpha}$、IL-6 含量的影响 [J]. 中国中医药科技, 2021, 28 (1).

[388] 张晓艳, 林育炯, 刘燕, 等. 梅州市艾草产业发展现状与对策 [J]. 热带农业科学, 2021, 41 (7).

[389] 张馨, 张志英. 中国蒿属药用植物资源 [J]. 中药材, 1990 (7).

[390] 张艳娟, 黄松. 焦作市艾草种植业发展研究 [J]. 河南农业, 2019 (2).

［391］张燕. 北艾蒿挥发油成分研究［J］. 广西植物，2006（1）.

［392］张燕. 从中医"治未病"理论谈新型冠状病毒肺炎（COVID-19）的中医预防［J］. 中医药信息，2020，37（2）.

［393］张元，康利平，郭兰萍，等. 艾叶的本草考证和应用研究进展［J］. 上海针灸杂志，2017，36（3）.

［394］张袁森，张琳，倪娜，等. 艾叶的体外凝血作用实验研究［J］. 天津中医药，2010（2）.

［395］张月珍，杜善淑，李鼎. 中药熏洗配合按摩治疗新生儿硬肿症的护理效果观察［J］. 内蒙古中医药，2016，35（4）.

［396］张哲俊. 檀君神话中的艾草及其形成的时间［J］. 民族文学研究，2011（4）.

［397］张正兵，蔡俊生，王素军，等. 艾叶水提液对二甲苯致炎小鼠的抗炎作用研究［J］. 临床医药文献电子杂志，2017，4（48）.

［398］张芷嫣，陈婉珍，刘宇旻，等. 云艾散对大鼠胃溃疡愈合的影响［J］. 四川中医，2017，35（6）.

［399］张仲景. 金匮要略［M］. 北京：中国医药科技出版社，2018.

［400］赵博宇，董诚明. 河南艾不同种质资源形态特征比较［J］. 中医学报，2019，34（5）.

［401］赵蔡斌，郭小华，孙妩娟，等. 微波辅助艾叶多糖的热水浸提工艺研究［J］. 化学工程师，2011，25（9）.

［402］赵估. 圣济总录［M］. 北京：人民卫生出版社，1962.

［403］赵红梅，李小敏，关丽婵，等. 爱婴病房艾条熏蒸对 HBsAg 灭活效果的研究［J］. 中华护理杂志，2000，35（1）.

［404］赵宏，李以松，刘兵，等. 艾灸治疗 SARS 恢复期 9 例临床观察［J］. 中国针灸，2003，23（9）.

［405］赵佶敕. 圣济总录［M］. 北京：人民卫生出版社，2013.

［406］赵其光. 本草求原［M］. 广州：广东科技出版社，2009.

［407］赵素云，林有润. 中国蒿属药用植物分类与鉴定［J］. 四川中草药研究，1991（2）.

［408］赵玉梅，朱仁英，连克霞，等. 艾荆香汤剂对激素依赖性皮炎干

预作用及机制［J］. 中国公共卫生，2016，32（7）.

［409］赵志鸿，王丽阳，郑立运，等. 艾叶挥发油对 HBV 的抑制作用［J］. 郑州大学学报（医学版），2015，50（2）.

［410］赵志鸿，吴芳，郑立运，等. 艾叶提取物的化学成分及抗 HBV 活性分析［J］. 中国实验方剂学杂志，2016，22（9）.

［411］赵志鸿，侯迎迎，郑立运，等. 艾叶乙酸乙酯提取物对 HBV 的抑制作用［J］. 郑州大学学报（医学版），2013，48（6）.

［412］赵中振，陈虎彪. 中药显微鉴别图典［M］. 福州：福建科学技术出版社，2016.

［413］郑彩云. 艾附暖宫丸加减治疗习惯性流产经验［J］. 光明中医，2019，34（14）.

［414］郑慧敏，李健. 中药足浴临床应用研究进展［J］. 江苏中医药，2013，33（12）.

［415］中国植物志编委会. 中国植物志［M］. 北京：科学出版社，1991.

［416］中华人民共和国卫生部药典委员会. 中华人民共和国卫生部药品标准：新药转正标准：第二册［M］. 1993.

［417］中华人民共和国卫生部药典委员会. 中华人民共和国卫生部药品标准：中药成方制剂：第十四册［M］. 1997.

［418］中华人民共和国卫生部药典委员会. 中华人民共和国卫生部药品标准：新药转正标准：第十一册［M］. 1997.

［419］中华人民共和国卫生部药典委员会. 中华人民共和国卫生部药品标准：新药转正标准：第十册［M］. 1997.

［420］中华人民共和国卫生部药典委员会. 中华人民共和国卫生部药品标准：中药成方制剂：第十二册［M］. 1997.

［421］钟久鹏，陈宗良. 艾灸合人参养荣汤加减治疗皮肤溃疡 65 例［J］. 江西中医药，2007（3）.

［422］周海旺，陈新胜，杜思思，等. 中药配合艾灸治疗 41 例新冠肺炎愈后"复阳"患者的临床观察［J］. 现代中医药，2021，41（3）.

［423］周孝琼，王华，李炳贵，等. 艾叶水提液对肉兔生长性能及肉品

质的影响［J］.湖北农业科学，2016，55（18）.

［424］周燕辉.艾叶泡脚佐治上呼吸道感染18例疗效观察［J］.内蒙古中医药，2010，29（2）.

［425］周泽民，马超，赵权，等.艾草生长的气象环境条件与随州气候适应性研究［J］.安徽农学通报，2021，27（5）.

［426］周珍花，袁宜勤.日本灸法概况［J］.中国针灸，2008（1）.

［427］朱红梅，何清湖，喻嵘，等.国医大师熊继柏运用胶艾汤加减治疗妇人下血证举隅［J］.中华中医药杂志，2021，36（5）.

［428］朱洪承，李玲，周佳，等.胶艾四物汤对剖宫产术后子宫收缩乏力性出血患者凝血功能和卵巢功能的影响［J］.现代中西医结合杂志，2021，30（14）.

［429］朱江.艾绒制作在日本［J］.国外医学（中医中药分册），1996（5）.

［430］朱瑞章，徐安国.卫生家宝产科备要［M］.杨金萍，点校.上海：上海科学技术出版社，2003.

［431］朱橚，等.普济方［M］.北京：人民卫生出版社，1959.

［432］朱霄霄.艾灸联合中药熏洗治疗跖疣的临床疗效观察［D］.南京：南京中医药大学，2019.

［433］朱小芳.艾灸联合药物治疗老年带状疱疹及预防带状疱疹后遗神经痛的疗效观察［D］.成都：成都中医药大学，2020.

［434］朱新全，李辉杰，袁渭清.胶艾护胎汤联合黄体酮注射液治疗先兆流产伴绒毛膜下血肿临床研究［J］.新中医，2021，53（16）.

［435］朱佐.类编朱氏集验医方［M］.上海：上海科学技术出版社，2003.

［436］宗懔.荆楚岁时记［M］.宋金龙，校注.太原：山西人民出版社，1987.

［437］潘依宁，赵影，赵汝娟，等.5种中草药体外抑杀蠕形螨的实验研究［J］.中国血吸虫病防治杂志，2019，31（3）.

［438］魏静，孙培冬.中药提取物对痤疮丙酸杆菌诱导THP-1细胞炎症因子表达的抑制作用［J］.中成药，2020，42（12）.

［439］张凌会，杜海东，毛晨羽，等. 艾蒿水提物对脂多糖刺激的肉仔鸡小肠黏膜形态的影响 ［J］. 动物营养学报，2019，31（11）.

［440］王丽霞，刘聪，杨晓芸，等. 四制艾叶炮制前后的 UPLC 指纹图谱及主要成分含量比较 ［J］. 中国实验方剂学杂志，2021，27（22）.

［441］孙健，李群. 艾草茶发展及保护研究 ［J］. 农业考古，2014（5）.

［442］黄艳冷，蔡锦源，梁水娇. 响应面法优化微波—超声波辅助提取艾叶总黄酮的工艺研究 ［J］. 粮食科技与经济，2019，44（12）.

二、英文文献

［1］AHMED H M，YEH J Y，TANG Y C，et al. Molecular screening of Chinese medicinal plants for progestogenic and anti-progestogenic activity ［J］. Journal of biosciences，2014，39（3）.

［2］AHMED M，QIN P W，GU Z M，et al. Insecticidal activity and bio-chemical composition of citrullus colocynthis，cannabis indica and artemisia argyi extracts against cabbage aphid（Brevicoryne brassicae L.）［J］. Sci rep – uk，2020，10（1）.

［3］BAO X L，YUAN H H，WANG C Z，et al. Antitumor and immuno-modulatory activities of a polysaccharide from artemisia argyi ［J］. Carbohydrate polymers，2013，98（1）.

［4］YUN C，JUNG Y，CHUN W，et al. Anti-inflammatory effects of arte-misia leaf extract in mice with contact dermatitis in vitro and in vivo ［J］. Mediators of inflammation，2016.

［5］CHEN L L，ZHANG H J，CHAO J，et al. Essential oil of artemisia argyi suppresses inflammatory responses by inhibiting JAK/STATs activation ［J］. J ethnopharmacol，2017，204.

［6］CHEN N S，ZHOU M，DONG X，et al. Epidemiological and clinical characteristics of 99 cases of 2019 novel coronavirus pneumonia in Wuhan，China：a descriptive study ［J］. Lancet，2020，395（10223）.

［7］CPTABC D，YLH E，YWCB E，et al. Polysaccharide-containing frac-tion from artemisia argyi inhibits tumor cell-induced platelet aggregation by blocking interaction of podoplanin with C-type lectin-like receptor 2 [J]. Journal of food and drug analysis, 2020, 28 (1).

[8] CUI Y X, ZHAO B X, HUANG Y H, et al. Effects of moxa (folium artemisiae argyi) smoke exposure on heart rate and heart rate variability in healthy young adults: a randomized, controlled human study [J]. Evid-based compl Alt, 2013.

[9] DUAN L, ZHANG C M, ZHANG C J, et al. Green extraction of phenolic acids from artemisia argyi leaves by tailor-made ternary deep eutectic solvents [J]. Molecules, 2019, 24 (15).

[10] ZHANG P F, SHI B L, SU JL, et al. Relieving effect of artemisia argyi aqueous extract on immune stress in broilers [J]. Journal of animal physiology and animal nutrition, 2017, 101 (2).

[11] GAO J, WANG Q, XIAN S X, et al. The effect of moxibustion on alleviating menstrual pain in a population of young nursing students: a prospective randomized cross-over pilot study [J]. Complement ther med, 2015, 23 (6).

[12] GE Y B, WANG Z G, XIONG Y, et al. Anti-inflammatory and blood stasis activities of essential oil extracted from artemisia argyi leaf in animals [J]. J nat med-tokyo, 2016, 70 (3).

[13] GORDON J S. The White House commission on complementary and alternative medicine policy: final report and next steps [J]. Altern ther health m, 2002, 8 (3).

[14] GUAN X, GE D P, LI S, et al. Chemical composition and antimicrobial activities of artemisia argyi lévl. et vant essential oils extracted by simultaneous distillation-extraction, subcritical extraction and hydrodistillation [J]. Molecules, 2019, 24 (3).

[15] HAN B S, XIN Z Q, MA S S, et al. Comprehensive characterization and identification of antioxidants in folium artemisiae argyi using high-resolution tandem mass spectrometry [J]. J chromatogr B, 2017, 1063.

[16] HAN H M, KIM S J, KIM J S, et al. Ameliorative effects of artemisia argyi folium extract on 2,4-dinitrochlorobenzene-induced atopic dermatitis-like le-

sions in BALB/c mice [J]. Mol med rep, 2016, 14 (4).

[17] HU Q, LIU Z G, GUO Y J, et al. Antioxidant capacity of flavonoids from folium artemisiae argyi and the molecular mechanism in caenorhabditis elegans [J]. J ethnopharmacol, 2021, 279.

[18] HU Y, YANG Y, NING Y, et al. Facile preparation of artemisia argyi oil-loaded antibacterial microcapsules by hydroxyapatite-stabilized pickering emulsion templating [J]. Colloid surface B, 2013, 112.

[19] HUANG A G, YI Y L, LING F, et al. Screening of plant extracts for anthelmintic activity against dactylogyrus intermedius (monogenea) in goldfish (carassius auratus) [J]. Parasitol res, 2013, 112 (12).

[20] HUANG H C, WANG H F, YIH K H, et al. Dual bioactivities of essential oil extracted from the leaves of artemisia argyi as an Antimelanogenic versus antioxidant agent and chemical composition analysis by GC/MS [J]. Int j mol sci, 2012, 13 (11).

[21] HUI Z J, LEE J H, LEE D, et al. Inhibitors of the LPS-induced NF – kappa B activation from artemisia sylvatica [J]. Phytochemistry, 2004, 65 (15).

[22] JANTAS D, CHWASTEK J, MALARZ J, et al. Neuroprotective effects of methyl caffeate against hydrogen peroxide-induced cell damage: involvement of caspase 3 and cathepsin D inhibition [J]. Biomolecules, 2020, 10 (11).

[23] JEONG M A, LEE K W, YOON D Y, et al. Jaceosidin, a pharmacologically active flavone derived from artemisia argyi, inhibits phorbol-ester-induced upregulation of COX-2 and MMP-9 by blocking phosphorylation of ERK-1 and -2 in cultured human mammary epithelial cells [J]. Ann ny acad sci, 2007, 1095.

[24] JIANG Z T, TAN J, TAN J, et al. Chemical components and molecular microcapsules of folium artemisia argyi essential Oil with β-cyclodextrin derivatives [J]. J essent oil bear pl, 2016, 19 (5).

[25] KANG J Y, LEE D S, PARK S K, et al. Cognitive function of artemisia argyi H. fermented by monascus purpureus under TMT-Induced learning and memory deficits in ICR mice [J]. Evid-based compl Alt, 2017, 2017.

[26] KANG J Y, PARK S K, KIM J M, et al. 4,5-dicaffeylquinic acid im-

proves high-fat diet-induced cognitive dysfunction through the regulation of insulin degrading enzyme [J]. J food biochem, 2019, 43 (7).

[27] KIM K O, LEE D, HIEP N T, et al. Protective effect of phenolic compounds isolated from mugwort (artemisia argyi) against contrast-induced apoptosis in kidney epithelium cell line LLC-PK1 [J]. Molecules, 2019, 24 (1).

[28] KIM S M, LEE S J, SARALAMMA V V G, et al. Polyphenol mixture of a native Korean variety of artemisia argyi H. (seomae mugwort) and its anti-inflammatory effects [J]. Int j mol med, 2019, 44 (5).

[29] KIM T H, CHOI T Y, SHIN B C, et al. Moxibustion for managing type 2 diabetes mellitus: a systematic review [J]. Chin j integr med, 2011, 17 (8).

[30] KOLOREN O, KOLOREN Z, SEKEROGLU Z A, et al. Amoebicidal and amoebistatic efects of artemisia argyi methanolic extracts on acanthamoeba castellanii trophozoites and cysts [J]. Acta parasitol, 2019, 64 (1).

[31] ZHANG L B, CHANG J J, GUO L M, et al. Triterpenoids with α-glucosidase inhibitory activity from artemisia argyi [J]. Journal of asian natural products research, 2020, 22 (3).

[32] LAN M B, ZHANG Y H, ZHENG Y, et al. Antioxidant and immunomodulatory activities of polysaccharides from moxa (artemisia argyi) leaf [J]. Food sci biotechnol, 2010, 19 (6).

[33] LAO A, FUJIMOTO Y, TATSUNO T. Studies on the constituents of artemisia argyi levl et vant [J]. Chemical & pharmaceutical bulletin, 1984, 32 (2).

[34] LEE H G, YU K A, OH W K, et al. Inhibitory effect of jaceosidin isolated from artemisia argyi on the function of E6 and E7 oncoproteins of HPV 16 [J]. J ethnopharmacol, 2005, 98 (3).

[35] LEE J H, LEE Y J, LEE J Y, et al. Topical application of eupatilin ameliorates atopic dermatitis-like skin lesions in NC/Nga mice [J]. Ann dermatol, 2017, 29 (1).

[36] LEE J H, PARK J S. Antibacterial effect of traditional food ingredients for healthcare on helicobacter pylori [J]. Technol health care, 2019, 27 (5).

[37] LEE M S, KIM J Y, LEE C H, et al. Massive elimination of multinu-

cleated osteoclasts by eupatilin is due to dual inhibition of transcription and cytoskel-etal rearrangement [J]. Arthritis rheumatol, 2015, 67.

[38] LI S, ZHOU S B, YANG W, et al. Gastro-protective effect of edible plant artemisia argyi in ethanol-induced rats via normalizing inflammatory responses and oxidative stress [J]. J ethnopharmacol, 2018, 214.

[39] LI Y, TAN Y. Jaceosidin inhibits proliferation of human bladder cancer T24 cells through induction of cell cycle arrest and apoptosis [J]. Bangl j pharma-col, 2013, 8 (3).

[40] ZHANG L, YAN Y M, WANG S X, et al. Three new sesquiterpenoids with cytotoxic activity from artemisia argyi [J]. Nat prod res, 2021, 35 (6).

[41] LIU L, ZUO W S, LI F C. Dietary addition of artemisia argyi reduces diarrhea and modulates the gut immune function without affecting growth perfor-mances of rabbits after weaning [J]. J anim sci, 2019, 97 (4).

[42] LIU R, ZHAO J, HE K, et al. Determination of eupatilin in folium artemisiae argyi and its inhibitory effect on hepatoma cells [J]. Pharmacogn mag, 2018, 14 (53).

[43] LV J L, DUAN J A, SHEN B, et al. Caffeic acid esters from artemisia argyi and their antioxidant activities [J]. Chem nat compd, 2013, 49 (1).

[44] LV J L, LI Z Z, ZHANG L B. Two new flavonoids from artemisia argyi with their anticoagulation activities [J]. Nat prod res, 2018, 32 (6).

[45] LV W, SHENG X, CHEN T, et al. Jaceosidin induces apoptosis in human ovary cancer cells through mitochondrial pathway [J]. J biomed biotechnol, 2008.

[46] AMY M Z-K, JAKOB K R, ANNA M, et al. Immunosuppressive ac-tivity of artemisia argyi extract and isolated compounds [J]. Frontiers in pharma-cology, 2020, 11.

[47] MCRAE G, GWEI-DJEN L, NEEDHAM J. Celestial lancets: a his-tory and rationale of acupuncture and moxa [J]. The journal of Asian studies, 1983, 43 (1).

[48] MICHEL W, W·ミヒェル, MICHEL-ZAITSU W. Far eastern medi-cine in seventeenth and early eighteenth century germany [J]. Studies in languages

& cultures, 2005, 20.

[49] MIN S W, KIM N J, BAEK N I, et al. Inhibitory effect of eupatilin and jaceosidin isolated from artemisia princeps on carrageenan-induced inflammation in mice [J]. J ethnopharmacol, 2009, 125 (3).

[50] MIRZAEI S, GHOLAMI M H, ZABOLIAN A, et al. Caffeic acid and its derivatives as potential modulators of oncogenic molecular pathways: new hope in the fight against cancer [J]. Pharmacol res, 2021, 171.

[51] NAM Y, CHOI M, HWANG H, et al. Natural flavone jaceosidin is a neuroinflammation inhibitor [J]. Phytother res, 2013, 27 (3).

[52] NING Z, QUN Z, LUSHUANG X, et al. Electroacupuncture and moxibustion regulate hippocampus glia and mitochondria activation in DSS-Induced colitis mice [J]. Evidence-based complementary and alternative medicine: eCAM, 2020.

[53] PAN X H, WANG J M, WU T C, et al. Compound extraction and component analysis on vlatile oil of artemisia argyi [J]. Adv mater res-Switz, 2012, 465.

[54] PENGFEI Z, DENGSHENG S, BINLIN S, et al. Dietary supplementation with artemisia argyi extract on inflammatory mediators and antioxidant capacity in broilers challenged with lipopolysaccharide [J]. Italian journal of animal science, 2020, 19 (1).

[55] QIAO H B, LI J, LV L J, et al. Eupatilin inhibits microglia activation and attenuates brain injury in intracerebral hemorrhage [J]. Exp ther med, 2018, 16 (5).

[56] REINHARDT J K, KLEMD A M, DANTON O, et al. Sesquiterpene lactones from artemisia argyi: absolute configuration and immunosuppressant activity [J]. J nat prod, 2019, 82 (6).

[57] SAPKOTA A, GAIRE B P, CHO K S, et al. Eupatilin exerts neuroprotective effects in mice with transient focal cerebral ischemia by reducing microglial activation [J]. Plos one, 2017, 12 (2).

[58] SEO J M, KANG H M, SON K H, et al. Antitumor activity of fla-

vones isolated from artemisia argyi [J]. Planta med, 2003, 69 (3).

[59] SHARMA C, AL KAABI J M, NURULAIN S M, et al. Polypharmacological properties and therapeutic potential of beta-Caryophyllene: a dietary phytocannabinoid of pharmaceutical promise [J]. Curr pharm design, 2016, 22 (21).

[60] SHI X S, MENG L H, LI X M, et al. Trichocadinins B-G: antimicrobial cadinane sesquiterpenes from trichoderma virens QA-8, an endophytic fungus obtained from the medicinal plant artemisia argyi [J]. J nat prod, 2019, 82 (9).

[61] SHI X S, SONG Y P, MENG L H, et al. Isolation and characterization of antibacterial carotane sesquiterpenes from artemisia argyi associated endophytic trichoderma virens QA-8 [J]. Antibiotics (Basel), 2021, 10 (2).

[62] SHIN M S, LEE J, LEE J W, et al. Anti-Inflammatory effect of artemisia argyi on ethanol-induced gastric ulcer: analytical, in vitro and in vivo studies for the identification of action mechanism and active compounds [J]. Plants-basel, 2021, 10 (2).

[63] SHIN N R, PARK S H, KO J W, et al. Artemisia argyi attenuates airway inflammation in lipopolysaccharide induced acute lung injury model [J]. Lab anim res, 2017, 33 (3).

[64] SHIN N R, RYU H W, KO J W, et al. Artemisia argyi attenuates airway inflammation in ovalbumin-induced asthmatic animals [J]. J ethnopharmacol, 2017, 209.

[65] SONG X, WEN X, HE J, et al. Phytochemical components and biological activities of artemisia argyi [J]. Journal of functional foods, 2019, 52.

[66] SUN Y W, JU Y, LIU C H, et al. Polyhydroxyl guaianolide terpenoids as potential NF-κB inhibitors induced cytotoxicity in human gastric adenocarcinoma cell line [J]. Bioorganic chemistry, 2020, 95.

[67] TAN R, JIA Z. Eudesmanolides and other constituents from artemisia argyi [J]. Planta med, 1992, 58 (4).

[68] TAO X, SUN Y, MEN X, et al. A compound plant extract and its antibacterial and antioxidant properties in vitro and in vivo [J]. 3 biotech, 2020, 10 (12).

[69] TSAI K N, KUO C F, OU J. Mechanisms of hepatitis B virus persist-

ence [J]. Trends in microbiology, 2017.

[70] VARGA Z V, MATYAS C, ERDELYI K, et al. Beta-Caryophyllene protects against alcoholic steatohepatitis by attenuating inflammation and metabolic dysregulation in mice [J]. Br j pharmacol, 2018, 175 (2).

[71] WANG H, ZHANG M, MA Y, et al. Selective inactivation of gram-negative bacteria by carbon dots derived from natural biomass: artemisia argyi leaves [J]. J mater chem B, 2020, 8 (13).

[72] WANG S, LI J, SUN J, et al. NO inhibitory guaianolide-derived terpenoids from artemisia argyi [J]. Fitoterapia, 2013, 85.

[73] WANG S, SUN J, ZENG K W, et al. Sesquiterpenes from artemisia argyi: absolute configurations and biological activities [J]. Eur j org chem, 2014, 2014 (5).

[74] WANG X J, DENG Y H, ZHANG L P, et al. Identification and determination of phenolic acids and flavonoids in artemisiae argyi folium by UPLC-DAD-MS [J]. Zhongguo zhong yao za zhi, 2019, 44 (5).

[75] WATANABE S, HAKATA H, MATSUO T, et al. Effects of electronic moxibustion on immune response I [J]. Journal of the Japan acupuncture & moxibustion society, 1981, 31 (1).

[76] WEI Q, BHASME P, WANG Z, et al. Chinese medicinal herb extract inhibits PQS-mediated quorum sensing system in pseudomonas aeruginosa [J]. J ethnopharmacol, 2019, 248.

[77] WRAPP D, WANG N S, CORBETT K S, et al. Cryo-EM structure of the 2019-nCoV spike in the prefusion conformation [J]. Science, 2020, 367 (6483).

[78] WU X L, ZHUANG J X, BAI Z X, et al. In vivo antidiabetic activity of aqueous extract of artemisia argyi (Chinese mugwort) in alloxan-induced diabetic rats [J]. Trop j pharm res, 2020, 19 (7).

[79] XIA J X, ZHAO B B, ZAN J F, et al. Simultaneous determination of phenolic acids and flavonoids in artemisiae argyi folium by HPLC-MS/MS and discovery of antioxidant ingredients based on relevance analysis [J]. J pharmaceut biomed, 2019, 175.

[80] XIAO J Q, LIU W Y, SUN H P, et al. Bioactivity-based analysis and chemical characterization of hypoglycemic and antioxidant components from artemisia argyi [J]. Bioorganic chemistry, 2019, 92.

[81] XUE G M, HAN C, CHEN C, et al. Artemisianins A-D, diseco-guaianolide involved heterodimeric [4+2] adducts from artemisia argyi [J]. Org lett, 2017, 19 (19).

[82] XUE G M, XUE J F, ZHAO C G, et al. Sesquiterpenoids from artemisia argyi and their NO production inhibitory activity in RAW264. 7 cells [J]. Nat prod res, 2021, 35 (17).

[83] XUE G M, ZHU D R, HAN C, et al. Artemisianins A-D, new stereoisomers of seco-guaianolide involved heterodimeric [4+2] adducts from artemisia argyi induce apoptosis via enhancement of endoplasmic reticulum stress [J]. Bioorganic chemistry, 2019, 84.

[84] XUE G M, ZHU D R, ZHU T Y, et al. Lactone ring-opening seco-guaianolide involved heterodimers linked via an ester bond from artemisia argyi with no inhibitory activity [J]. Fitoterapia, 2019, 132.

[85] YANG J, ZHENG X J, JIN R, et al. Effect of moxa smoke produced during combustion of aiye (folium artemisiae argyi) on behavioral changes in mice inhaling the smoke [J]. J tradit chin med, 2016, 36 (6).

[86] YANG M T, KUO T F, CHUNG K F, et al. Authentication, phytochemical characterization and anti-bacterial activity of two artemisia species [J]. Food chem, 2020, 333.

[87] YANG S, ZHANG J, JIANG Y, et al. Effects of artemisia argyi flavonoids on growth performance and immune function in broilers challenged with lipopolysaccharide [J]. Anim biosci, 2021, 34 (7).

[88] YOSHIKAWA, MASAYUKI, SHIMADA, et al. Bioactive constituents of Chinese natural medicines. I. new sesquiterpene ketones with vasorelaxant effect from Chinese moxa, the processed leaves of artemisia argyi LEVL. et VANT. : moxartenone and moxartenolid [J]. Chemical & pharmaceutical bulletin, 1996, 44 (9).

[89] YU X, YIN M Z, WANG J H, et al. The sensitivity of hepatoma cells

to total aqueous extract from artemisia argyi [J]. Int conf biomed, 2010.

[90] ZENG K-W, WANG S, DONG X, et al. Sesquiterpene dimer (DSF-52) from artemisia argyi inhibits microglia-mediated neuroinflammation via suppression of NF-κB, JNK/p38 MAPKs and Jak2/Stat3 signaling pathways [J]. Phytomedicine, 2014, 21 (3).

[91] ZHANG L-B, ZHU H-H, GUO L-M, et al. Artemargyinolide E, a new sesquiterpene lactone from artemisia argyi inhibits inflammatory responses via down-regulating NF-κB signaling pathway [J]. Phytochemistry letters, 2020, 36 (C).

[92] ZHANG P, CHEN H, SHI B, et al. In vitro antioxidant activity of artemisia argyi powder and the effect on hepatic and intestinal antioxidant indices in broiler chickens [J]. Annals of animal science, 2020, 20 (3).

[93] ZHANG W-J, YOU C-X, YANG K, et al. Bioactivity of essential oil of artemisia argyi Lévl. et Van. and its main compounds against lasioderma serricorne [J]. Journal of oleo science, 2014, 63 (8).

[94] ZHANG X-W, WANG S, TU P-F, et al. Sesquiterpene lactone from artemisia argyi induces gastric carcinoma cell apoptosis via activating NADPH oxidase/reactive oxygen species/mitochondrial pathway [J]. European journal of pharmacology, 2018, 837.

[95] ZHANG Y-H, XUE M－Q, BAI Y-C, et al. 3,5-Dicaffeoylquinic acid isolated from artemisia argyi and its ester derivatives exert anti-Leucyl-tRNA synthetase of giardia lamblia (Gl LeuRS) and potential anti-giardial effects [J]. Fitoterapia, 2012, 83 (7).

[96] ZHAO F, SHI B, SUN D, et al. Effects of dietary supplementation of artemisia argyi aqueous extract on antioxidant indexes of small intestine in broilers [J]. Animal nutrition, 2016, 2 (3).